U0364017

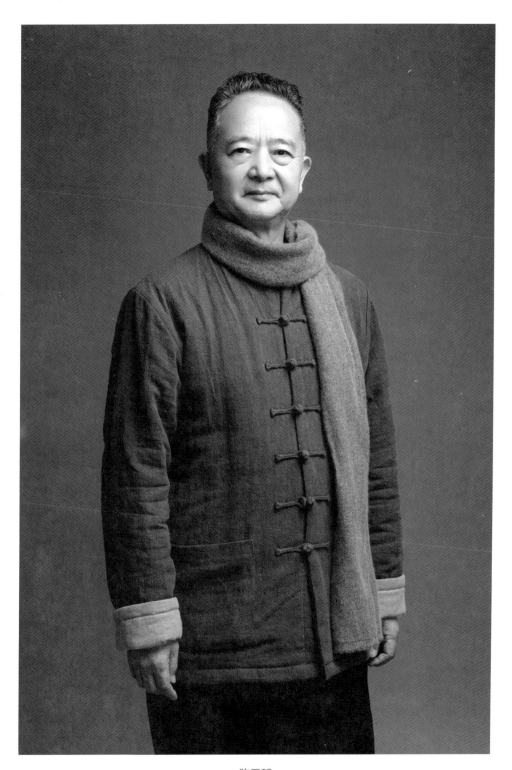

陈云鹤

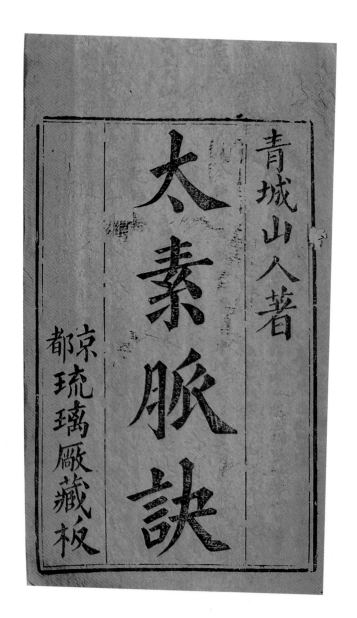

太素脈法古本

广元市非物质文化遗产

太素脉法

广元市人民政府公布

广元市文化广电新闻出版局颁发

2018年2月

广元市非物质文化遗产授牌

四川省非物质文化遗产

太素脉法传习基地

广元市文化广播电视和旅游局颁发

2020年6月

太素脉法传承基地牌

四川省非物质文化遗产

太素脉法

四川省人民政府公布

四川省文化和旅游厅颁发

2018年12月

四川省非物质文化遗产授牌

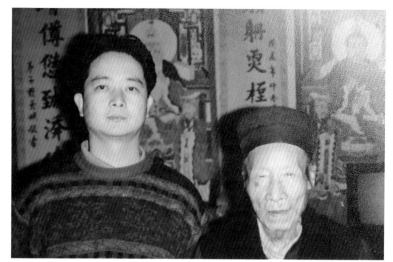

陈云鹤与师父游宗发

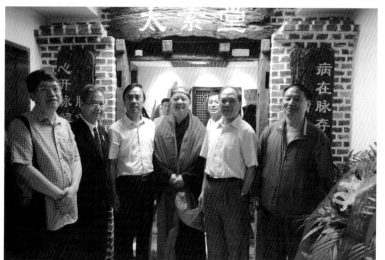

2016年成都太素堂开业，陈云鹤与来访嘉宾胡孚琛、詹石窗、盖建民等合影

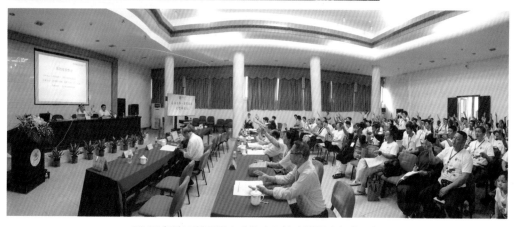

2018年陈云鹤受邀出席海南玉蟾宫道医会报告现场

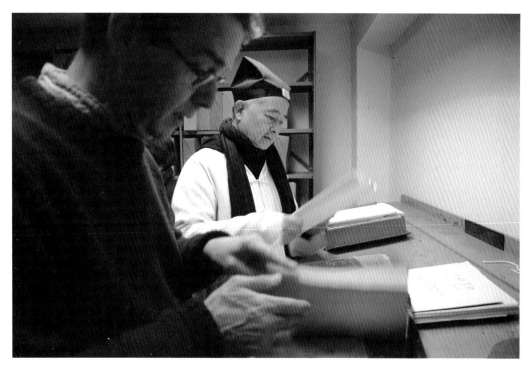

2019 年陈云鹤拜访英国李约瑟研究所

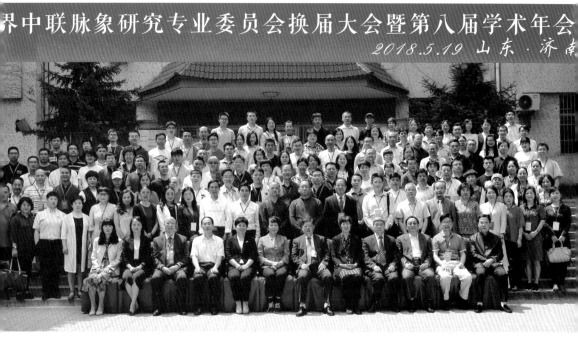

2018 年世界中医药联合会脉象专业委员会集体照

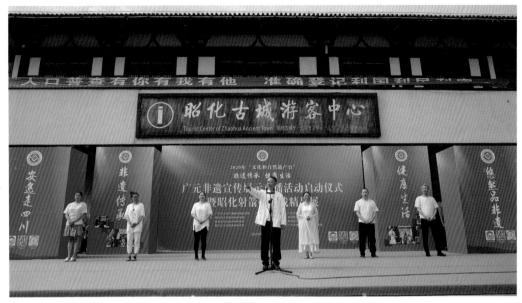

2020 年陈云鹤携弟子参加四川省广元市非物质文化遗产节，传授太素养生功法

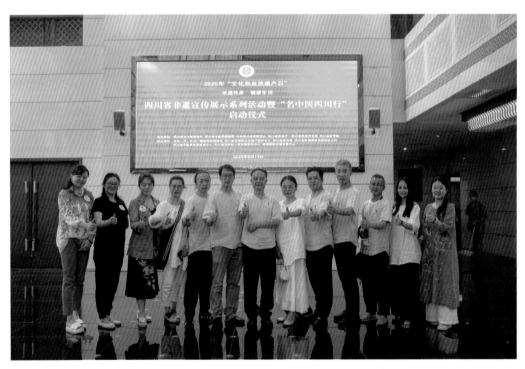

2020 年陈云鹤携弟子参加四川省非物质文化遗产节合影

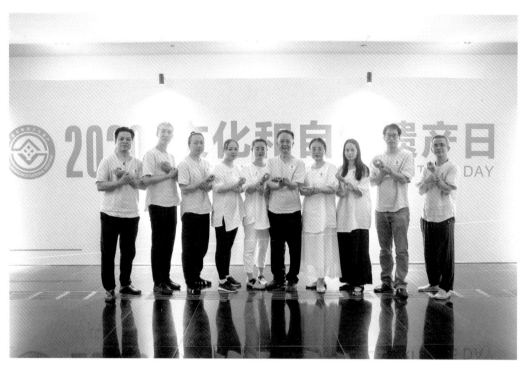

陈云鹤与部分弟子出席四川省非物质文化遗产节

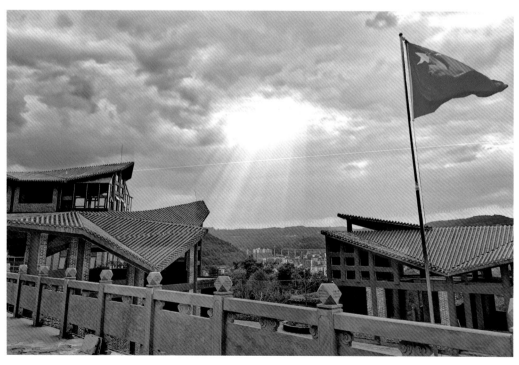

雨后现祥瑞

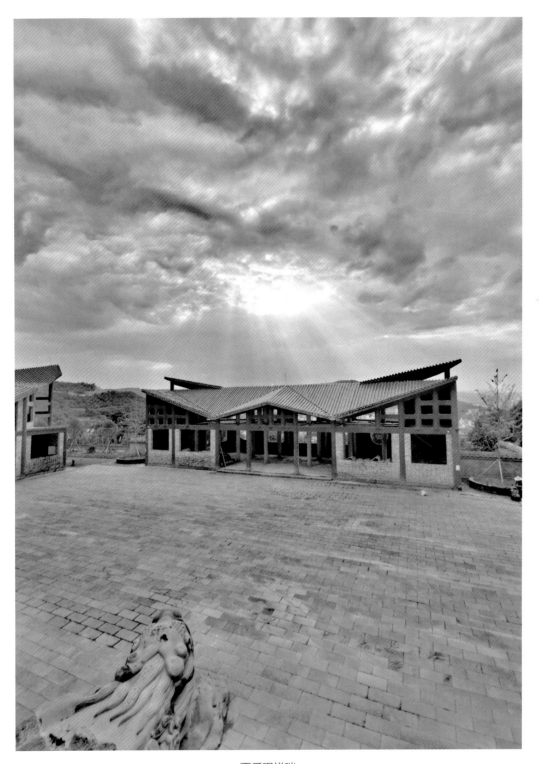

雨后现祥瑞

致力于中国人的教育改革与文化重建

立 品 图 书·自觉·觉他
www.tobebooks.net
出 品

太素经脉医学

陈云鹤 著

悦山书

华龄出版社
HUALING PRESS

责任编辑：梅　剑
责任印制：李未圻

图书在版编目（CIP）数据

太素经脉医学 / 陈云鹤著 .—北京：华龄出版社，2021.1
ISBN 978-7-5169-1792-3

Ⅰ.①太…　Ⅱ.①陈…　Ⅲ.①太素脉－研究　Ⅳ.
① R241.1

中国版本图书馆 CIP 数据核字（2020）第 242031 号

书　　　名：太素经脉医学
作　　　者：陈云鹤　著

出　版　人：周　宏
出版发行：华龄出版社
地　　　址：北京市东城区安定门外大街甲 57 号　　邮　　编：100011
电　　　话：010-58122246　　　　　　　传　　真：010-84049572
网　　　址：http://www.hualingpress.com

印　　　刷：北京彩虹伟业印刷有限公司
版　　　次：2021 年 2 月第 1 版　　2021 年 2 月第 1 次印刷
开　　　本：787mm×960mm　1/16　　　　印　　张：27
字　　　数：300 千字
定　　　价：148.00 元

目　录

序　一

　　近年来，热衷于道教医学研究与实证，可谓是喜事连连。2015 年 10 月 5 日，屠呦呦获得了诺贝尔生理学或医学奖，这源于她发现和利用青蒿素攻克了治疗疟疾的难关。在获奖感言中屠呦呦坦言是受东晋道教医学家葛洪的《肘后备急方》中"青蒿一握，以水二升渍，绞取汁，尽服之"的灵感，在较低的温度中提取出了有助于保持抗疟活性的青蒿素，使治疗疟疾的效果达到了 100%。为此，四川大学老子研究院院长、道教与宗教文化研究所教授委员会主席、博士生导师詹石窗教授专门在《中国宗教》杂志上撰文《重新认识道教医方的价值——从屠呦呦发现青蒿素获诺贝尔奖谈起》，对屠呦呦发现青蒿素的灵感进行了追踪，呼吁社会放开视野对道教文化宝库展开探寻。也就在这个时候，中国道教协会第九届代表会议决定搜集整理道教医学经典。历时 5 年，200 多位专家学者道长焚膏继晷，精勤不倦，几经寒暑，点校而成《道医集成》，收书 686 种，总计 3200 万字、8000 余幅图，成为当下道教界服务社会、造福于民的善方利器。编纂《道医集成》当初还有一个目的，就是为道教各个宫观恢复道医传承、培养道医人才提供要典，为道教界和道教文化研习者修炼身心、通达医术提供宝笺，为高道大德精研医理、疗疾活人提供依据。今陈云鹤师父著《太素经脉医学》，我想编纂《道医集成》

的期许慢慢实现了。

首先，从道医传承上看，太素脉法是道教医学独特的把脉方法。它是运用道法自然、天人合一的哲学思想形成的古老传统道门脉诊技法，又称九宫脉法。它是在九宫内按太极、八卦、五行、河图、洛书位置确定诊脉区，从桡骨到桡侧腕屈肌腱区依次为天、人、地三脉，从桡骨茎突以后依次为寸、关、尺三部，三脉三部横竖交叉，在双手各形成九宫，各宫对应头、手、脚、脏腑、管道、经脉等处，从而诊断七脏九腑、十二经络、奇经十一脉的病因、病机和病症。太素脉法经历代道门实践与炼养，发展成了太素经脉医学，运用在诊断、处方、针灸、刮痧、拔罐、推拿、正骨等方面，形成了独特的传统道门医学。陈云鹤早年师从游宗发道长先学丹道，后习太素脉法，掌握了道家把脉技法；青年时师从刘子华博士学习河洛、阴阳五行、太极八卦、九宫理论，将其与太素脉法相验应，豁然开朗，得到了理论升华；得中医名家李绪辉点拨，习得传统中医方剂、汤药，后又缘识贾题韬教授学习老庄哲学思想和内丹术理论，还师从赵学健与福生道长学习太素脉法的另一部分，跟黄明安道长学习采药与拔罐，使太素脉法能够得到实践运用。至此，云鹤师父亦道亦儒、亦道亦医，徘徊游刃于道、医、儒三者之间，最终他拜于道教正一派名宿陈莲笙大师门下，正式传度授箓为一名道门弟子，也许是为了回馈道门栽培抑或使自己成为一名道教医者而正名吧。

其次，从道医人才培养上看，云鹤师父将其所学太素脉法毫不保留地教授给了广大爱好道教医学的人。自 2012 年起，云鹤师父出山传授道门秘传太素脉法，先后在北京、上海、深圳等地举办太素脉法学习班。

时光荏苒，八年间弹指即逝，时至今日，聚各方英才而教之，门下弟子百余人，学生近千人。在云鹤师父、各弟子及十方善信共同努力下，培养太素经脉传人的基地剑阁鹤鸣观太素中医医院业已建设完成。云鹤师父还远赴海外进行医学主题文化交流与展演，在"一带一路"建设中发挥了积极作用，具有促进中西文化交流的重要价值。其太素经脉医学讲座课程及公益活动多次受邀远赴荷兰、德国、法国、澳大利亚、新西兰、泰国等国家举办，被韩国国家电视台及《四川经济报》《天府早报》《格调》杂志社等报道，生动的演讲和示范受到一致好评，弘扬了中国传统医学文化，增强了中国医学的文化自信。

再次，从高道大德精研道教医理上看，云鹤师父《太素经脉医学》起到了很好的示范作用。太素经脉医学之太素脉法的器质性脉法部分是可量化和标准化的脉法，是对脉诊之瓶颈的突破。太素脉法器质性脉法部分内容传之于世，亦弥补了王叔和撰《脉诀》、李时珍撰《濒湖脉学》中的不足之处。

最后，从道教文化弘扬上看，陈云鹤将太素脉法成功地申请成了四川非物质文化遗产。陈云鹤师父通过多年在国内外开办太素脉法学习班，传播道家医学、传承太素脉法，产生了良好的社会效益，得到了地方政府的支持与鼓励，首先成功申请了广元市太素脉法非物质文化遗产；经过不停地努力，后来得到了四川省政府的肯定与支持，又成功申请了四川省太素脉法非物质文化遗产；现在已得到国家的重视，正在积极申报太素脉法国家级非物质文化遗产。

道教历来重视医术，古代就有"十道九医"的传统，道士习医既是修身养性、延年益寿的需要，也是济世利人、积功累德的愿念。像云鹤师父这样习医著述的道长再多一些，道教医学的传承乃至道教文化的弘扬大有倚望，故在是书即将出版之际，乐为之作序。

李光富[1]

二〇二〇年六月二十五日于北京

---

[1] 李光富：现任十三届全国政协常委、民族和宗教委员会副主任，中国道教协会会长、中国道教学院院长、《中华续道藏》主编。

序 二

中华道教，以延年益寿、修炼升仙、济世救人、护国安民为大旨。基于这一文化宗旨，自东汉正一盟威之道诞生以来，道医文化便成为道教文化的基本内容之一。历代道门高士致力于自然、社会与人体生命研究，形成了独具特色的道教医学。在《道藏》里，道教医学著述甚多，即便是非道教医学专著，往往也包含丰富的疾病治理内容。从宏观上看，整个道教文化可以说是围绕人体健康、社会治理与自然安泰而形成的学问。对于人类整体生存而言，这实在是一笔宝贵的精神财富，很值得研究。

近代以来，由于种种原因，精通道教医学者可谓少之又少。不过，庆幸的是，尚有少数仁人志士在艰难困苦的条件下，得到了传统道医的秘传，并且将之发扬光大，陈云鹤师父就是这样一位传人。他先后跟随四川省彭州市葛仙山游宗法道长、成都道士赵学健老师学习太素脉法，又跟随贾题韬先生学习老庄、易经和内丹术，跟随天文学大师刘子华学习八卦。后拜中国道教协会前副会长、上海城隍庙前住持陈莲笙道长为师，学习道医祝由秘术。经过多年摸索、体验和实践，陈云鹤师父一方面总结前代太素医家的诊治经验，另一方面经过审慎而深入的探索，独辟蹊径，创立了别具特色的道医理论——"太素经脉医学"，本书即是他长期理论探讨与实践的产物。

这部著作以问答的形式，将深刻的道理以简明扼要的方式叙说出来，系统地阐发了通中论、管道论、太素脉法、道药、综合诊治，以及站桩、静坐、内丹、房中术与太素脉法的关系，考察其养生防病、治病的意义，在许多方面发前人之所未发。与此同时，此书也注意结合现代科学理论，对"道医通中"进行深入诠释。这部著作不仅传承了道医法脉，而且在理论与实践上有许多新突破，尤其对于太素脉法的阐扬更有独到的价值。相信此书的出版一定能够让广大道医爱好者大开眼界，也能够给众多患者带来新的曙光！

是为序。

四川大学老子研究院院长

詹石窗　教授　谨识

癸巳年十月初十初稿于成都寓所

庚子年仲夏修订于鹭岛童蒙斋

序 三

　　读云鹤道兄《太素经脉医学》稿，感触颇深。他的经历，与我相同，一无学历，二无文凭，三无背景。今天，他却成为道门太素经脉医学、太素脉法非物质文化遗产传承人，可喜可贺。作为同时代的人，由于历史的原因，我们都未能上大学，无法完成基础的教育。我们不抱怨社会，不抱怨祖国，不抱怨生养我们的父母，永远怀着一颗感恩的心，努力学习，挣扎在社会的低层。社会成为我们的公共大学，我们的老师遍布社会。他们或是大学的教授，或是留学海外的博士，或是博物馆的研究员，或是图书馆的管理员，或是隐居山林的道长，或是救死扶伤的名老中医，或是精通"三学"的高道大德。在那段特殊的岁月中，这些屡经风霜的饱学之士、传统文化的坚守者，成为我们的人生导师、知识的启蒙者。云鹤道兄得幸拜道教正一派陈莲笙大师为师，授予度牒，成为道教正一派弟子，修成正果。我亦得幸拜四川省博物馆王家祐先生，金榜题名，破格成为四川省社会科学院的研究员。客观地讲，未接受正规大学教育的人，在从事学术研究工作时面临的艰辛困难是难以想象的，他必须经受常人难以忍受的寂寞孤独，硬着头皮去啃一个个的硬骨头，即使是头破血流，也没有退出的余地。好在云鹤道兄并未选择学术研究这条路，而是实修实证，用自己实践的经验一步一个足印去印证，去体会，在道教传承的基础上，从内丹术的炼养中发现人身的奇经十一脉，以及精、炁[1]、神，三魂、七魄的具体定位，从而对道医理论、脉法、用药、炼养等方面，进行了全新且系统的诠释与整合，并提出了与太素脉法相对应的治病理论——"道医通中论"。其"道医通中论"基于人体的有形系统与无形系统、有形管道与无形管道建立而成，并将这种新的医学观应用于医学临床，取得了令人信服的良好效果。

书稿中创新颇多，如谓河图、洛书、太极、阴阳、五行、八卦、九宫模型是中华医学之灵魂，太素经脉医学以这些宇宙模型为基础，不但博古而且能厚今。当然，它也需要与时俱进，不断创新。很多人都听说过太素脉法，以为它是给人算命的封建迷信，这是只知其一，不知其二。太素脉法确实有一套心理脉法，可以从脉象上知道人的性格、贵贱、遗传等情况，但更主要、更重要的功能是用来给人诊断疾病，在此基础上处方用药。与传统濒湖脉法的望、闻、问、切的顺序不同，太素脉法是"不用病家开口，便知病在何处"。病人来了什么都不用讲，就先把脉，然后就把病人得的是什么病、病灶在哪里都诊断出来，而且精准度很高。类此的论述不仅澄清了太素脉法"封建迷信"的谣言谬论，而且指明了太素脉法的精髓与秘要，授人以道门正宗脉法，功德无量。

在道医传承的基础上，云鹤道兄在临床实践中提出了与太素脉法对应使用的治病理论——"太素通中论"。太素通中论将人体分成有形系统和无形系统，在两个系统中又可分为有形管道和无形管道。将有形管道又分为七脏九腑，将无形系统的三魂七魄与之对应，将太素脉法设为

---

[1] 气：在太素医学中，是对无形无相的能量的一种表达，一般指呼吸、味道、情绪、状态以及景象等，比如中气十足、气候、气息、运气等；炁：在本书中，是指在无形无相的能量中，特指在人体内推动人体生理活动和一切机能运转的能量，它携带信息且有方向，也是区分活人与死人的关键。

五定：定位、定形、定性、定量、定时空，将风、寒、湿、热、燥、火、积与之相匹配，其目的就是将诊断治疗疾病分为三部曲：是什么？为什么？怎么办？使太素经脉医学的诊断有更加系统、明确、简单、易懂、易掌握的理论基础和在理论指导下的实践。

李远国[1]

二〇二〇年六月六日于西蜀三元堂

---

[1] 李远国：现任四川省社会科学院哲学研究所副所长、宗教文化研究中心主任，四川大学、山东大学兼职教授，四川省政协第六届、七届、八届、九届委员，成都市人民政府参事，成都市道教协会副会长，日本东京大学东洋文化研究所外国人研究员、日本国际传统医学研究所客座研究员、香港道教学院客座教授、《气功与环境》杂志社社长兼总编辑；2015年被聘任为中国道教学院特聘教授和第三届研究生班研究生导师。

序 四

云鹤师父所撰《太素经脉医学》终问世，这是一部集道教、太极、阴阳、五行、八卦、九宫、经脉、气血、本草、诊治、功法于一体的道家医学智慧结晶。云鹤师父传承了源自上古的太素医学，苦心钻研，遍访名师，修复道观，广施针药，穷 47 年奉献于《太素经脉医学》，既完整地保存了太素医学的精华，又在此基础上增加了多年发掘和现代研究的绝学。

中医是一种蕴含古朴中华文化道家思想的医学，历代中医名家不乏道家文化思想的存在，如唐代的孙思邈、东晋的葛洪等。中医的"道法自然，大道至简"等思想更体现了道家文化的影响。中医学更是一部完整的治人的医学，而中医与西医的根本区别在于，中医是治病的人，西医是治人的病，一个治人，一个治病，一个从人的全身去考虑疾病，一个从局部来治疗疾病。中医注重天、地、人的思维，不论何病，必然与当地的气候、人文、地理状况有关联，因此治病除了考虑人体的疾病发生原因以外，从出生时当地气候、地理环境对人体的影响到现在发病时的天地影响都要考虑到，这样才能够彻底治好疾病。

两百多年来，中医逐渐衰退，这是由于西医思维的引入，中医的大道思维逐步被西医的局部思维所代替，成了影响中医发展的枷锁，令中医一蹶不振。中国人需要自信，中医更需要自信，相信自己五千年的传承的坚实基础。中医治病须以中医思维、中医的技能来判断和治疗，才能够治疗顽疾、疑难杂症。

中国的复兴应包含中医的复兴，而中医的复兴在于脉象的回归与复兴。脉象是中医的灵魂，中医的四诊望、闻、问、切（脉），脉象是关键，是最后决定的因素，有脉诊在手，知病所生、知病所趋、判病所归，以其指导用针用药更是得心应手。中医的大道是治未病，如果不按脉象，是无法谈治未病的，许多人认为现代化的彩超、CT扫描、核磁共振可以检查清楚一切疾病，不需要脉诊，从而丢掉了脉象这一中医的灵魂、一个没有灵魂的中医，绝对开不出一张具有灵气的好处方；一个没有灵魂的中医，绝对扎不出具有灵气的针法来，有灵气的处方了了几味药即可治疗顽症沉疴。有灵气的针法，少少几根针即可立即解除病痛，即所谓大医精诚，大道至简，这才是中医。中医以调中为目的，脉以平为期，在脉诊指导下用药施针，精准无误，药（针）到病除才是中医要达到的水准。

我与云鹤师父相识于八九年前，即世界中联脉象研究专业委员会成立后的两三年，之后与他走遍了世界上的许多国家，在国内多地，在欧洲、大洋洲的会议期间，一路上我们的讨论从太极的理解、河图洛书的形成，到五行八卦、脉象本草等各方面，从他的身上学到了许多知识。《太素经脉医学》的问世集中了他近50年来的研究精华，值得我们深入学习研读，为后世留下了一部好的著作。

《蝶恋花·太素》

一指问天残云散，鹤鸣剑阁，鲲鹏逍遥乐，踏遍青山霜两鬓，太素祖庭日月见。

拨开沧桑青杏挂，一阳环绕，河洛星辰陨，顿悟一炁灵魂育，挥手针药沉疴祛。

刘炽京[1]

于澳大利亚墨尔本深谷草堂

2020 年 6 月 10 日

---

[1]　刘炽京：现任世界中医药学会联合会（世界中联）监事会副主席、世界中医药学会脉象研究专业委员会会长、澳洲全国中医药针灸学会联合会秘书长。

序　五

　　闻讯陈云鹤道长的《太素经脉医学》脱稿，我十分高兴，我现在旅居于海外，很高兴有机会给开卷阅读此书的读者说几句话。

　　我认识云鹤道长已经有十多年了，记得在 2008 年中国道教界为汶川地震灾区祈福追荐赈灾大法会上，当时我正作为四川大学道教和宗教文化研究所的访问教授，在四川大学工作三个月。大法会结束的时候，陈云鹤道长找到我，向我表达了想拜家大人陈莲笙为师的愿望。后来，陈云鹤道长专程来到上海，手持陈莲笙挚友王家祐研究员的推荐函，获得病中的陈莲笙道长的认可，于是就在病榻边叩头拜师，成为陈氏门下的关门弟子。自此以后，按照常例，莲笙道长的弟子都称我为大哥，我也统称他们为兄弟。

　　对于云鹤道长，王家祐先生是熟知而推举的。家祐先生告诉我，云鹤的医术出于道家，其信仰也受家祐先生影响，无奈家祐先生有青城法脉，不能收云鹤为弟子，因此只能皈依于陈莲笙正一门下。云鹤还曾受教于成都佛教名士贾题韬先生，熟知佛法修持。云鹤踏入社会时，家有卓识之兄长引领，身边有从医的贤内助帮衬，虽然为糊口忙于国企销售业务，但是从未放弃钻研道医、方药和当代医学。云鹤熟悉社会，人脉广泛，从医和就职均成绩斐然，几十年来埋头苦干，从不张扬。

　　2009 年，家大人羽化登真，我回沪孝仪。8 月中旬，拙荆被电动车误撞受伤，云鹤当时正在上海。在手术康复期间，云鹤和他的徒弟程冲冲屡次登门，为我夫人做艾灸等治疗，每次治疗都要花费几个小时。就在这段时间里，我多次听他讲述他充满道家思辨哲学的道医思想和医术方药，等等。事后，我根据回忆多次将他的真知灼见整理记录成文，并且打印后交付给他本人。据说，这些记载的文字触动了他产生整理"太素经脉医学"的愿望。

自 2010 年以后的十年之中，我因为道教研究工作的需要，仍然奔走于上海、成都、北京、广州、香港以及新加坡等地。其间多次遇见云鹤道长，并且亲自看到和听到陈云鹤在学道、修道、从道的事业中取得了很多成绩。

第一，体悟学道之精髓。陈云鹤因为是陈莲笙的关门弟子，因此，他侍奉师父的时间并不长久。但是，他认真地学习陈莲笙的《道风集》和《陈莲笙文集》。他常常说，恩师留下的教诲，最重要的是两个字："善"和"静"。道教的"善"，就是忠于祖国和民族，爱国爱教，济世度人，乐善好施。"善"是道教徒对社会、对他人、对国家民族的行为准则。道教的"静"，就是清静无为，淡泊名利，无欲无求，守法遵纪。"静"是道教徒对自身修道从道的行为准则。

第二，筹建弘道之基地。陈云鹤的入道，经过道教传统的严格拜师和授箓等过程，因而在道教界获得了广泛认可。他积极参与四川省内的道教组织活动，先后担任了四川省道教协会常务理事、成都市道教协会常务理事、广元市道教协会副会长、剑阁县道教协会会长，并且为恢复重建剑阁鹤鸣山鹤鸣观出任当家之职。道观是道士修道弘道的基地，道门中说，"置兹灵观，既为福地，即是仙居"。陈云鹤道长为川西北道教的恢复全力筹建鹤鸣观，这是为川西北贯彻和落实宗教信仰自由政策，为服务川西北群众的传统宗教信仰活动，做出了一个正一派道士的爱国爱教的实际行动。

第三，探索"以医养庙"之管理新路。陈云鹤道长曾经在国企工作过多年，对当代经济生活有较深了解。针对川西北地区的香客和游客偏少的问题，道观的维持和道士的生存不可能像都市道教那样单纯依靠信众布施和功德收入，陈云鹤道长开始走"以医养庙"的新路。这个新路包含有三项内容：一是在闹市建立养生服务机构"太素堂"，为患者开展各种传统医技服务，帮助筹措建设鹤鸣观的资金；二是利用鹤鸣观周围的山地，逐渐开辟中药材种植和制作等，以中药材和药品的制作收入，帮助鹤鸣观筹措建设资金；三是开办弘传"太素脉法"的训练班，一方面组织学员听课弘传脉法，一方面组织学员支持鹤鸣观的修建活动。尽管筹建资金跟不上修建工作的需要，但是，陈云鹤道长坚持自力更生办道的路子不变，服务信众的态度不变。这样一种"以医养庙"的新路，无疑也是陈莲笙的《道教管理讲座》中道观管理要"跟上时代""因地制宜"和"采用先进"等思想的体现。

第四，贡献太素脉法之文化遗产。陈云鹤道长的太素脉法得之于名师亲授，后来又受到多位老师从佛学、阴阳和现代医学知识等方面的指点，并且谦虚地接受四川大学多位道教研究学者的指导帮助。现在，贡献于社会的太素脉法之术已经包含了云鹤道长的大量实践经验、创造探索和现代理解，因此，受到了当代中医界和道医界等各方关注。2018 年2 月，广元市人民政府公布的第五批广元市非物质文化遗产名录中，在"传统医学"项收入了"太素脉法"。2018 年 12 月，广元市政府有关部门给陈云鹤道长颁发了"太素脉法"传承人的证书，确认了陈云鹤在传承这一道医脉法的代表人的历史地位，佐证了他对继承和弘扬这一道医脉法所做的历史贡献。

对于"太素脉法"，本书会有详细阐述，不容笔者在此饶舌。在这里我要重复，中国有句老话叫"十道九医"，意思就是十个道士中有九个懂医术。中国的传统医术，现在概称为"中医"。因此，"十道九医"就是指十个道士中有九个中医；反过来理解这句话，就是十个中医里应该有九个离不开道家和道教，乃至于道士的医术实践。

历史上的中国传统医术因为有道家思想的哲学支撑，有道教宫观和传承体系的组织保证，有道教宫观活动作为中医同中国民众的联系途径，中医才有无限的活动"基本盘"，道医才有了千年的"悬壶史"。时代在进步，科学在发展，中医和道医也一定会随着时代发展进步。因此，陈云鹤道长继承之"太素脉法"也一定会在当代道医的实践中发展进步，以造福于中华民族的子子孙孙，为实现伟大的中国梦"保驾护航"。

是为代序。

陈耀庭教授[1]

上海社会科学院宗教研究所原所长、研究员

---

[1]　陈耀庭：曾任上海社会科学院宗教研究所所长、中国宗教学会理事、上海宗教学会理事，现任四川大学客座教授，香港道教学院客座教授，上海道教学院、新加坡道教学院学术顾问。

序 六

百年变局谁识得？时逢庚子灾变多。

且将梁山兴亡史，留于后人细揣摩。

近年中央电视台反复播放的电视剧《水浒传》中，梁山队伍里有一个"神医"安道全，他能诊断"太素脉"。据说太素脉能断定人的穷通晦显，从而推知"混江龙"李俊有国主之分。据《水浒后传》，李俊后来率部去海外成为东明国的国王，从此太素脉法成为神秘之法。

我这些年邂逅的中医界奇人异士不在少数，有擅针灸者，有擅放血者，有擅医药者，有擅按摩者，有擅点穴者，各有奇术以疗病去疾。仅就诊病而论，有一人医术有通灵之验，他就是四川鹤鸣观的陈云鹤道长。他精通道门秘传的"太素脉法"，诊断疾病其巧如神。有一年在广州道家养生大会上，陈云鹤道长为我诊脉，三分钟不到便将我在北戴河疗养期间诊断的结果一一道出。太素脉法分命理部分和医学部分，他用的是医学部分，他几十年前传承的道门吐纳术、内丹术对他的太素脉法有极大的帮助。

"太素脉法"早在隋代便已成型，但在道教内部秘传，外界尚少人知。直到明代，青城山道士张太素著《太素脉诀》，其理论、技法始为社会人士知晓。太素脉法又称九宫脉法，是在中医脉诊传统中形成的一种古老脉诊技法，现在成都彭州葛仙山，广元鹤鸣山、剑阁一带流传至今。

陈云鹤道长是太素脉之传人，他于其中摸索数十年，甚得太素脉之精妙，近十多年开门授徒，将此绝学推向全国，现将此术著于文字，必将大助中医学的发展。

此书经多年推敲，终得问世，吾特以数语为序以表祝贺云尔。

胡孚琛[1]

识于中国社会科学院

庚子年十月二十日

---

[1] 胡孚琛：现为中国社会科学院研究生院哲学系教授、博士生导师和外国留学生导师，兼任全国宗教学会理事、中国老龄协会道家养生学委员会副主任，专门从事道家与道教文化的研究和教学。

自　序

太素经脉医学从远古一路走来，从来没有断过代，无论是修炼内丹术的神仙道还是烧结外丹的方仙道，都为太素经脉医学提供了独特而神秘的理论与方法。尤其是伏羲在甘肃的天水演绎了八卦，这些图文化其实是与宇宙、自然对话的结果，伏羲氏给我们开创了与宇宙、自然对话的先河，并将自然科学的精神传递给了后世，这种独特的认知方法有其独特的理性思维，因此，我们沿着此路走的后世医家都有其医学科学的建树。道门内传的太素经脉医学，以崇尚上古图文化、崇尚自然为宗旨，自然而然地沿着伏羲指引的道路前行。

道门医学对中华民族的繁衍生息起到了保驾护航的作用。由于河图、洛书、太极、阴阳、五行、八卦、九宫的超时代性和超前性，同时也给太素经脉医学披上了一层神秘的面纱。太素经脉医学，以一种潜流的形式在道门、世医中时隐时现，在民间犹如涓涓细流濡养了藏医、蒙医、苗医、维医等民族医学，同时也从这些民族医学当中吸收了养分。它时隐时现，天有道则显，天无道则隐。河图、洛书、太极、阴阳、五行、八卦、九宫模型是中华医学之灵魂，太素经脉医学以这些宇宙模型为基础，不但博古而且能厚今。当然，它也需要与时俱进，不断创新。

我与太素经脉医学的结缘，源于我的武侠梦，十多岁时最大的梦想就是当个英雄以行侠仗义，于是，经人介绍认识了四川省彭州市葛仙山的游宗发道长。游道长精通峨眉武术，且他的内功深厚，四平拳、火龙拳、等桩拳、轻身功夫都非常厉害。于是，我便提着一只大公鸡、一瓶酒、两把挂面，兴冲冲地跑去游道长的道观拜师了。

还记得游道长首先看了看我的生辰八字，观了我的相说道："你练得出来，但练拳不练功，老来一场空。要想学好拳脚，先要练好内功！学习内家拳，必须练好内功。要练好内功，必须先站好桩功，桩功是一切内功的基础。因为，每天早晨生肾水，进阳火，不站桩不行；要开阴蹻脉，不站桩也不行；每天晚上静坐，是退阴符、收纳，这就是一阴一阳。"我不停地在心里记着，游道长继续说道："站桩时念《高上玉皇心印妙经》，静坐时念《清静经》，这是以一念代替万念，当你坎水逆流、还精补脑、炁从阴蹻生，或心肾相交，你想要起念想都起不了！"就这样，我便开始了每天早上5点到7点起床的站桩、晚上静坐的炼养生活。游道长教我每天站桩时左手持三山诀端水，右手持剑诀在水中画符，接着把符水喝下。就这样练了三个月，突然有一天感觉有股东西从指尖往水里发射，于是赶紧去问游道长那是什么。游道长笑着说："那是炁。"这是我第一次听到"炁"这个字，也并不知道是什么东西，只是心头大喜，心想这下可以学拳脚了吧。谁知游道长只扔下一句话："继续炼养！"

那就继续炼养吧，这一炼下来又是好几年，每次满怀欣喜地以为要开始学拳脚的时候，都被游道长一句"还要继续炼养"打回原点。好不容易内功终于达到要求的时候，游道长却说："你人聪明，又有点儿文化，你学医嘛！现在已经是热兵器时代了，你学拳脚学个20年，还抵不过人家练20分钟的枪，你这个人性格上有优点也有缺点，优点是聪明、义气；缺点是冲动、不计后果，你学拳脚容易惹祸还要赔钱。再说了，学医不但可以治病还可以赚钱。你看我把了个脉开了个方，人家就给我两块钱，可以买 10 斤米咯（当时米卖一角四分二一斤，猪肉卖七角七一斤）。"

就这样，在游道长的一再"忽悠"下，我终于放弃了武侠梦，跟他学起了太素经脉医学——太素脉法也称太素九宫脉法、太素九宫针法、太素九宫灸法、太素九宫刮痧、太素九宫拔罐、太素九宫点穴，跟他一起上山采药、治病开方，开始了我三十多年的太素经脉医学学习之旅。

现在我诊病用的太素脉法，游宗法道长教了太素脉法的整个系统，我把它称为"传统版的太素脉法"。成都的赵学健也教了一部分，我把它称为"升级版的太素脉法"。

现在网络上有些自称太素脉法传人的人，很多都是不真实的，都是拉大旗做虎皮的。游道长让我把他传的这套学好后，还要去民间拜访参学其他脉法、其他的处方用药，在拜访学习的时候一定要懂装不懂，一定要做到谦虚，一定要做到居低守下。

赵学健老师对太素脉法除了传承，还非常有创意地进行了改进。他的伟大之处在于将过去左手寸、关、尺定心、肝、肾，右手寸、关、尺定肺、脾、命门，改为左手寸、关、尺定肺心、胃、左肾，右手寸、关、尺定肺、肝、右肾。这样一调换，就解决了过去很多说不清、道不明的问题，如究竟是胃风还是肝风内动，等等问题。过去很多人把胃风当肝风来治，百分之六七十把肝胆病当胃病来治，这都是由左候肝胆脉、右候脾胃脉所导致的。从解剖学看，明明肝脏的五分之四在右边，五分之一在左边；胃的五分之四在左边，五分之一在右边，怎么可能在左手关脉上把得到肝胆脉呢？又怎么可能在右手关脉上把得到脾胃脉呢？因此，历代脉家一误再误！

太素脉法确实有一套心理脉法，可以从脉象上知道人的性格、贵贱、遗传等情况，但更主要、更重要的功能是用来给人诊断疾病，在此基础上处方用药。与传统濒湖脉法的望、闻、问、切的顺序不同，太素脉法是"不用病家开口，便知病在何处"。病人来了什么都不用讲，就先把脉，然后就把病人得的是什么病、病灶在哪里都诊断出来，而且精准度很高。我时常讲它是"比 B 超准，比 CT 快，与核磁共振各有千秋，且对人体没有辐射，是纯绿色无伤害的诊断"。

体验过太素脉法的人，大多对它的精准度感到惊奇，其实奥妙就在于用太素脉法的人首先自己要练道家功夫，并非光靠触觉而需要运用炁去摸脉诊断。它是把太极、阴阳、九宫、五行、八卦、河图、洛书综合运用的脉学。

既然称为道门太素经脉医学，光会把脉是远远不够的，我在传承的基础上提出了与太素脉法对应使用的治病理论——"太素通中论"。太素通中论是将人体分成有形系统和无形系统，在两个系统中又可分为有形管道和无形管道。将有形管道又分为七脏九腑，将无形系统的三魂七魄与之对应，将太素脉法设为五定：定位、定形、定性、定量、定时空，将风、寒、湿、热、燥、火、积与之相匹配，其目的就是想将诊断治疗疾病分为三部曲：是什么？为什么？怎么办？使太素经脉医学的诊断有更加系统、明确、简单、易懂、易掌握的理论基础和在理论指导下的实践。

虽然"太素通中论"是我自己提出的，但不得不感谢我的另外两名恩师：禅、玄两门大师贾题韬先生和天文学家刘子华先生。我跟随贾题韬先生学习老庄哲学、易经和内丹术，跟随天文学大师刘子华先生学习八卦。这一系列的学习和自我炼养使我对道法自然有了更加深刻的理解，医理、医术也不断提高。

我虽得到了太素经脉医学的真传，王家佑老师一再告诉我拜上海城隍庙陈莲笙大师。陈莲笙，上海市人，生于 1917 年，羽化于 2008 年。生前曾任中国道教协会副会长、中国上海市道教协会会长、上海城隍庙住持，是知名的道教科仪音乐大师。王家佑曾两次写推荐信把我介绍给陈大师，2001年，我就去上海拜访陈老爷子。直到2008年7月，在陈耀庭大哥的协调下、吉宏忠会长的安排下我终于如愿以偿，拜在陈老爷子门下。在拜师时，我与苏州城隍庙的贠师兄互相谦让，所以他在我之前先拜。在拜师结束时，吉宏忠会长望着陈老爷子的身体状况，若有所思地说了一句："可能这是最后的一次拜师了。"三个月后，陈老爷子羽化了！所以，我竟一不小心成了他的关门弟子。

四川这个地方奇山异水多异人，成都市很多地方的街道和桥梁的命名都与神仙有关，比如青羊宫附近有"四大仙桥"：望仙桥、迎仙桥、遇仙桥、送仙桥。有条街叫神仙树街，还有以神仙等级命名的金仙桥、天仙桥、二仙桥，等等。由此可见，成都是一个神仙都会，因为成都背靠青城山、都江堰，所以成都修道炼丹的传承自古有之，比如汉代万古丹经王——《周易参同契》的作者浙江上虞人魏伯阳在成都遇道，回浙江后修道、得道、弘道；宋代《悟真篇》的作者张紫阳64岁在成都青城山遇刘海蟾传道，回浙江后修道、得道、弘道。由此可见，成都人喜欢炼养、喜欢独乐乐、喜欢和光同尘，得道者混迹于市井之间。浙江人不同，不但自己遇了道、修了道、得了道，还弘了道。一句话，不但独乐乐，还众乐乐，喜欢分享。当然，从今天的视角来看，他们对传承和弘扬道教的内丹术是非常伟大的，意义是深远的！

我从小在这样的神仙环境下，听着神仙的故事，目睹着奇事异人，仙风道骨之士比比皆是。但是四川人只是炼养，不愿意写书，自己拥有绝技能够济世利人，养家活口，当个快乐神仙就行了，不想著书立说。这个传统直到今天都是这样子的。贾题韬老师的道家师傅赵升桥老神仙就是这样的，游宗发道长也是这样的。同样，我也不愿意当什么公众人物。我学道的目的是为了自由自在，是为了逍遥，是为了快快乐乐、潇潇洒洒地生活。在过去，内丹术和太素脉法是道家"法不传六耳，不立文字，心传口授"的秘传绝学。如今，我却决定将太素经脉医学通过教学，以及著书形式传授出来，是源于我对中医、太素经脉医学以及道家文化的担忧。我也在逐渐恢复浙江人的本性——独乐乐，不如众乐乐！这种恢复源于陈耀庭大哥跟我的几次深谈。

太素经脉医学的精华，不仅是道门的，是我们中国的，也是全世界的。我们现在也不应该再像唐代的张九龄那样"草木有本心，何求美人折"地孤芳自赏。我们要把太素经脉医学的精华拿出来，要惠及广大的群众，这也是时代的呼唤，不以我们的意志为转移。"独乐乐，不如众乐乐"，今天我就要做一个把太素经脉医学向外传的人，我相信我的四位师父：贾题韬先生、游宗发道长、刘子华先生和陈莲笙大师，他们在天上会微笑地对我说："你做得好！"

一个完整的医学体系需要解决以下三个基本问题：是什么？为什么？怎么办？在这本书中，我从太素经脉医学的来源、脉法、疗法、炼养等方面试图让读者对太素经脉医学有个全面的认识和了解。讲太素经脉医学就必然会讲到炼养，炼养与太素经脉医学是无法分割的。太素经脉医学的炼养看似神秘难懂，实则科学简单，希望通过我的这本书能让读者对太素经脉医学与炼养的关系有个基本的了解，看到太素经脉医学的独特魅力！

总　论

　　太素经脉医学是在道家思想的指导下，以上古时期的图文化——河图、洛书、太极、阴阳、五行、八卦、九宫为宇宙范式，以吐纳、导引、站桩、静坐为炼养，以内丹术为实证，以太素脉诀为脉诊，以处方用药、针灸、拔火罐、刮痧、点穴、丹药外用为治疗手段的传统道门医学体系。

　　"太素"这两个字出自《列子·天瑞》：

　　子列子曰："昔者圣人因阴阳以统天地。夫有形者生于无形，则天地安从生？故曰：有太易，有太初，有太始，有太素。太易者，未见气也；太初者，气之始也；太始者，形之始也；太素者，质之始也。气形质具而未相离，故曰浑沦。浑沦者，言万物相浑沦而未相离也。视之不见，听之不闻，循之不得，故曰易也。易无形埒，易变而为一，一变而为七，七变而为九。九变者，究也，乃复变而为一。一者，形变之始也，清轻者上为天，浊重者下为地，冲和气者为人；故天地含精，万物化生。"

　　有形的事物是从无形的事物产生出来的，而有形的天地万物源于何处？真佩服中国古人的智慧！他们从与宇宙的对话中，认知到宇宙发展的几个阶段。

　　天地万物的产生过程有太易阶段，有太初阶段，有太始阶段，有太素阶段。所谓太易，是指没有出现元气时的状态；所谓太初，是指元气开始出现时的状态；所谓太始，是指形状开始出现时的状态；所谓太素，是指有形有质出现时的状态。

故太素经脉医学是以"炁""形""质"为根本出发点，而其背后的不传之秘则来源于上古时期的图文化。

太素经脉医学以解决人体健康问题为目的，因此无论是炁滞血瘀还是血瘀炁滞以及炁机的顺逆；无论是形质结节还是形质的消散，其形成或是受外因与日月五星运行的影响，或是受内因、不内不外因的影响，抑或是受本因的影响，我们都要以太素脉诊的手段找出其九宫定位、太极定点定形、八卦阴阳变化定性、日月五行传导的原因、河洛定时空与炁机变化的规律。

太素经脉医学的任何理论、方法、模型都来源于对宇宙、自然、人体的认知。此基础实则来源于上古昆仑图文化，严格地说，来源于上古约一万年前的伏羲时代。

东周末年，《周易·系辞》云："古者包牺氏之王天下也，仰则观象于天，俯则观法于地，观鸟兽之文与地之宜，近取诸身，远取诸物，于是始作八卦。"

天是大宇宙，人是小宇宙，人体小宇宙与天体大宇宙的变化一致，称为天人合一。根据天人合一观，在天成象，在地成形，在人成脉，在身成七脏九腑，此论乃太素经脉医学理论模型的基础。因此，天体运行的模型亦是人体运转的模型，更是人体脉学的模型。其理论模型包括河图、洛书、阴阳、太极、五行、八卦、九宫。因此，太素经脉医学与上古时期图文化的内在逻辑密不可分。

是什么？——太素脉法：精确诊断疾病。

为什么？——太素通中论：认识人体的组织器官管道、阴阳变化太极点，解释病症、病因、病机。

怎么办？——太素疗法：如何治疗疾病、恢复健康。

在更高层次上，还有以六大宇宙模型为根据的太素丹法——认识自己。太素丹法分为外丹法和内丹法。太素外丹法是以上古时期的烧结化学为基础炼制的外治内服丹药，可用于消除疾病，提高免疫功能，帮助人体净化。而太素内丹法更是不断认识自我、提高自我、超越自我的重要炼养手段，同时在此基础上，医者可不断提升脉诊、治疗水平，达到太素经脉医学的完美发挥。

本书论述的太素经脉医学架构来源于三部分：

道门秘传，如七脏九腑、奇经十一脉；

隋唐时期著名道士杨上善的《黄帝内经太素》；

明代著名道医张太素的《太素脉诀》。

第一章
太素经脉医学与上古图文化

太素经脉医学的任何理论、方法、模型都来源于与宇宙、自然的对话，与人体自身七脏九腑、三魂七魄、奇经十一脉的对话与认知。太素经脉医学认为天是大宇宙，人是小宇宙，天人合一，人体小宇宙应该与天体大宇宙的变化一致。因此，天体运行的模型亦是人体运转的模型，其理论模型包括河图、洛书、八卦、阴阳、太极、五行、九宫，贯穿于太素脉法、太素通中论、太素疗法的始终。

第一节　河图、阴阳、五行与太阳系

距今一万年左右，伏羲传河图、洛书、阳阳、五行、太极和八卦。河图与洛书是中国上古流传下来的两幅神秘图，也是古文明的源头。首先，河图内涵是什么？河图，是研究太阳系五星运行的规律。其次，阴阳是什么？《素问·阴阳应象大论》曰："阴阳者，天地之道也，万物之纲纪，变化之父母，生杀之本始，神府之明也。"再次，五行又是什么？五行就是五星，太阳系里金木水火土五颗行星的运行规律叫五行。五行运转与天体运行直接相关，也进而带动了人的五脏变化，产生了中医的脏象与五行学说。因为太阳和月亮距离地球比较近，产生的影响力相对较大，由此又产生了最初的阴阳观。

河图的内涵是：天一生水，地六成之——水星于阴历十一月（子月）、六月（巳月）黄昏时夕见于北方，每月阴历逢一、六，日月会水星于北方；

地二生火，天七成之——火星于阴历十二月（丑月）、七月（午月）黄昏时夕见于南方，每月阴历逢二、七，日月会火星于南方；

天三生木，地八成之——木星于阴历三月（寅月）、八月（未月）黄昏时夕见于东方，每月阴历逢三、八，日月会木星于东方；

地四生金，天九成之——金星于阴历四月（卯月）、九月（申月）黄昏时夕见于西方，每月阴历逢四、九，日月会金星于西方；

天五生土，地十成之——土星于阴历五月（辰月）、十月（酉月）黄昏时夕见于天中，每月阴历逢五、十，日月会土星于中央。

可见，河图是通过太阳系关系形成的对时空的计算和表达方式。

第二节　洛书、八卦方位图、九宫图与银河系

洛书的内涵，是研究银河系运行规律，研究银河系中北斗七星沿着黄道运行的规律：北斗七星的斗柄指向东西南北四个方向时，刚好是地球上的四季，而九宫星图则是北斗七星依次指向的不同星群组合。

上古图文化有着超过文字记载历史，出土文物上的古万字符集中体现了北斗七星与四季生成的关系，标志着中国古代天文学较高的科技水平。

河姆渡人的"四季北斗绕极符"（万字符），是北极天象的天文符号，良渚神徽"天帝骑猪巡天图"是北极天象的宗教图像，完美表达了"斗柄指时"的天文奥秘。

天象崇拜是宗教崇拜的前身，天文符号是宗教图像的前身，因此河姆渡万字符应该是良渚神徽的前身，其共同源头是北斗绕北极而成

的天象。

夏商周皇族为了巩固王权、强化王权、神化王权，实行"绝地天通"（《尚书》《国语》《山海经》《史记》），严禁传播天文知识，秘藏一切天文图像，于是把天文符号"万字符"秘藏于甲骨文、日晷、盖图、青铜器等之上。

九宫格是用来定位的，每个位里面有一个数，这个数反映了事物的本质。这些都是上古图文化的科学依据。

第三节　太极与银河系

太极就是银河系的模型，大到星系，小到原子、离子体都是一样符合太极模型的。宇宙间能量流的不均衡产生了大大小小众多星系，但这些星系都有着高度相似的外在特征，太极图正体现了宇宙间强大作用力的运行规律。

第四节　八卦与宇宙

八卦是宇宙模型，暗藏着宇宙、时空和地球人事万物的变化奥秘。古代用八卦研究"天"的学问叫"连山易"，用八卦研究"地"的学问叫"归藏易"，用八卦研究人与社会、国家的学问叫"周易"。

先后天八卦时代是以部落生活为主，对人的生存起决定性作用的是天、地、山、泽、水、火、雷、风这八大自然现象。先天八卦以天地为中心，后天八卦以日月为中心。早在伏羲时期就产生了六爻的复卦即六十四卦，后来华夏文明发展进步了，有了国家、社会，人际关系也复杂了，便出现六十四卦与人际关系对应的周易。华夏民族的一切生活、变化和发展，都在卦象表达的范围之内。

八卦是由阴爻（－－）和阳爻（—）构成的，把阴爻看成是0，把阳爻看成是1。八卦就可以看成是111、000、101、010、110、011、001、100，六十四卦又是在此基础上叠加而成。泰卦就是000111。

人类现在生活的信息时代是二进制带来的。华夏人在距今约一万年以前伏羲传授八卦开始就生活在信息时代了，因为那时人出门做事前都有打一卦的习惯。在殷墟甲骨文里面，有2/3是与卦有关的记载。再看"内丹术"的修真图，有的地方就是用卦来表示，也就是用二进制在表示。

由此可见，八卦是通过阴阳爻符号，将宇宙、时空和地球上人事万物的发生、发展、变化联系起来的整体综合表达，是极高的智慧体系。

综上所述，所谓天人合一的上古图文化，就是通过宇宙（八卦、太极）、银河系的恒星（洛书、九宫星图）、太阳系的恒星和行星（河图、阴阳、五行）等五大宇宙模型中的多种力量综合作用后，具体影响到地球上的人和事物。人在地球上可以看作一个微不足道的小点，在诸多宇宙力量间保持着相对的平衡。这个宇宙之人天观，就是天文，计算着天的变化、星的变化，进而影响着人的身心变化。

第五节　上古图文化与太素脉法的关系

上古图文化是宇宙模型，天是大宇宙，人是小宇宙，在天成象，在地成形，在人成脉。上古文明主要是以图加心传口授来实现传承，因此太素脉法的很多部分都是心传口授，以图达意。

太素脉法具体表现在太素脉法九宫格的脉图。

脉法九宫图：九宫定位，找到太极点，八卦的变化运用。这是上古图文化最伟大的两张图。

太素脉法将九宫理论模型具体运用在脉诊上。即将九宫用来定位七脏九腑在脉象上的具体位置，且将脉炁、脉点、脉线、脉面、脉体具体用于九宫格内诊断器质性病变；将阴阳八卦，用于定脏腑疾病的阴阳、病因、病症、病机；将太极作为脉法的中心点，定全身上下、左右、前后、内外炁机的变化；将五行用于五脏的生化传导，定五脏的相生、相克、相乘、相侮的变化；将河图、洛书运用于脉法中对时空的计算。

太素脉法通过阴阳、五行、八卦、九宫、太极在脉法中的实际运用，使脉法具有定位、定形、定性、定量、定时空的功能。太素脉法对风、寒、湿、热、燥、火，及脉炁、脉点、脉线、脉面、脉体在人体脉象中的反应给予精准的诊断，辨别是功能性病变还是器质性病变，或者是两者兼有，给予精准的诊断为辨证论治提供依据。将炼养与患者、亚健康人群互动结合，成为治疗与康复的重要方式。

小结：

1.太素经脉医学认为天是大宇宙，人是小宇宙，天人合一，人体小宇宙应该与天体大宇宙的变化一致。

2.河图，是研究太阳系五星运行的规律。河图是根据太阳系内五星运行关系形成的对时空的计算和表达方式。

3. 五行就是五星，太阳系里金木水火土五颗星的运行规律叫五行。

4. 洛书是研究银河系中北斗七星沿着黄道运行的规律。

5. 甘肃天水大地湾 8300 年前的彩陶上的万字符、河姆渡万字符应该是良渚神徽的前身，其共同源头是北斗绕北极而成的天象。

6. 太极就是银河系的模型，大到星系，小到原子、离子体都是一样符合太极模型的。

7. 八卦是通过阴阳爻符号，将宇宙、时空和地球上人事万物的发生、发展、变化联系起来的整体综合表达，是认知的智慧体系。

8. 太素脉法通过阴阳、五行、八卦、九宫、太极在脉法中的实际运用，使脉法具有定位、定形、定性、定量、定时空的功能；对风、寒、湿、热、燥、火及脉炁、脉点、脉线、脉面、脉体在人体脉象中的反应给予精准的诊断。

第二章
太素经脉医学的理论模型

第一节　太素经脉医学的理论基础

一、河图、洛书

崔天齐：师父，河图、洛书向来都被认为是中国古代流传下来的神秘图案，对这两个神秘图案的来源到底作何解释呢？为什么说这两个图案是中华文明的根源？

云鹤师父：传说伏羲氏在约一万年前，在甘肃的天水将河图、洛书、八卦、太极、阴阳、五行传给其他部落的酋长、巫师，就像今天办培训班一样。当这些酋长和巫师学会河图、洛书、八卦、太极、阴阳、五行过后，大洪水也逐渐退去了，昆仑山脉的人口也增多了，各个部落沿着河谷走廊从哪里来还是返回到哪里去，不一样的是他们带回了先进的宇宙模型。直到今天，彝族人、壮族人还懂得八卦图。

崔天齐：河图、洛书从什么地方来的？

云鹤师父：这是伏羲与宇宙对话的结果，他从宇宙的对话中认识到宇宙的运行原来是有规律的，于是，就以河图、洛书的形式表达出来。同时，伏羲还了解到天体运行的变化直接影响到万物生长的变化，也影响到人体脏腑的变化，这就是天地人感应的来源。这种独特的科学精神与认知方式是中华人文始祖独有的，是一套完善的系统。独乐乐不如众乐乐，他就将这两张图的内涵传给了其他部落的酋长。

崔天齐：这种独特的与宇宙对话的方式，其他文明有没有呢？

云鹤师父：有！比如古埃及、古印度、古巴比伦，但是他们没有形成系统。伏羲传下来的河图洛书是系统性的，有模型、有理论、有方法、有作用、有效果，可以运用于宇宙运行的规律，也可运用于气候预测，解决我们的生产、生活方方面面的问题。在天文学上的运用，产生了古代天文学；还产生了九章算术，产生了古代烧结化学；运用在人体上，产生了超越时空的内丹术；在医学上产生了古代中医，包括太素经脉医学；甚至还产生了文学、艺术、军事，所以，用孔子的话来概括是恰到好处的："河出图，洛出书，圣人则之。"

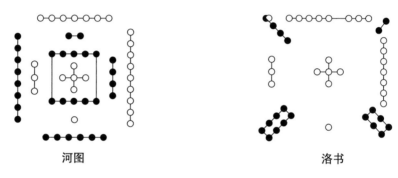

河图　　　　　　　　　　　　　　　　洛书

崔天齐：为什么伏羲在昆仑山脉的天水讲河图洛书？

云鹤师父喝了一口通中茶娓娓道来：那是因为在 12000 年前左右，地球上发生过一次特大洪水，洪水把亚洲部落逼到了昆仑山脉，把西方的部落逼到了喜马拉雅山脉，把非洲的部落逼到了乞力马扎罗山脉，把南美洲的部落逼到了安第斯山脉。大洪水 2000 年过后，伏羲始祖选择了天水。由于各个部落的人口繁衍，逐渐增多，作为部落联盟首领的伏羲把当时昆仑山脉的部落酋长集中起来，传授河图洛书，并演绎了河图洛书的用法，如八卦、五行、阴阳、太极、九宫，教他们用来研究天文、地理、炼养。让他们从哪里来便回到哪里去，于是这些部落带着先进的图案沿着河谷走廊回到了原住地。这就是像西南的彝族还掌握着八卦以及用八卦来研究天文的方法的原因。

崔天齐：既然说河图、洛书是中华文明的根源，那么根据河图、洛书又演绎出了哪些模型呢？

云鹤师父：河图、洛书演绎出了阴阳。河图演绎出五行，洛书演绎出了九宫图、十天干、十二地支、二十四节气、黄道二十八宿，还演绎出了阴历、阳历、阴阳合历。又由伏羲一脉传给了黄帝，所以我们的文化代代相传，生生不息。不过黄帝在5000年前左右将这些天文图像藏起来了，但仍然为道门中少数人掌握。

崔天齐：根据以上的演绎，说明河图、洛书确实是中华文明的根源，师父能不能一一给我们科普一下呢？

云鹤师父：这是应该的，免得有些人产生误解，认为太素经脉医学是巫医、封建迷信，是落后的，应该弃医留药。其实中国的文化是超越时空的，真的太先进了！下面我们来共同学习，首先来谈谈阴阳。

阴阳：河图、洛书中的一为天、为阳，二为地、为阴，白点为阳，黑点为阴，故奇数1、3、5、7、9为阳数，偶数2、4、6、8、10为阴数。阳代表白天、火、阳光、太阳、向上、向外、温热，阴代表黑夜、水、阴暗、月亮、向下、向内、寒凉。阴的表达是阴爻（－－），阳的表达是阳爻（－）。

阴阳一旦上升为哲学概念，它就从一般的具体的物象当中脱离出来，可以解释万事万物，因此，万物都可以用阴阳来解释，即万物皆由阴阳构成。阴阳用于道门医学即可解释人体的方方面面。

阴阳用于疾病的定性——阴性病、阳性病、阴盛格阳病、阳盛格阴病、真阴假阳病、真阳假阴病；

阴阳用于疾病的程度——少阴、厥阴、太阴，少阳、阳明、太阳；

阴阳用于药物解释又可以为药物定性——寒、热、温、凉；

阴阳用于太素脉法的定性——阴阳、风、寒、湿、燥、热；喜、怒、忧、思、悲、恐、惊；阴点、阳点、阴线、阳线、阴面、阳面、阴体、阳体、阴脉、阳脉、表里、寒热、虚实。

不但如此，阴阳还具备各种特性——阴阳对立统一、阴阳互根互用、阴阳消长转化、阴阳各具阴阳，等等。

阴阳又演绎出了太极：

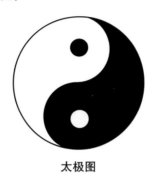

太极图

河图演绎出了阴阳五行：

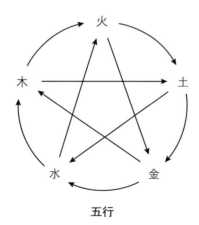

五行

五行就是五个行星在天空中的位置和时间，天一生水、地六成之是什么意思呢？

每月初一、初六、十一、十六、二十一、二十六夕水星见于北方；每年的一月、六月见于北方。所以说天一生水，地六成之，一六合水。

这个给我们提供了肾与水星的相应时间表，根据天人合一的原理，我们可精确地了解到肾脉随水星的出没而呈现出不同的脉象。以此类推，我们会在太素脉法五定当中的定时空一节详细讲解其他四星的位置和时间。

五行上升为哲学概念，又具有了相生相克相制约的特性，用于太素经脉医学，五行又演绎出了五脏、五音、五味、五色、五德等，最后形成了五行学说，用来解释万事万物的相生相克、相制约。

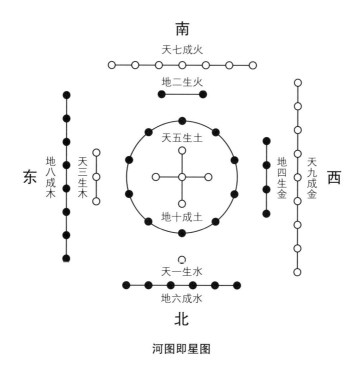

河图即星图

洛书演绎出了阴阳、八卦、九宫图：

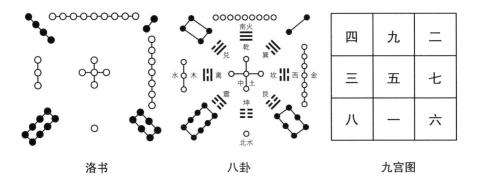

洛书　　　　　　　八卦　　　　　　　九宫图

八卦：

用于天文研究——《连山易》；用于研究地理——《归藏易》；用于研究人与人、人与社会、人与国家之间的关系——《周易》。八卦由阴爻、阳爻构成，阴爻就是0，阳爻就是1，用于研究数学——二进制。

云鹤师父：我继续给你科普一下河图、洛书的各家认识，大家都知道中国文化源于《易经》，《易经》源于八卦，八卦源于洛书。河图与洛书同时出现，普遍认为最早见于《易经·系辞》"河出图，洛出书，圣人则之"一句。而《尚书·顾命》中已提到"河图"一词："赤刀、大训、弘璧、琬琰，在西序；大玉、夷玉、天球、河图，在东序。"《尚书》："颛顼河图、洛书在东序。"《礼记·礼运》载"河出马图"，《论语》载孔子有"河不出图"之叹，《墨子·非攻》称"河出绿图"。

西汉扬雄《核灵赋》中说："大易之始，河序龙马，洛贡龟书。"已认为河图、洛书是《易经》的来源。汉代《淮南子》《纬书》《论衡》等典籍也提到河图、洛书。但直到宋初，陈抟将图书之学经种放、李溉传至刘牧，刘牧著《易数钩隐图》，河图、洛书的图式才出现于世。刘牧将九宫图称为河图，五行生成图称为洛书，并认为两图虽不载于经，但也是前贤迭相传授而来。南宋蔡元定认为刘牧将河图与洛书颠倒了，将九宫图称为洛书，五行生成图称为河图。朱熹赞同蔡元定的观点，并在其《周易本义》一书中将两图载于卷首，渐成为通行的说法。到明末清初，怀疑、否定河图、洛书的声音渐盛，黄宗羲、毛奇龄等人是其代表。不过，1977 年在安徽阜阳双古堆汝阴侯墓中，出土了一批西汉文帝时期的文物，其中一件"太乙九宫占盘"，其图与洛书完全相符。一些学者据此认为，洛书至迟于西汉初年已经存在。

崔天齐：河图中白点、黑点，还连接着成线，这都表示什么意思？

云鹤师父：河图中，白点一、三、五、七、九，五个奇数属阳，为天数；黑点二、四、六、八、十，五个偶数属阴，为地数。河图洛书的生成数象征着五行，所谓阳化生五行，五行衍生万物。一为水，代表阴，阴为阳之基，故生数起于一；火数为二，代表阳，阴无阳无以化，故火数为二；水阴火阳，阴阳化气，万物始能化生，有水火才有木，故三数为木；有木才有金，故金数四；土为万物之母，土为生数之祖，河图及洛书，土皆居于中，五为万物之母，故其余成数皆必加五乃成。所以河图五行排列的顺序是：水生木、木生火、火生土、土生金、金生水。

河图中包含了天地之数。《系辞》中说："天数五，地数五，五位相得，而各有合。天数二十有五，地数三十，凡天地之数五十有五，此所以成变化而行鬼神也。"

崔天齐：这句话怎么理解？

云鹤师父：这句话的意思是：天数从一至九共有五个，地数从二至十也有五个，各自相加，天数为二十五，地数为三十，天地之数为五十五。宇宙间万物的生灭变化都从天地之数的衍化而来，江永在《河洛精蕴》中甚至认为："天下事物，皆出于五行，则皆根源于河图。"

分别连接河图的奇数点和偶数点，便呈现出星象顺时针旋转的景象，

一、三、七、九为阳数左旋，二、四、六、八为阴数左旋，中土五、十自旋，这就是河图左旋之理。

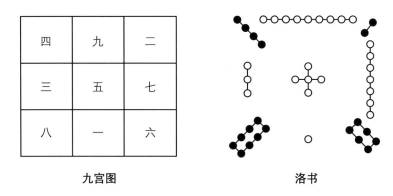

九宫图　　　　　　　　　　洛书

崔天齐：又怎么理解洛书图式呢？

云鹤师父：洛书图式，文献上最早见于《易纬·乾凿度》记载的太乙行九宫法及郑玄的注解，所谓："戴九履一，左三右七，二四为肩，六八为足。"而汉代徐岳《数术记遗》记载了一种名叫"九宫算"的算器，北周甄鸾的解释是："九宫者，即二四为肩，六八为足，左三右七，戴九履一，五居中央。"与洛书的图式相符。依此，洛书可转化为一个九宫图，图中每条直线、斜线上三个数字的总和均为十五，这是一个基本的幻方。直到宋代，贾宪、杨辉等人对幻方从数学角度还有更为精深的研究。

河图、洛书相辅相成，不可分割。一般认为，河图为体，洛书为用；河图为方、主静，洛书为圆、主变；河图呈封闭的系统，洛书则是开放形态，河图里的数字，被称为"天地数"，天一、地二、天三、地四、天五、地六、天七、地八、天九、地十。其中，一至五为生数，象征事物的发生；六至十为成数，代表事物的形成。

河图与洛书的数字体系是相互关联的，河图总数为五十五，洛书总数为四十五，两数之和为一百。河图与洛书皆以五为中心，以奇数统偶数，以阳统阴，方圆相藏，奇偶相合。河图外方内圆，圆中藏方；洛书内圆而外方，方中藏圆，即阴中含阳，阳中含阴之意。

崔天齐：以上这些关于河图、洛书的观点，都是古人根据自己的理解发挥河图、洛书的本义。既然你认为它是宇宙的模型，并一再强调是伏羲传授，肯定还另有玄机！

云鹤师父：你太聪明了，太精明了，不愧是学数学的，不愧是精算师！我瞒不到你，其实我在第四章太素脉法的五定当中的第五定——定时空当中已经交了底了，河图、洛书是研究时空的模型，一个是用来研究五大行星的运行规律，一个是用来研究时间的流转和季节的变化；一个是用来研究太阳系，一个是用来研究银河系。用这个观点去学习河图、洛书，与宇宙对话，与自然对话，你会有新的发现，会有新的收获。

崔天齐：今天真是如获至宝、大开眼界！请你再讲一点与河图、洛书相关的其他宇宙模型。

云鹤师父：其实八卦、五行、阴阳、太极这些宇宙模型都是由河图、洛书衍化而来。历代研究河图、洛书来源的人总是说什么"河出图、洛出书，圣人则之""龙马载河图，神龟背洛书"，那是人们对河图、洛书优美的神话般的传说，又对其蕴含的丰富内容，高深莫测的奥义，简洁而明确的图式十分惊叹，却又不能作出正确的解释，这都是因为他们不明白外星文明的真传，他们还比不上孔子的见解。另外他们不懂内丹术的炼养，没有传承河图、洛书的精髓，没有得到真传，我们不要去管它，不要落入他们的文字游戏之中。

河图、洛书与中国的太素经脉医学文化、历法、天文学、音乐艺术、绘画艺术、书法艺术、烹饪文化、中国武术，以及社会科学、自然科学有着密切的联系。以上论述表明，河图、洛书是中华文化的总源头。

河图、洛书对人类的文化、科学技术的推动与发展都有深刻的影响，至今仍然发挥着巨大的作用。然而，河图、洛书只是简单的数字图式，我们不得不高呼一声：大道至简至易啊！

河图、洛书与日月地体系的时空关系。河图、洛书的数学排列和日运行周期相应，在方位和时间方面都与太阳系运动吻合，反映了一年四季阴阳盛衰消长的气化规律。以洛书为例，一数居正北方，为一年之阴极，时值冬至；九数居正南方位，为一年之阳极，时值夏至；从一到九为阴消阳长，由寒到热；从九到一又为阳消阴长，从热到寒。三处东方时值春分其气温，七位西方为秋分之令其气凉。由此说明河图、洛书的数字代表着空间方位和时间时令，并且还象征四季六气的热度和光的强弱。一数热度最低，光度最弱，九数热度最高，光度至强。东方三为拂晓之际光线尚弱，西方七为黄昏之时，光线已转弱，如是有数字可以代表光度和热度。

洛书的四隅之数（即双数）与月之圆缺盈亏有关。其中，二为西南隅，反映月之"朔"（即新月）；四为东南隅，代表"上弦"；八为东北一隅，代表望月；六为西北隅，代表"下弦"。

所以，河图、洛书数字排列反映了日、月、地周期运转，四季更袭，阴阳消长及寒暑转化的时空意义。

二、太极

崔天齐："太极"怎么理解呢？总感觉很玄乎。

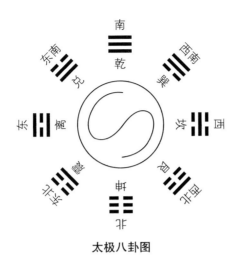

太极八卦图

云鹤师父："太极"一词出自《系辞》："易有太极，是生两仪，两仪生四象，四象生八卦。"孔颖达疏称："太极谓天地未分之前，元气混而为一，即是太初、太一也。"《易纬·乾凿度》托名孔子称："易始于太极，太极分而为二，故生天地。天地有春秋冬夏之节，故生四时。四时各有阴阳刚柔之分，故生八卦。八卦成列，天地之道立，雷风水火山泽之象定矣。"可见，"太极"一词有万物本原的含义，与"太初""太一"相通。太极衍生出阴阳，所以太极思想实际上蕴含了阴阳对立统一的观念。《吕氏春秋·仲夏纪·大乐》有"太一出两仪，两仪出阴阳"的说法。"太"意为大，"极"意为远、尽，"太极"一词就有极远之处的意思，如《庄子·大宗师》中说："夫道，在太极之先而不为高，在六极之下而不为深，先天地生而不为久，长于上古而不为老。"而宋儒多从宇宙本体的角度来理解"太极"。

北宋周敦颐《太极图说》将"太极"与源于老子《道德经》的"无极"一词联系起来，谈道："无极而太极。太极动而生阳，动极而静，静而生阴，静极复动。一动一静，互为其根。分阴分阳，两仪立焉。阳变阴合，而生水、火、金、木、土。五气顺布，四时行焉。五行，一阴阳也；阴阳，一太极也；太极，本无极也。"

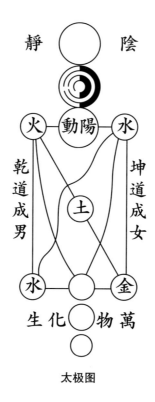

太极图

崔天齐： "太极"通过太极图来传达思想，但太极图图样有很多种。

云鹤师父： 太极图是"太极"思想的符号表达，至于太极图大概有几类：一是周敦颐传出的数层组合式太极图，有杨甲、朱震、朱熹等人所传的数个版本。此图关于太极阴阳思想的部分集中于水火匡廓图的部分，《玄宗直指万法同归》直接将水火匡廓图称为太极图。南宋朱震、陆九渊等人认为周氏太极图可追溯到唐宋之际的内丹家陈抟，而明末黄宗炎在《太极图说辨》提出了一个更为悠久的传承谱系：河上公→魏伯阳→钟离权→吕洞宾→陈抟→种放→穆修（另：僧寿涯）→周敦颐。而明末清初的学者毛奇龄则认为《正统道藏》所收《上方大洞真元妙经图》中的《太极先天之图》（本文所引《道藏》，为文物出版社、上海书店、天津古籍出版社 1988 年版）是周氏太极图的来源。此后，清代朱彝尊、民国冯友兰等著名学者都有类似的观点。另一种观点则认为此图是周敦颐自作。朱熹、黄宗羲等人都主此说，而清代胡渭更猜测此图可能是周氏自作而为道家窃入《藏》中，李申教授《易图考》便对这种猜测作出了论证。

而现在一般所见的阴阳鱼太极图的来源，争议更大，传统较为流行的说法是源于陈抟。明代赵撝谦《六书本义》中收录了一幅天地自然河图，又称天地自然之图，他称此图传之于蜀之隐者。李仕澂先生在《论太极图的形成及其与古天文观察的关系》一文中，根据《周髀算经》中一年二十四节气日影长短的数据，绘出了晷影太极图，并认为"八卦太极图"源于北宋陈抟的先天图体系。现存文献最早所见的太极图，一般认为源于南宋张行成之《翼玄》。但郭彧先生认为这一附图为清康熙以后窜入，不过张其成教授又撰文否定了郭氏的观点。更有学者将阴阳鱼太极图的渊源追溯至原始社会，这种观点的依据是考古发掘的实物中的相关图形、符号，例如陈立夫先生就将双龙相互缠绕之图直接称为"双龙太极图"。胡渭《易图明辨》中还引述有其他说法。

崔天齐：师父你怎么看待太极图呢？

云鹤师父：我们在太素经脉医学与上古图文化一章中就已经讲清楚了，太极图就是银河系的图形。既然是宇宙模型，可以用在宇宙的方方面面。

崔天齐：那关于太极学说的内容呢？

云鹤师父：太极是一个阴阳对立统一的整体，即是阴中有阳，阳中有阴，且阴阳又可互相转换，即阴消阳长，阳消阴长。如果把太极图运动起来，我们可以看到事物是在不断地发展的、变化的、运动的、相生相克的，并且是有规律的。

我所主张的"太素通中论"同样也是将人体视为两个系统（有形、无形系统），这两个系统是对立、统一的整体。所以在分析解决问题时，不能割裂、孤立地看待问题。

太极是万物之理，无处不在，在整个医疗过程中，都不能脱离太极思维。最后，"太极者，无极而生"。老子讲："复归于无极。"在太素经脉医学中太素丹法部分讲炼养，也是从后天返先天，返本还元。

三、阴阳

崔天齐：我所了解的阴阳概念是指古代朴素的唯物主义思想家把矛盾运动中的万事万物概括为"阴""阳"两个对立的范畴，并以双方变化的原理来说明物质世界的运动、变化。

云鹤师父：你所了解的阴阳的概念只是一部分，什么叫古代朴素唯物主义？我们先不谈唯物主义与唯心主义的优劣，我想问你什么叫朴素？在你的这段文字里听起来好像朴素比辩证要低几个档次，这是我绝对不同意的，因为，朴素出自《庄子·天道》："静而圣，动而王，无为也而尊，朴素而天下莫能与之争美。"

其实，阴阳是一对既对立又统一的抽象的哲学概念，是炎黄子孙从上古图文化传承来的。阴阳与河图、洛书是一脉相承的，高度概括宇宙、自然、人生以及万事万物，是极具抽象的高级智慧的产物。阴阳概念可以用在各个方面：二进制数学、物理、化学、天文、地理、生物学、计算机信息学、占卜、医学、哲学，等等。它本身就是辩证的，你用在唯物主义，他就是唯物主义辩证法；你用在唯心主义，他就是唯心主义辩证法。莱布尼茨根据八卦的阴爻、阳爻创立了二进制，根据太极图的阴阳对立统一建立了辩证法，并将此传承给康德，康德传给黑格尔，黑格尔与唯心主义结合建立了唯心主义辩证法。马克思从黑格尔的唯心主义辩证法中汲取了养料，创立了唯物主义辩证法，我们又从马克思那里把辩证法学来，真是出口转内销啊！

我们不谈什么是朴素的、什么是辩证的，也不谈什么是唯物主义的、什么是唯心主义的，我们更不谈它们的优劣，我们这里只谈阴阳。《道德经》第四十二章称："万物负阴而抱阳，冲气以为和。"《易传》更是大量阐发了阴阳思想，《系辞》中讲道："一阴一阳之谓道""阴阳不测之谓神"。《象传》解释泰卦、否卦，又有"内阳而外阴"和"内阴而外阳""阴中有阳、阳中有阴"等说法，说明阴阳的概念已融入中国人的血液当中。关于阴阳，《黄帝内经》谈得非常精辟，《素问·阴阳应象大论》就谈道："阴阳者，天地之道也，万物之纲纪，变化之父母，生杀之本始，神明之府也。治病必求于本。故积阳为天，积阴为地。阴静阳躁，阳生阴长，阳杀阴藏。阳化气，阴成形。寒极生热，热极生寒。寒气生浊，热气生清。清气在下，则生飧泄；浊气在上，则生䐜胀。此阴阳反作，病之逆从也。"

崔天齐：那么阴阳的概念究竟源于何处呢？

云鹤师父：我认为还是源于河图、洛书，因为河图、洛书中的白圈与黑圈，一个代表阳一个代表阴。进一步讲，人类的语言表达要早于文字的记载，所以，我们推测阴阳的概念早就出现了。直到伏羲把河图、洛书传给了各部落的酋长，阴阳的内涵才固定下来，它的外延才由此慢慢地演绎出来。

我们来看看八卦，整个八卦都是由阴爻（－－）和阳爻（—）构成的。它们的组成是：（☰）、（☱）、（☲）、（☳）、（☴）、（☵）、（☶）、（☷）。

另外，在《易经》里，我们知道所有的"卦"都是由"阴爻"和"阳爻"两种爻来构成的，易学里的"阴阳爻"不但继承了自然界"阴阳"的符号，同时还复制了自然界阴阳能量对立统一的规律，并通过阴阳、五行、干支等文字符号，以及"卦"的图形符号模拟了阴阳能量的相互影响和作用。虽然它不能像计算机一样形象地、切实地给人们一种感性认识，但它能抽象地通过阴阳的变化规律和阴爻阳爻的符号来告诉我们现实世界"万有"的存在和演化规律。

孔子说：古者包牺氏之王天下也，仰则观象于天，俯则观法于地，观鸟兽之文与地之宜，近取诸身，远取诸物，于是始作八卦，以通神明之德，以类万物之情。

崔天齐：孔子与你的观点一样哦！还有人认为阴阳产生于生殖崇拜。孔子认为是包牺氏始作八卦，你认为是伏羲与宇宙对话的结果，这作何解释呢？

云鹤师父：河图与洛书，是两张图，是两张天书。伏羲氏与宇宙进行了对话——仰则观象于天，俯则观法于地。他根据洛书画出了八卦，根据河图画出了五行，而不是后来传说中的河出图、洛出书，龙马负河图、神龟托八卦。我的观点很简单，阴阳来源于天书，这个天书就是河图、洛书。因为八卦来源于洛书，五行来源于河图，阴阳贯穿始终，如天一生水，地六成之；天一为阳，地六为阴。在河图、洛书里面，黑点为阴，白点为阳。八卦中的每一个卦都是由阴爻、阳爻组成的，且数学中的二进制也来源于八卦，这与生殖崇拜有关系吗？所以很多观点都是东说西说，产生幻觉。本来是一件很严肃的事情，被他们一拍脑袋搞成了无厘头。所以对于这个问题，孔子也认为八卦来源于伏羲。

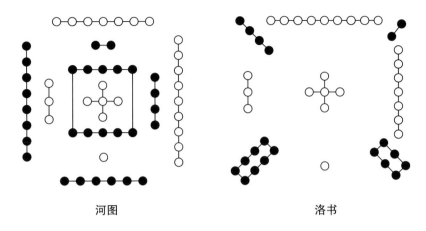

河图　　　　　　　　　　　洛书

崔天齐：孔子说的近取诸身、远取诸物是什么意思呢?

云鹤师父：近取诸身，我的理解是：修炼内丹术，观察自己，认识自己，了解自己体内的阴阳变化和经络的走向，经络的对立统一，脏腑的阴阳；远取诸物，就是观察天、地、人三才之间的变化。就天文而言，《系辞》称："阴阳之义配日月。"就地理而论，《说文解字》对"阴"的解释是"水之南，山之北也"，对"阳"的解释是"高、明也"，都与地理现象有关。就人事来说，《系辞》称："天地氤氲，万物化醇；男女构精，万物化生。"《素问·阴阳应象大论》又说："阴阳者，血气之男女也。"而阴阳一旦成为哲学概念，就超越了某种具体现象，故《灵枢经》称："阴阳者，有名而无形。"大致来说，凡是向上、明亮、热、温、火的事物都属阳，凡是向下、黑暗、寒、凉、水的事物都属阴，两者相反相成。

崔天齐：由阴阳构成了阴阳学说，并且，阴阳学说在先秦时期就已经成熟了，那么阴阳学说有哪些主要内容呢?

云鹤师父：阴阳学说的主要内容有以下四点：

1. 阴阳对立统一：为了便于理解，我们将从不同视角来看阴阳对立统一。先谈自然界中，请问白天与黑夜是不是阴阳对立统一？再请问雌雄是不是阴阳对立统一？男女是不是对立统一？那么，白天与黑夜、雌性与雄性、男人与女人，虽然它们是对立的，请问它们谁又离得开谁呢？如果离开了，那就是孤阴不长，独阳不生！你说是不是？

如在物理学中讲到，原子分为原子核和电子，原子核为阳，电子为阴，原子就是一个阴阳对立统一的小系统。在化学中，有的无机物在电解作用下，可分离为阴离子和阳离子。比如氯化钠溶于水中进行电解，电解为钠离子和氯离子，钠离子为阳，氯离子为阴，这又是阴阳的对立，而两者始终相反相成。

在以八卦为基础的《易经》当中很多卦象都是阴阳对立统一的，如泰卦与否卦、既济卦与未济卦，当然还是太极图表达得最清楚，因为太极图是银河系的模型。

我们从人体经络来看，有手三阴经、手三阳经，有足三阴经、足三阳经，有任脉（阴），有督脉（阳）。我们再从人体的七脏九腑来看，脑、肝、心、脾、肺、肾、睾丸（卵巢）为阴，脊髓、胆、小肠、胃、胰腺、大肠、膀胱、子宫、乳房（前列腺、精囊）为阳，这些脏腑都是阴阳对立统一的。我们又从通中论来看，通中论认为人体分为有形系统和无形系统，有形系统为阳，无形系统为阴。无形系统分为三魂七魄、经络，有形系统分为脏腑、管道。从肺与肾的结构来看，肺分左肺和右肺，左肺为阴，右肺为阳。肾分左肾和右肾，左肾为阴，右肾为阳。这也是阴阳的对立统一。我们还要从心与肾的五行属性来看，心属火属阳，肾属水属阴，在睡眠过程中必须心肾相交、水火既济，这仍然是阴阳的对立统一。

2. 阴阳互根互用：数学二进制即以 0、1 为基数，实际上源于八卦中的阴爻和阳爻。用于数学表达和运算时，0、1 都是相互为根，相互为用，两个简单的数字就能够表达最为丰富的信息。现代计算机科学最基本的逻辑就是这一点。

又如：在人体内，阴血和阳炁也是互根互用的，阴阳交感相错，互根互用。阳炁所代表的能量，必须依附于阴所代表的精血等物质为基础。阴血的运动必须依赖于阳炁能量的推动。进一步说，炁可以转化成血，血也可以转化成炁。

3. 阴阳消长转化：阴阳消长转化是两个概念，阴阳消长是量的变化，而阴阳转化是质的变化。阴阳的消长转化是由量变到质变的过程，这种阴阳的消长转化是天地的规律，白天消长转化为黑夜，黑夜消长转化为白天，而白天和黑夜就是质的不同。太极图中阴阳的运转变化就是其最形象的表达，就是宇宙消长转化的模型。《荀子·礼论》讲道："天地和而万物生，阴阳接而变化起。"在世界历史中，各种地域文明间的兴起和衰落也往往呈现出阴阳消长的现象，如：中国古代农耕文明逐渐被西方工业文明所超越，但多年以后中国古代灿烂的文明结合现代文明，中国将和平崛起。

我们再从修真图上可以看到：从子时到午时阳气逐渐走向旺盛，人体的生理功能的阳气也逐渐走向旺盛；从午时到子时阴气逐渐走向旺盛，机体的阴气也逐渐走向旺盛。表现在人体生理功能上：从子夜到午时，阳气渐盛，人体的生理功能逐渐由平静转向兴奋，即阴消阳长；而从午时到子夜，阳气渐衰，阴气渐盛，人体的生理功能由兴奋渐变为平静，这就是阳消阴长。

如果我们把阴阳消长转化运用在疾病方面，就可发现虽然疾病分为阴阳，但是在人体内随着时间的变化，疾病的阴阳也在发生着变化，阴病可以转化为阳病，阳病也可以转化为阴病。我们的祖先非常聪明，针对疾病的阴阳消长转化已经总结出药物的阴阳，在治疗疾病上，高度概括出了用药的原则——阴则阳之，阳则阴之；寒则热之，热则寒之。

我们再从气血来看阴阳消长转化，物质可以转化为能量，能量可以转化为物质。在人体内血代表阴，是物质；气代表阳，是能量。气血在人体内也是互相消长转化的。

4. 阴阳各具阴阳：《素问·金匮真言论》中称："阴中有阴，阳中有阳。平旦至日中，天之阳，阳中之阳也；日中至黄昏，天之阳，阳中之阴也；合夜至鸡鸣，天之阴，阴中之阴也；鸡鸣至平旦，天之阴，阴中之阳也。故人亦应之。夫言人之阴阳，则外为阳，内为阴；言人身之阴阳，则背为阳，腹为阴；言人身之脏腑中阴阳，则脏者为阴，腑者为阳，肝、心、脾、肺、肾五脏皆为阴，胆、胃、大肠、小肠、膀胱、三焦六腑皆为阳。所以欲知阴中之阴、阳中之阳者，何也？为冬病在阴，夏病在阳，春病在阴，秋病在阳，皆视其所在，为施针石也。故背为阳，阳中之阳，心也；背为阳，阳中之阴，肺也；腹为阴，阴中之阴，肾也；腹为阴，阴中之阳，肝也；腹为阴，阴中之至阴，脾也。此皆阴阳、表里、内外、雌雄相输应也，故以应天之阴阳也。"

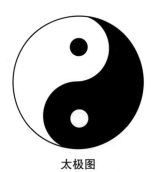

太极图

崔天齐：听了您对阴阳学说的这些全面讲解，确实把我说服了，阴阳确实是对立统一的、互根互用的、消长转化的，阴阳各具阴阳。对于太素经脉医学而言，阴阳学说在太素经脉医学中又是如何运用的呢？

云鹤师父：在太素经脉医学看来，阴阳是两个巨大的概念，阴阳学说随处都可运用，首先是运用在自然的宏观上，运用在自然的微观上，运用在人体的有形系统上，运用在人体的无形系统上，运用在炼养上，运用在解释人与自然上，运用于太素脉法的定性、疾病的定性和药物的定性上，运用在太素针法上，运用在太素灸法、太素刮痧、太素拔罐上。更是运用在太素丹法上，运用在亚健康和疾病的调理上。

崔天齐：那我们该怎样看待阴阳平衡？

云鹤师父：在人体内，阴阳平衡不好理解，我们把平衡称为协调更恰当一些，也更好理解一些。那么，阴阳平衡就可理解为阴物质和阳能量两者在人体内消长转化的过程中保持步调一致，这个我们称之为平衡，称之为协调。两者是半斤和八两的关系，表现为朝三暮四，谁也不过分，谁也不偏少，呈现着一种和谐协调的状态。在生命的最佳状态中，阴阳平衡的含义是物质与能量的平衡。具体而言就是气血的平衡、食物的进与出的平衡、七脏九腑的平衡、寒热温凉燥湿的平衡、阴气与阳气的平衡、内压与外压的平衡。总之，平衡就是阴阳的协调。

如果把阴阳平衡运用在人体的调理上，我们还需要继续细化。能量就是阳气与阴气，物质就是精、血、津、液。进一步说，人在生、老、病、死的过程中，无论是在人体内还是在人体外，阴阳的平衡是相对的，不平衡是绝对的，这是我对阴阳平衡的理解。所以，在这个过程中随时都要注意阴阳的平衡、协调、和谐。

崔天齐：阴阳平衡解释得很精彩！有种说法叫作"阳主阴从"，你怎么看呢？

云鹤师父：这个主要是扶阳派的观点。还有种说法叫"阳常有余，阴常不足"，这是滋阴派的观点。一个认为阳更为重要，一个认为阴更为重要。

他们的观点都源于对天地日月的认识，扶阳派认为万物生长靠太阳，人在天地间，也必须阳为主，阴从之，推重阳气，善于用扶阳方法治病，擅长用干姜、附子、上桂等辛热药物；滋阴派则认为天比地大，日比月大，日属阳，月属阴，人居其中，故"阳常有余，阴常不足"，认为相火有"生生不息"功能，"人非此火不能有生"，而相火妄动，即属邪火，能煎熬真阴，擅长用熟地、生地、女贞子等滋阴降火的药物。

其实哪个不重要呢？都重要！人体的阴阳失衡和疾病的产生是多种原因造成的，很复杂。我们在调理阴阳平衡时，还是要以太素脉法诊断为依据，不能在调理之前，有先入为主的概念。不管是谁来看病，我们不通过精准诊断就先用干姜、附子、上桂等辛热药物，或者就用一派像熟地、生地、女贞子等滋阴降火的药物是不行的。所以无论是从阴论还是从阳论，我们都应该先用太素脉法诊断清楚，再对症下药进行治疗。比如我用太素脉法进行诊断，如诊断出右肾能量不足，四肢发冷，我们一样可以用干姜、附子、上桂补阳；如果发现右肾能量过大，出现头晕、大便干燥、肺热重，我们仍然可以用熟地、生地、女贞子滋阴，甚至可以用六味地黄丸加生大黄，泄泄火，通通肠胃。所以《黄帝内经》讲得好，治病求本！怎么求本？用太素脉法五定——定位、定形、定性、定量、定时空来诊断。只有诊断出病位、病形、病性、病因，才有可能给出恰当的方子，才能治好病。

四、五行

崔天齐：我在教科书上看到："五行应该是中国古代的一种物质观，认为大自然由金、木、水、火、土五种要素构成。"

云鹤师父：所谓"五行"，本意是讲天体运动的，是太阳系中的五个行星（即木、火、土、金、水）的运行规律，而并非指五种物质。中国古人的智慧，将五行的运行规律认知为五种能量系统的交互，并延伸、投射到万事万物，这也是源自大道至简的思维。比如，在天为五星（木星、火星、土星、金星、水星），在地为五行（木、火、土、金、水），在人体为五脏（肝、心、脾、肺、肾），在色为五色（青、赤、黄、白、黑），在音为五音（角、徵、宫、商、羽），在味为五味（酸、苦、甘、辛、咸），等等。

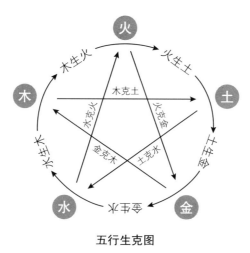

五行生克图

所以，根据五行的原理，五种能量系统就有了相生、相克、相乘、相侮、相制约的方式，并且赋予了五行的基本属性。这个记载最早出现于《尚书》的《甘誓》篇与《洪范》篇。《洪范》篇称："五行：一曰水，二曰火，三曰木，四曰金，五曰土。水曰润下，火曰炎上，木曰曲直，金曰从革，土爰稼穑。"《尚书》按照五行生成数来排列五行的顺序，并认为每一行都有自己的属性：水具有滋润、向下的属性，火具有发热、向上的属性，木具有柔和、生发的属性，金具有肃杀变革与收敛的特性，土具有生长稼穑的特性。

崔天齐：五行具有那么多妙用，请问五行的来源？

云鹤师父：关于五行的起源，有人认为是从五种方位中演变而来，有人认为是对五星的观察而来，有人认为是对五种元素的归纳而来，如《左传》称："天生五材，民并用之，废一不可。"还有人认为五行学说起源于五季变化或五德终始思想。

隋萧吉《五行大义》是论述五行较为完备的一部著作，该书著录于《宋史·艺文志》后，便逐渐亡佚，现在看到的版本回传自日本。《五行大义·序》将五行视为"造化之根源、人伦之资始"，极尽溢美之词。

其实五行起源于河图，这个我们在前面讲河图、洛书时提过。西蜀隐者以陈抟之先天太极图为河图，宋代刘牧将陈抟之图发展为河图、洛书两种图式，将九宫图称为河图，五行生成图称为洛书。南宋蔡元定则认为刘牧将河图与洛书颠倒了，将九宫图称为河图，五行生成图称为洛书，河图还展示了五星在每个月当中在天空中的具体位置，这就进一步说明了五行来源于河图。所以说蔡元定认为五行来源于河图的观点是正确的，我们还可以从很多图形中得到证明。请看下图：

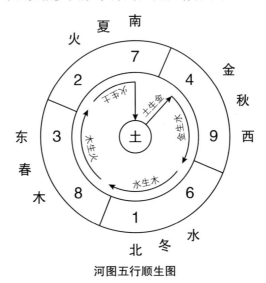

河图五行顺生图

崔天齐：看了上图我就明白了五行来源于河图，而且这是与天象有关的，那么五行学说的基本内容是什么呢？

云鹤师父：五行生克制化。五行相生的关系是：木生火，火生土，土生金，金生水，水生木；五行相克的关系是：木克土，土克水，水克火，火克金，金克木。相生之中寓有相克的关系，相克之中又寓有相生的关系，这才保证了万事万物运行的相对平衡，古人把五行的这种内在联系称为"五行制化"。

崔天齐：五行之间的关系永远是这样的吗？

云鹤师父：五行除有相生、相克、相侮、相制约的一般关系外，还有因为五行在偏盛、偏衰的过程中会呈现出的一些特殊关系，如：五行相乘、五行相侮、五行亢乘。我们讨论五行的关系，为了与太素经脉医学相结合，我们必须要具体到五脏，这样我们的讨论才有意义！

五行相乘：实为五行之间过度的"相克"，故相乘的次序与相克相同。是指五行中的一行对其"所胜行"的过度克制和制约，又称"倍克"。我们发现除了克制方自生过亢可以对被克方产生相乘而外，还发现被克制方自生的弱小与不平衡使克制方变成相乘方。我们为了方便理解，先以金乘木为例来讨论相乘的情况。

肺金克肝木是指肺金的能量和分泌的物质能够制约、平衡肝木的能量和分泌的物质，使肝木安分守己，正常工作，以达到五行平衡。克，在此时是制约的意思。肺金乘肝木，乘在此时就变成了病因，使肝木的能量和分泌的物质被扰乱；肝木自生弱和自生不平衡也会引狼入室，造成肺金乘肝木。

肺金乘肝木还有另一种情况：肺金生肾水，肾水生肝木，是正常。但是由于肺金过亢，肺金之阳克肺金之阴，使肺金之阴不能生肾水。

因为在自然界中金生水是阴金才生水，在太阳下金是不生水的，在月亮下金才生水。肺金之阳是不能直接生水的，它只有将阴金之水气化后才能转化为肾水。因此，肾水不济，肝木没有得到滋养，肝木的能量和分泌的物质就不足，就不能达到正常水平。这就是肺金乘肝木的原因。

其他被乘方以此类推。

（1）肺金乘肝木，所以在金乘木中归纳为三种情况。

①当肺金的能量和分泌的物质过亢时，虽然肝木的能量和分泌的物质是正常的，但是，由于肺金的能量和分泌的物质过亢，迫使肝木的能量和分泌的物质不能正常发挥作用。

②肺金的能量和分泌的物质是正常的，但肝木的能量过小和所分泌的物质过少，不能达到正常水平，不能正常发挥作用。肝木生阴火，所以肺金照样能乘肝木。

③当肺金的能量和分泌的物质过亢，而且肝木的能量过小和所分泌的物质过少，肝阳不足，肝木生阴火，不能达到正常水平，不能正常发挥作用。肺分左肺和右肺，左肺属阴，右肺属阳，右肺的能量过大，先烧左肺之阴，金不生水，水不涵木，此时肺金生燥阳，燥阳生火，自乱，乱木。一是自焚，二是烧木，这就叫金乘木。

（2）肝木乘脾土，我们也可以把它归纳为三种情况。

肝木克脾土是指肝木的能量和分泌的物质能够制约、平衡脾土的能量和分泌的物质，使脾土安分守己，正常工作，以达到五行平衡。

①当肝木的能量和分泌的物质过亢时，虽然脾土的能量和分泌的物质是正常的，但是，由于肝木的能量和分泌的物质过亢，从而迫使脾土的能量和分泌的物质不能正常发挥作用。

②肝木的能量和分泌的物质是正常的，但脾土的能量过小和所分泌的物质过少，不能达到正常水平，不能正常发挥作用。脾分阴阳，脾阳过虚，使胃动力减弱，胃酸过少，胰腺也不能正常分泌胰岛素使整个脾胃系统减弱，此时肝木照样能乘脾土。

③当肝木的能量和分泌的物质过亢，脾土的能量过小和所分泌的物质过少，脾阳不足，脾土生阴火，不能正常发挥作用，且肝火过旺，一是自焚，二是烧土——肝木横逆犯脾胃，最典型的就是胆汁反流入胃，引起睡眠不好、多梦。还有一种情况是胆汁反流性胃炎，这就叫肝木乘脾土。

（3）脾土乘肾水，我们同样可以把它归纳为三种情况。

脾土克肾水是指脾土的能量和分泌的物质能够制约、平衡肾水的能量和分泌的物质，使肾水安分守己，正常工作，以达到五行平衡。

①当脾土的能量和分泌的物质过亢时，虽然肾水的能量和分泌的物质是正常的，但是，由于脾土的能量和分泌的物质过亢，从而迫使肾水的能量和分泌的物质不能正常发挥作用。

②脾土的能量和分泌的物质是正常的，但肾水的能量过小和所分泌的物质过少，不能达到正常水平，不能正常发挥作用。肾分阴阳，左肾属阴归水，右肾属阳归能量，且两肾之间又有命门火，此时，由于三者的关系不平衡：其一，左肾肾水偏少或右肾能量偏大、命门火旺，造成肾阴虚；其二，右肾能量偏低且命门火衰，肾水过旺，造成肾阳虚；其三，命门火衰，造成两肾都衰。此三种情况时，脾土照样能乘肾水。

③当脾土的能量和分泌的物质过亢，而且肾水的能量过小和所分泌的物质过少，肾之阴阳不足，造成阴虚火旺，此时之火为阴火，脾

土系统是脾、胃和胰腺，叫一脏二腑，如果三者不协调就容易造成胃酸和胰液过多。由于脾的能量过亢，且脾土生燥阳，燥阳生火，自乱，乱肾。一是自焚——胃火大，二是烧金，就造成金不生水，这就叫土乘水。

④还有一个特殊情况是：当脾土的能量和分泌的物质过亢，或者脾土的能量和分泌的物质正常，如果肾水出现以下情况，这是左肾与右肾不平衡，也会造成脾土乘肾水：

a. 当左肾分泌的物质正常而右肾产生的能量过多；

b. 当左肾分泌的物质正常而右肾产生的能量过少；

c. 当左肾分泌的物质过少而右肾产生的能量过多；

d. 当左肾分泌的物质过少而右肾产生的能量正常；

e. 当左肾分泌的物质过多而右肾产生的能量过少；

f. 当左肾分泌的物质过多而右肾产生的能量正常。

太素经脉医学通中论认为人的肾分左右两肾，左肾属阴右肾属阳，左肾分泌物质，右肾产生能量。由于肾左右自身不平衡，不能正常发挥作用，所以脾土照样可以乘肾水。

（4）肾水乘心火，也有以下三种情况。

肾水克心火是指肾水的能量和分泌的物质能够制约、平衡心火的能量和分泌的物质，使心火安分守己，正常工作，以达到五行平衡。

①当肾水的能量和分泌的物质过亢时，虽然心火的能量和分泌的物质是正常的，但是，由于肾水的能量和分泌的物质过亢，从而迫使心火的能量和分泌的物质不能正常发挥作用。

②肾水的能量和分泌的物质是正常的，但心火的能量过小和所分泌的物质过少，不能达到正常水平，不能正常发挥作用。另外，心分阴阳，

心阳就是我们常说的心火，心阴就是真阴——阳中之阴叫真阴。此时，心火不能下降，所以肾水照样能乘心火。

③当肾水的能量和分泌的物质过亢，而且心火的能量过小和所分泌的物质过少，心阳不足，心阳生阴火，不能达到正常水平，不能正常发挥作用。且肾分阴阳，左肾属阴，右肾属阳，两肾中间又有命门火，当命门火过旺，左肾的肾水被过度熏蒸，此时左肾形成阴虚，水不涵阳。右肾此时便会产生燥阳，燥阳生火，自乱，乱心。一是自焚，二是烧心，这就叫水乘火。

（5）心火乘肺金，同样有以下三种情况。

心火克肺金是指心火的能量和分泌的物质能够制约、平衡肺金的能量和分泌的物质，使心火安分守己，正常工作，以达到五行平衡。

①当心火的能量和分泌的物质过亢时，虽然肺金的能量和分泌的物质是正常的，但是，由于心火的能量和分泌的物质过亢，从而迫使肺金的能量和分泌的物质不能正常发挥作用。

②心火的能量和分泌的物质是正常的，但肺金的能量过小和所分泌的物质过少，不能达到正常水平，不能正常发挥作用。肺分左肺和右肺，左肺属阴，右肺属阳，左肺产生的物质过少，右肺产生的能量也小，所以心火乘肺金。

③当心火的能量和分泌的物质过亢，而且肺金的能量过小和所分泌的物质过少，肺阳不足，肺阴生阴火，不能达到正常水平，不能正常发挥作用，且心火生燥阳，燥阳生火，自乱，乱肺。一是心火自焚产生狂躁，二是心火烧肺金产生口干舌燥、便秘，这时火更要乘金。

④还有一个特殊情况是：当心火的能量和分泌的物质过亢，或者心火的能量和分泌的物质正常，如果肺金出现以下情况，这时左肺与右肺

不平衡，也可造成火乘金：

a. 当左肺分泌的物质正常而右肺产生的能量过多；

b. 当左肺分泌的物质正常而右肺产生的能量过少；

c. 当左肺分泌的物质过少而右肺产生的能量过多；

d. 当左肺分泌的物质过少而右肺产生的能量正常；

e. 当左肺分泌的物质过多而右肺产生的能量过少；

f. 当左肺分泌的物质过多而右肺产生的能量正常。

太素经脉医学通中论认为人的肺分左右两肺，左肺属阴右肺属阳，左肺分泌物质，右肺产生能量。由于肺左右自身不平衡，不能正常发挥作用，所以心火照样可以乘肺金。

崔天齐：原来相乘还有这么丰富的内容，有的相乘情况其他的书中我没有读到过呢，尤其是对两个肺和两个肾的解释，这可能是太素经脉医学的特色吧！那五行相侮呢？

云鹤师父：关于五行相侮，等我喝一下通中茶通通肠胃再说。因为今天中午的回锅肉太香了，多夹了两筷子。再给我多加一包肝胆茶，把肝胆也要调一下，免得胆囊不舒服影响睡眠。

崔天齐一一照办了，云鹤师父端着茶杯，一边品茶一边讲五行相侮。

云鹤师父：

五行相侮：又称五行反侮、反克，是指五行中某一方过亢，从而对克制此方的某行产生反克的现象。我们发现除了被克方自身过亢可以对克制方产生相侮而外，还发现克制方自身的弱小与不平衡使被克方变成相侮方。我们为了方便理解，先以木侮金为例来讨论相侮的情况。

肺金克肝木是指肺金的能量和分泌的物质能够制约、平衡肝木的能量和分泌的物质，使肝木安分守己，正常工作，以达到五行平衡。克，在此时是制约的意思。肝木侮肺金，侮在此时就变成了病因，使肺金的能量和分泌的物质被扰乱；肺金自身弱和自身不平衡也会引狼入室，造成肝木侮肺金。

肝木侮肺金还有另一种情况。因为肺金生肾水，肾水养肝木，是正常。肝木过亢，虽肺金生肾水，肾水也处于正常情况，但也不济过亢的肝阳，尤如杯水车薪。过亢之肝木生燥阳，燥阳生火，肝火自焚烧木，肝火上炎肺金，肝火烧肺金，所以肝火反克肺金。

这就是肝木侮肺金的原因。

其他被侮方以此类推。

（1）肝木侮肺金：又称木反克金，金克木是为正常，木反克金为不正常，造成这种不正常的因素很多，但就金木两者之间，我们可以归纳为以下几种情况。

①当肝木的能量和分泌的物质正常时，肺金自身的能量过小和所分泌的物质过少，不能达到正常水平，即不能克制肝木、平衡肝木，反而被肝木所克制。

②当肝木的能量和分泌的物质过亢时，肺金自身的能量和所分泌的物质正常。由于肝木的能量和分泌的物质过亢，远超过肺金的能量和分泌的物质，肺金虽然处于正常水平，但不能达到克制肝木的水平。所以既不能克制肝木更不能平衡肝木，反而被肝木所克制。

③当肝木的能量和分泌的物质过亢时，而且肺金自身的能量过小和所分泌的物质过少，肺阳不足，肺金生阴火，肝木生燥阳，燥阳生火，自乱、乱金。一是木火自焚，二是木火烧肺金，这就叫肝木侮肺金。

④还有一个特殊情况是：当肝木的能量和分泌的物质过亢，或者肝

木的能量和分泌的物质正常，如果肺金出现以下情况，这时左肺与右肺能量及分泌的物质不平衡，也可造成木侮金。

　　a. 当左肺分泌的物质正常而右肺产生的能量过多；

　　b. 当左肺分泌的物质正常而右肺产生的能量过少；

　　c. 当左肺分泌的物质过少而右肺产生的能量过多；

　　d. 当左肺分泌的物质过少而右肺产生的能量正常；

　　e. 当左肺分泌的物质过多而右肺产生的能量过少；

　　f. 当左肺分泌的物质过多而右肺产生的能量正常。

　　（2）肺金侮心火，又称金反克火，火克金是为正常，金反克火为不正常，造成这种不正常的因素很多，但就金火两者之间，我们可以归纳为以下几种情况。

　　①当肺金的能量和分泌的物质正常时，心火自身的能量过小和所分泌的物质过少，不能达到正常水平，不能克制肺金、平衡肺金，反而被肺金所克制。

　　②当肺金的能量和分泌的物质过亢时，心火自身的能量和所分泌的物质正常，由于肺金的能量和分泌的物质过亢，远超过心火的能量和分泌的物质，心火虽然处于正常水平，但不能达到克制肺金的水平。所以既不能克制肺金更不能平衡肺金，反而被肺金所克制。

　　③当肺金的能量和分泌的物质过亢时，而且心火自身的能量过小和所分泌的物质过少，心阳不足，心火生阴火，肺金生燥阳，燥阳生火，自乱、乱心。一是肺金燥阳之火自焚，二是燥阳之火烧心，这就叫肺金侮心火。

　　（3）心火侮肾水，又称火反克水，水克火是为正常，火反克金为不正常，造成这种不正常的因素很多，但就水火两者之间，我们也可以归纳为以下几种情况。

①当心火的能量和分泌的物质正常时，肾水自身的能量过小和所分泌的物质过少，不能达到正常水平，即不能克制心火、平衡心火，反而被心火所克制。

②当心火的能量和分泌的物质过亢时，肾水自身的能量和所分泌的物质正常，由于心火的能量和分泌的物质过亢，远超过肾水的能量和分泌的物质，肾水虽然处于正常水平，但不能达到克制心火的水平。所以既不能克制心火更不能平衡心火，反而被心火所克制。

③当心火的能量和分泌的物质过亢时，而且肾水自身的能量过小和所分泌的物质过少，肾阳不足，肾水生阴火，心火生燥阳，燥阳生火，自乱、乱肾。一是心火自焚，二是心火烧肾，这就叫心火侮肾水。

④还有一个特殊情况是：当心火的能量和分泌的物质过亢，或者心火的能量和分泌的物质正常，如果肾水出现以下情况，这也是左肾与右肾不平衡，也可造成木侮金：

a. 当左肾分泌的物质正常而右肾产生的能量过多；

b. 当左肾分泌的物质正常而右肾产生的能量过少；

c. 当左肾分泌的物质过少而右肾产生的能量过多；

d. 当左肾分泌的物质过少而右肾产生的能量正常；

e. 当左肾分泌的物质过多而右肾产生的能量过少；

f. 当左肾分泌的物质过多而右肾产生的能量正常。

（4）肾水侮脾土，又称水反克土，土克水是为正常，水反克土为不正常，造成这种不正常的因素很多，但就水土两者之间，我们同样可以归纳为以下几种情况。

①当肾水的能量和分泌的物质正常时，脾土自身的能量过小和所分

泌的物质过少，不能达到正常水平，即不能克制肾水、平衡肾水，反而被肾水所克制。

②当肾水的能量和分泌的物质过亢时，脾土自身的能量和所分泌的物质正常，由于肾水的能量和分泌的物质过亢，远超过脾土的能量和分泌的物质，脾土虽然处于正常水平，但不能达到克制肾水的水平。所以既不能克制肾水，更不能平衡肾水，反而被肾水所克制。

③当肾水的能量和分泌的物质过亢时，而且脾土自身的能量过小和所分泌的物质过少，脾阳不足，脾土生阴火，肾水生燥阳，燥阳生火，自乱、乱脾。一是肾火自焚，二是燥阳之火烧脾，这就叫肾水侮脾土。

（5）脾土侮肝木，又称土反克木，木克土是为正常，土反克木为不正常，造成这种不正常的因素很多，但就木土两者之间，我们同样可以归纳为以下几种情况。

①当脾土的能量和分泌的物质正常时，肝木自身的能量过小和所分泌的物质过少，不能达到正常水平，即不能克制脾土、平衡脾土，反而被脾土所克制。

②脾土的能量和分泌的物质过亢时，肝木自身的能量和所分泌的物质正常，由于脾土的能量和分泌的物质过亢，远超过肝木的能量和分泌的物质，肝木虽然处于正常水平，但不能达到克制脾土的水平。所以既不能克制脾土更不能平衡脾土，反而被脾土所克制。

③当脾土的能量和分泌的物质过亢时，而且肝木自身的能量过小和所分泌的物质过少，肝阳不足，肝木生阴火，脾土生燥阳，燥阳生火，自乱、乱木。一是脾阳燥火自焚，二是燥阳之火烧肝，这就叫脾土侮肝木。

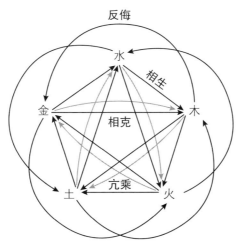

五行生克图

五行	木	火	土	金	水
五材	木	火	土	金	水
五色	青	赤	黄	白	黑
五方	东	南	中	西	北
五季	春	夏	长夏	秋	冬
五时	平旦	日中	日西	日入	夜半
五节	新年	上巳	端午	七夕	重阳
五星	木星	火星	土星	金星	水星
五声	呼	笑	歌	哭	呻
五音	角	徵	宫	商	羽
五脏	肝	心	脾	肺	肾
五腑	胆	小肠	胃	大肠	膀胱
五体	筋	脉	肉	皮	骨
五志	怒	喜	思	悲	恐
五指	食指	中指	大拇指	无名指	小指
五官	目	舌	口	鼻	耳
五觉	色	触	味	香	声

五液	泣	汗	涎	涕	唾
五味	酸	苦	甘	辛	咸
五臭	膻	焦	香	腥	朽
五气	筋	血	肉	气	骨
五荣	爪	面	唇	毛	发
五兽	青龙	朱雀	黄麟 / 螣蛇 / 勾陈	白虎	玄武
五畜	犬	羊	牛	鸡	猪
五虫	鳞虫	羽虫	裸虫	毛虫	介虫
五谷	麦	黍	禾	米	豆
五果	李	杏	枣	桃	栗
五菜	韭	薤	葵	葱	藿
五常	仁	礼	信	义	智
五经	《诗》	《礼》	《春秋》	《书》	《易》
五政	宽	明	恭	力	静
五恶	风	热	湿	燥	寒
五化	生	长	化	收	藏
五祀	户	灶	溜	门	井
天干	甲·乙	丙·丁	戊·己	庚·辛	壬·癸
地支	寅·卯	巳·午	辰·未·戌·丑	申·酉	亥·子

五行归属图

中医所讲的五行是金、木、水、火、土相生相克，互相制约，是顺五行和逆五行相生相克的五行。

崔天齐：太素经脉医学中的五行难道不是这样的吗？

云鹤师父：那我就给你介绍一下太素经脉医学秘传的五行。

1. 先天五行（阳五行）：先天五行以水为主，在太素经脉医学中即是以肾为主。因为在胎儿没有落地之前，是靠脐带和母亲联系在一起的，从水里面得到的金、木、火、土，这些是原材料。

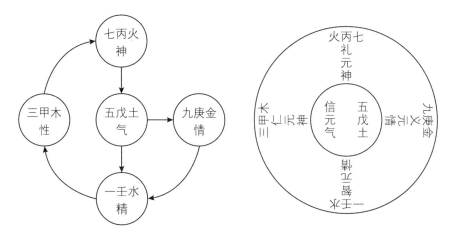

先天阳五行

根据河图"天一地二，天三地四，天五地六，天七地八，天九地十"，先天阳五行是指易数 1、3、5、7、9 分布五行，皆为奇数，为阳，所以叫阳五行。

2. 后天五行（阴五行）：又称落地五行，五行中以土为主，在太素经脉医学中即以肠胃为主。人从娘胎落地过后，吸收自然界中的五行元素。吸收靠什么？消化靠什么？靠肠胃。所以就要以肠胃为主。与先天阳五

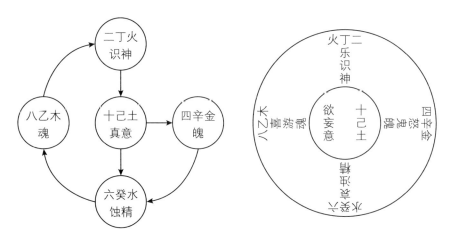

后天阴五行

行同理，后天阴五行是指易数2、4、6、8、10，皆为偶数，为阴，所以称之为阴五行。

3. 逆五行——从后天返先天的五行：是指炼养时五行所发生的逆转，即由后天的阴五行返先天的阳五行，就是原来是以肠胃为主，后来炼养炼到后天返先天，形成坎水逆流，把肾水调出来，还精补脑。另外，我们后天五行落地过后，是靠肺来呼吸，先天是靠肚脐来呼吸，称为胎息。那么什么叫后天返先天呢？就是要慢慢地把后天呼吸断掉，等练功到一定程度胎息就开始了。张三丰祖师讲过一句话，叫"顺则人，逆则仙，只在当中颠倒颠"。顺则成人，人就要符合常道——生、老、病、死；成、住、坏、空。逆则成仙，仙走的是非常道。所以，我们把这个炼养的五行叫逆五行——后天返先天五行。

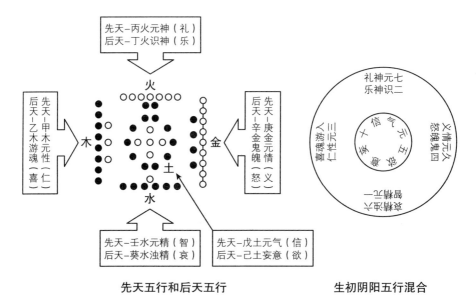

先天五行和后天五行　　　　　生初阴阳五行混合

4. 增补五行：就是不同年份受行星影响有额外增加的五行。人体生长的时候处于上升阶段，需要通过五脏吸收身体必需的各种元素才能壮大人体。如果这一年土星靠地球太近，那么在这年出生的人，基本上脾胃都有问题。如果水星靠地球太近，那么这一年出生的人基本上肾都不太好。如果木星靠地球太近，这一年出生的人肝就不太好。金星靠近地球，这年出生的人的肺就不太好。火星靠近地球，这年出生的人的心脏就不太好。这就是大自然对我们的影响。所以，太素经脉医学在治病的时候常问你是哪一年出生的，然后根据你出生的那年炁的强弱来调理身体。

5. 减持五行：是指由于自身阳气不够，人体在衰老的过程当中处于下降阶段，人体的五脏不能吸收食物中的各种身体必需的元素。比如说人体当中的钙，随着年龄的增长、身体的衰老而流失，即是由于肾主骨，老年人肾阴、肾阳日益减少且肾精不足而容易发生钙流失，造成骨质疏松。因此，老年人应该以补肾为主，提高左肾、右肾的功能。

6. 关于五行的阴阳：道家认为纯阳为仙，纯阴为鬼，半阴半阳为人。传统认为的脏为阴，腑为阳，我们还可以细分。实际上人的脏腑都处于半阴半阳的状态，用五行来表达脏腑，每个脏腑都有阴阳。肝脏既有肝阳又有肝阴，胃既有胃阳又有胃阴，肾既有肾阳又有肾阴。一旦阴阳失调，就会造成脏腑功能失调，人体的无形管道和有形管道就会瘀堵。所以，我们用药的时候就要考虑到脏腑阴阳的情况，这为用药提供了依据。

崔天齐：把五行运用在中医上，很多人认为中医是哲学，师父您对此怎么看呢？

云鹤师父：我们在前面已经看到了五行来源于河图，而河图又是描写五星——金、木、水、火、土的天书。道家最高明之处就是通过自身的炼养认识到了五星与五脏的对应关系，提出了天人感应、天人合一。因此，太素经脉医学或常人称的中医不但是科学的，而且还有天文学的依据。

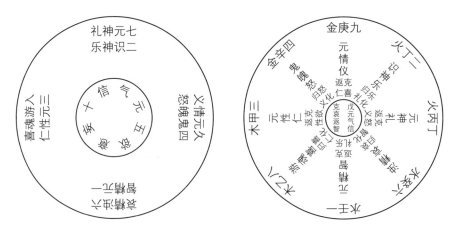

生初阴阳五行混合（左）、阴阳五行综整（右）

崔天齐：师父，那么太素经脉医学的天文学依据是怎么回事呢？

云鹤师父：我们通过五星在天上出没的时间来看河图与五星的关系。

水星每天子时和巳时见于北方，每月逢一、六（初一、初六、十一、十六、二十一、二十六）夕见于北方，每年的十一月、六月见于北方。所以说天一生水，地六成之，一六合水。

火星每天丑时和午时见于南方，每月逢二、七（初二、初七、十二、十七、二十二、二十七）日月会火星于南方，每年二月、七月夕见于南方。所以地二生火，天七成之，二七合火。

木星每天寅时和未时见于东方，每月逢三、八（初三、初八、十三、十八、二十三、二十八）日月会木星于东方，每年三月、八月夕见于东方。所以天三生木，地八成之，三八合木。

金星每天卯时和申时见于西方，每月逢四、九（初四、初九、十四、十九、二十四、二十九）日月会金星于西方，每年四月、九月夕见于西方。所以地四生金，天九成之，四九合金。

土星每天辰时和酉时见于中央，每月逢五、十（初五、初十、十五、

二十、二十五、三十）日月会土星于中宫，每年五月、十月夕见于天中。所以天五生土，地十成之，五十合土。

崔天齐：哎呀！太精确了，原来河图是描述五星的啊！

云鹤师父：只是，这个科学之花常常被掩隐在我们的思辨的绿叶之中，你只有轻轻地撩开这绿叶，才能看到那太素经脉医学科学美丽的花朵！

那么我们下一步就要弄清楚什么是阴五行、什么是阳五行。

我们继续说太素经脉医学的五行学说是建立在天文科学上的，这是常人所不了解的，我们必须要有所科普，为什么呢？因为很多人一听到"辨证施治""五行""相生""相克""相制约""阴阳"这些名词，立即就联想到哲学、联想到辩证法、联想到辩证思维。当然，真正能上升到哲学那正是太素经脉医学的高明之处；可是，医学是很现实的，它必须讲效果，不管你把它说得天花乱坠，最终还是要看结果的。既然太素经脉医学既要讲效果，又要看结果，那么太素经脉医学就必须要有一套严密的、科学的医学系统，要建立一套严密的、科学的医学系统，就必须要有一套科学的认识论，而根据这个认识论所得出的结果，又必须是可以实践的、重复的；否则，就是自欺欺人！

五、八卦

王静：师父，八卦的含义和基本属性都是什么呢？

云鹤师父：八卦指《周易》中的八个基本卦，亦称八经卦或八纯卦。《周易》中象征天道运行和人事变化的八种不同性质类型的八个基本单位。一个单位称一个卦，每卦分别由阴阳组合不同的三个爻所构成，是占筮者判断事物吉、凶、休、咎的基本依据，传为伏羲所创制。最常见的记录形式是由代表阳（—）与阴（– –）的爻画组合而成，两种爻画以三个为一组进行排列组合，所排得的八种图形，即为这八个单位，亦即八个卦的代表。"[1]

八卦是一个宇宙模型，可以与任何事物相结合，可以指导我们的思想和实践。《广韵》中记载，八卦者，八方之卦也，乾坎艮震巽离坤兑。为了帮助初学者形象地记忆八卦的卦象，宋代朱熹在《周易本义》中写了一首《八卦取象歌》：

☰乾三连，☷坤六断；

☳震仰盂，☶艮覆碗；

☲离中虚，☵坎中满；

☱兑上缺，☴巽下断。

八卦各分阴阳，乾为阳、坤为阴。另外，《系辞》称："阳卦多阴，阴卦多阳，其故何也？阳卦奇，阴卦耦。"所以，一阳爻二阴爻的震卦、坎卦、艮卦，属于阳卦，以阳爻为主，阳为奇。而一阴爻两阳爻的巽卦、离卦、兑卦属于阴卦，以阴爻为主，阴为耦。

八卦又分五行，震卦、巽卦属木，离卦属火，艮卦、坤卦属土，乾卦、兑卦属金，坎卦属水。宋代易学家邵雍邵康节先生，根据道家陈抟祖师先天易学，创立梅花易数，就是以卦象体用五行生克推测吉凶变化。这样，以先天卦数快速得出上下二卦后，又以变爻所处之卦分出体用。还可以根据体用二卦五行归属，归纳为用生体、体生用、体克用、用克体

---

[1] 胡孚琛.中华道教大辞典［M］.北京：中国社会科学出版社，1995.707页

及比和五种类型。有时，又直接以卦象五行归属进行推算。

王静：您能给我们举个典型案例吗？

云鹤师父：1927年出版的《辽阳县志》全文记载，城西南四十里是八卦沟村，有水沟横贯东西，相传沟中有巨石在水平面上，有八卦纹历历如镌，每次遇大风雨或水灾变，一定会先呈湿晕、黑红各种异象，从来不会失误。村人觉得惊奇，因此将村名取为八卦沟村。

除了天气的预测外，还有一卦例比较典型。有一年冬天晚上，邵康节和他的儿子正在烤火，只听到门外有人敲门，先听到敲了一声，后又听到敲了五声，以先天数得上乾下巽——天风姤卦，又察互卦、变卦，共得三个乾卦，两个巽卦，据五行为金短木长之象。邵康节先生再据理，判断来人为劈柴来借斧。

八卦还有卦德（又叫卦性、卦意）。《说卦传》称："乾，健也；坤，顺也；震，动也；巽，入也；坎，陷也；离，丽也；艮，止也；兑，说也。"八卦各自代表自然界万事万物，最基本的是：乾卦代表天，坤卦代表地，震卦代表雷，艮卦代表山，离卦代表火，坎卦代表水，兑卦代表泽，巽卦代表风。

就家庭而论，《说卦传》称："乾，天也，故称乎父；坤，地也，故称乎母；震一索而得男，故谓之长男；巽一索而得女，故谓之长女；坎再索而得男，故谓之中男；离再索而得女，故谓之中女；艮三索而得男，故谓之少男；兑三索而得女，故谓之少女。"《周易参同契》也说："乾坤者，易之门户，众卦之父母。"就动物而言，"乾为马，坤为牛，震为龙，巽为鸡，坎为豕，离为雉，艮为狗，兑为羊。"拿身体部位来说："乾为首，坤为腹，震为足，巽为股，坎为耳，离为目，艮为手，兑为口。"

王静：这些实际上提供的是一种取象比类的方法。

云鹤师父：是的，但不能机械地对待。很多取象的原则在太素经脉医学中的运用是很普遍的，如坎卦属水，象肾象耳；离卦属火，象心。卦象在阐释、解决疾病时，往往十分清楚。清代陈修园在《医学三字经》中说："单腹胀，实难除，山风卦，指南车。"就是用山风蛊卦的道理来解决病情。

王静：关于八卦的来源，众说纷纭。

云鹤师父：对，比较有影响的有以下八种。

第一种是传统看法：伏羲观象而创八卦。伏羲，又称庖牺、伏牺等，《系辞》称："古者包牺氏之王天下也，仰则观象于天，俯则观法于地，观鸟兽之文，与地之宜。近取诸身，远取诸物。于是始作八卦，以通神明之德，以类万物之情。"孔安国认为《尚书·顾命》中的"河图"就是指八卦，并且说："伏牺王天下，龙马出河，遂则其文以画八卦，谓之河图，及典谟皆历代传宝之。"司马迁《史记·太史公自序》记载："伏羲至纯厚，作《易》八卦。"《汉书·艺文志》更提出了《周易》"人更三圣，世历三古"的说法，认为伏羲始作八卦，周文王重《易》六爻，演为六十四卦，作《易经》上下篇，孔子作十翼以解经。东汉经师王充、马融、孔颖达等人又认为周公作爻辞。宋代朱熹据此将八卦到周易的演变历史概括为"人更四圣"说，成为传统儒家不易之论。

第二种看法认为八卦源于古代文字，这种观点实依据于《系辞》"上古结绳而治，后世圣人易之以书契"的记载。《易纬·乾凿度》便认为☰为古文天字，☷为古文地字，等等。杨万里、黄宗炎先后附和此观点。刘师培认为八卦为字之鼻祖，梁启超也以坎卦象水为例主张八卦是古代的象形文字，郭沫若也认为八卦是即成文字的诱导物。

第三种看法认为八卦起源于古人的卜筮活动。《说文解字》认为："卦，筮也。从卜圭声。"徐铉注称："筮而画之，三变而成画，六画而成卦。"《玉篇》称"卦，八卦也，兆也"，认为八卦源于龟兆上呈现的裂纹之象。更早的记载见于《周礼·春官》，所谓"占人：掌占龟，以八筮占八颂，以八卦占筮之八故，以视吉凶"。这些记载都强调八卦与卜筮活动的密切关系，朱熹便总结道："八卦之画，本为占筮。"现代也多有学者赞同这种观点。冯友兰先生便认为八卦由模仿占卜的龟兆而来，高亨认为八卦是有节和无节两种竹棍的不同排列方式，朱伯昆认为："八卦所以演为六十四卦，看来是出于占筮的需要。随着占筮的发展，八种卦象不足以包括所占之事，于是加以推衍，成为六十四卦，三百八十四爻，便可以应付无穷事变了。"[1]

这种看法又有一种分支，即认为八卦源于数卜。朱自清先生曾作过这种推测，其后李镜池也认为古人用结绳方法记录占筮之数，后来衍化为八卦。而近三十年来考古学界的发现，更在一定程度上支撑了这种观点。张政烺先生破译甲骨、金文中所见奇字，并详细统计考古材料中的数字卦材料，认为阴阳二爻起源于奇偶二数。此后，有一批学者相继论证八卦符号起源于数字卦，徐锡台先生便持这种观点。

第四种看法产生于民国时期，章太炎、钱玄同、郭沫若等史学家先后主张八卦起源于生殖器说。章太炎先生从阴阳两种性质的观念出发较早提出了这种看法，钱玄同也认为原始的易卦是生殖器崇拜时代的东西，乾坤二卦即是两性的生殖器的记号。郭沫若也认为八卦的根柢是古代生殖崇拜的孑遗，画"—"以象男根，分而为二以象女阴。

第五种看法认为八卦起源于古代天文学。卦从圭从卜。圭指柱状土圭，卜就是测度，那么卦当源于观测日影的天文学活动。古人从四正四

---

[1] 朱伯昆．易学哲学史（上）［M］．北京：北京大学出版社，1986.11 页

隔八个方位上将观测到的日影加以记录、总结，这就是形成八卦的原型。天文学史专家陈久金先生便认为太极八卦、阴阳五行、河图洛书的起源均与十月太阳历和古代天文历法有关，在它们成为哲学范畴之前，"太极"即一年的通称，"两仪"（阴阳）即一年中的两个半年，"四象八卦"即四时八节，"五行"即十月历的五季，河图、洛书数阵的十个数就是十月太阳历的十个月，而先天八卦与季节、方位都是相应的。他和张敬国先生还破译安徽含山县凌家滩新石器时代遗址出土的雕刻玉版图案，证实洛书和八卦在 5000 年前就已存在。勐名先生研究甲骨文四方风名后认为，后天八卦图可能源于商代，而卦气说并非汉代孟喜、京房所创——早在商代，八卦与季节、历法可能就存在着某种紧密的或者内在的联系。田合禄、田峰在《中国古代历法解谜》中认为，先天六十四卦即十月太阳历，后天八卦即八月火历。

第六种观点认为八卦是古代的地理图。《吴越春秋》传言禹得河图（八卦），而通治水之理。章太炎认为："余尝取八卦方位观之，知古之布卦者，以是略识中国疆理而已。"

第七种观点认为卦是图画的意思。《说文解字》中就称："挂，画也。"（孔颖达认为卦即挂，"挂万象于上也"）。古逸丛书本《玉篇》引刘瓛《易注》称："卦之言画也，谓图画之也。"古代早有关于八卦源于龙马图文的观念。近年，逄振镐先生研究大汶口文化出土镂雕象牙梳刻画图案后，认为其可能与原始八卦、伏羲（太昊）"始作八卦"的传说和记载有关。

第八种观点见于《太上老君开天经》，经中谈道："伏羲之时，老君下为师，号为无化子，一名郁华子，教示伏羲推旧法，演阴阳，正八方，定八卦，作《元阳经》以教伏羲。"这里认为八卦学说渊源于太上老君。

此外，还有源于算筹说、掌节说等观点。

王静：您怎么看呢？

云鹤师父：对八卦来源的以上看法，各有各的道理，我们有我们的看法：

其一，它首先是宇宙的模式。它可以用于天文——连山易，它可以用于地理——归藏易，它可以用于人与社会——周易，它也可以用于人身、医学。

其二，也许它是史前文明。我更赞成第一种说法，这个说法我在河图、洛书小节当中讲过。伏羲作为远古的部落首领，最早将河图、洛书、八卦、阴阳、五行、太极传授给各部落的酋长、巫师。实际上源于伏羲与宇宙的对话。

王静：您是跟谁学的八卦呢？

云鹤师父：在八卦学说方面，我师从刘子华先生。刘子华先生1900年出生于四川省简阳县洛带镇（今属成都市龙泉驿区），他16岁时和陈毅元帅坐同一条船从上海出发，经长时间的海上漂泊，在法国里昂上岸开始了在法国巴黎的勤工俭学、科技救国之旅。

到了法国后，他租了一个小房子，每天白天勤工俭学，晚上去巴黎大学学习。有一天，他房东的女儿就拿了一张图问："刘先生，你是中国人，这个讲的是什么东西？"他一看，也没看懂，但是作为中国人又不好意思说不懂，就答道："这两天我有点忙，一个星期之后给你答复，这个你先放我这里。"等他拿在手里仔细一看，真是天书啊，只认得几个字——"八卦、河图、洛书、周易。"《易经》他只得了几张图，晚上就跑到了巴黎大学的图书馆去查资料，一看发现是中国的东西，八卦嘛。再看看，发现历史非常悠久了，于是把这些东西来来回回研究。一个星期过后，他就把房东的女儿叫过来，才给她讲清楚了。从此，他对八卦、河图、洛书、周易着了魔，有了新的发现。

后来，刘老师又用了二十五年的时间，写成了一篇博士论文，叫《八卦宇宙论与现代天文——一颗新行星的预测——日月之胎时地位》。他认为八卦宇宙学理论与现代天文事实是互相吻合的，并且预测太阳系还有第十颗行星存在，命名为木王星，他用的就是八卦和易的理论。

刘老师没有教我用八卦去测算命运，他在研究八卦时也是坚持了科学精神的。他认为："科学可以证实卦理，卦理亦可补充科学。"他在撰写博士论文时，正是建立在严格科学论证的基础上。如他在博士论文中文版序言中写道：

"本著作初稿于 1930 年大体告成，但当时尚欠'冥王星'的速度和密度数字，因而给我的预测工作带来一定的困难。待至 1933 年巴黎举办'世界博览会'时才公布出'冥王星'的天文参数，我喜出望外，得到了本书印证所需的最佳数据。又经过数年充实整理，1939 年方将全稿完成，命名《八卦宇宙论与现代天文——一颗新行星的预测——日月之胎时地位》，以此作为博士论文提交巴黎大学审查。"

正是这种严谨的科学精神，他于 1940 年获得了巴黎大学的博士学位，他的博士论文也受到了当时法国科学界的高度赞誉。巴黎天文台台长、巴黎大学教授爱斯克郎恭先生提道："我可以向社会保证，刘子华先生关于八卦宇宙论一文确是一篇重要著作。以此书研究之困难，必须应用很多方法，煞费苦心，方能得其内容科学与历史宝贵的文献。"而法国补尔日天文台台长摩尔先生则贺称："我们应向刘子华先生所提出之博士论文高声道贺，以其耐久而深刻之研究，为我们指出中国古圣先哲之宇宙科学和我们最近四个世纪中经过若干代学者之极大辛苦而获得之结果，如何竟能互相吻合。"后来，在 1989 年，英国著名汉学家李约瑟博士在收到刘老师寄送的博士论文后，也称赞"它将是我们的图书馆新增的一本最有价值的书，我敢肯定在剑桥大学这是唯一的一本"。

所以，在李约瑟看来，"道教是唯一本质上不反科学的神秘主义体系"[1]，这是因为道教以八卦作为宇宙模型、思维模型，直接反映了道教的科学精神。用八卦作为指导，不断探索自然，不断地认识自己，不断地认识自然。下面两幅图，是刘老师《八卦宇宙论与现代天文》中文版（四川科学技术出版社1989年版）中的插图，大家要了解八卦、河图洛书等易学模型在研究天文学上的应用，可以阅读刘老师的原著。我本人呢，就受到刘子华老师科学精神的影响，没有运用八卦去研究预测，而是用八卦指导太素经脉医学的理论和实践，用八卦来指导炼养。

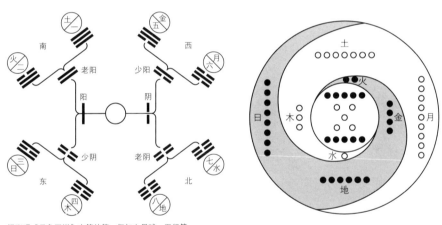

据张理《易象图说》内篇外篇，仅加上星球、五行等。

八卦生成图　　　　　　　　　　　　河图

王静：中国古人尤其是殷商时期，出门前总要打一卦，吉利就出门，不吉利就不出门。做任何事情，都要请神打卦，包括商周时也是如此，

---

[1]　张兴发．话说道家养生术［M］．济南：齐鲁书社，2006．103页

大事小事都要卜问，有些占卜的内容是天气晴雨，有些是农作收成，也有问病痛、求子的，而打猎、作战、祭祀等大事，更是需要卜问了！

云鹤师父：其实甲骨文里所提到的很大一部分都跟医有关，所以我认为中华民族的传统医学历史，不是两三千年而是八千年，它是随人类一路走来的，因为要生存要繁衍，就必须要有医。我们现在应该感到高兴的是，四大文明古国，再加上南美的玛雅文化，应该是五大文明，伊拉克的幼发拉底河的文明没有了，恒河流域的文明也消失了，现在印度的官方语言是英语，尼罗河流域的文明也没有了，玛雅文化的文明也没有了，只有我们黄河文明、长江文明、珠江流域文明还存在，为什么？就是因为我们上古图文化的存在，所以身为中国人应该感到自豪。可以说没有上古图文化之昆仑文明，中华民族不可能发展得这么好。

太素经脉医学不仅代表了医学本身，也是道家思想在医学上的体现。我们在研究医学的时候一定要清楚：思维上有问题，在思路上就好不到哪儿去；思路上好不到哪儿去，治疗水平也高不到哪儿去！所以思维一定要开阔，要开放。

王静：八卦和太素经脉医学有什么关系呢？

云鹤师父：道是研究宇宙，研究自然，研究我们人本身的。中国文化都讲天、地、人，天在上，地在下，是否卦。反过来就是否极泰来，是泰卦。在变化的过程中，表现出的规律是从量变到质变。我们用药的时候也是从量变到质变，疾病在人体内发生并发展也是从量变到质变。比如否卦在身体上的表现就是热在上，寒在下，天气往上升，地气往下降，阴阳分离，形成否卦。把火引下来，天在下，地在上，地气下降，天气上升，在身体寒气下降，热气上升，阴阳相交，就成了泰卦。还有我们的太素脉法也要用到八卦。

王静：怎么还有先天八卦和后天八卦之分？

云鹤师父：是啊，我们在太素通中论中，时常要用到先天的概念和后天的概念，而这些概念都与先天八卦和后天八卦相关联，所以我们有必要先了解一下先天八卦和后天八卦的基本概念。

1.先天八卦：传统的说法认为，先天八卦为伏羲所创。《说卦传》中有："天地定位，山泽通气，雷风相薄，水火不相射，八卦相错。"这一句与先天八卦的方位相符，指乾坤、艮兑、震巽、坎离四组卦两两相对、交错成形。乾卦卦数为一，居正南；兑卦卦数为二，居东南；离卦卦数为三，居正东；震卦卦数为四，居东北；巽卦卦数为五，居西南；坎卦卦数为六，居正西；艮卦卦数为七，居西北；坤卦卦数为八，居正北。这里的卦数为先天卦数，在梅花易数上应用颇广。

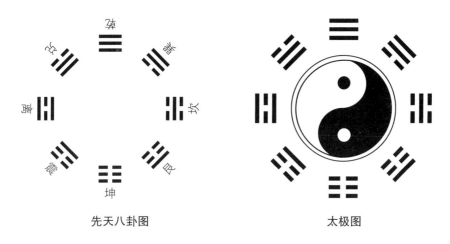

先天八卦图　　　　　　　　　　　　太极图

王静：先天八卦的结构是怎样的？

云鹤师父：先天八卦结构因其对称关系，又称为八卦对待图，位置相对的两卦每爻阴阳相反，相对应的两卦卦数相加的和均为九。邵雍《皇极经世》中称："先天乃对待之体，易之本也。"先天八卦从一至四为逆时针旋转，从五至八为顺时针旋转，呈现出阴阳鱼太极图的 S 形状态。

2. 后天八卦：传统说法认为，后天八卦为周文王所制。《说卦传》称：
"帝出乎震，齐乎巽，相见乎离，致役乎坤，说言乎兑，战乎乾，劳乎
坎，成言乎艮。"震卦位于正东，为起始点，按顺时针方向，依次为东
南巽卦、正南离卦、西南坤卦、正西兑卦、西北乾卦、正北坎卦、东北
艮卦。这个顺序反映的是一年四时八节的周期变化。东南西北分别代表
春、夏、秋、冬四季，在节气上，震为春分，巽为立夏，离为夏至，坤
为立秋，兑为秋分，乾为立冬，坎为冬至，艮为立春。后天八卦也是对
左旋天象的模仿，所谓"帝出乎震"，帝是北斗的称谓，《鹖冠子·环流》
中讲："斗柄东指，天下皆春；斗柄南指，天下皆夏；斗柄西指，天下皆
秋；斗柄北指，天下皆冬。"

王静：您认为后天八卦是谁创造的呢？

云鹤师父：应该是神农，因为在 6500 年前，中国就在普遍地种植水
稻，说明炎黄子孙在那个时候就已经进入农耕文明。人们要生活要居住，
必须用八卦来研究地理，所以叫归藏易。

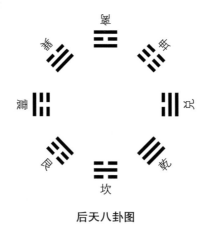

后天八卦图

王静：那后天八卦体现了什么？

云鹤师父：后天八卦体现了事物的流动，所以后天八卦图又称为八卦流行图。邵雍《皇极经世》中称："后天乃流行之用，尽变化之能事。"后天卦数依古诀为："一数坎兮二数坤，三震四巽数中分，五寄中宫六乾是，七兑八艮九离门。"后天八卦把四阳卦、四阴卦各分两边，与后天人事有关，乾卦为父统帅长男震卦、中男坎卦和少男艮卦；坤卦为母，统帅长女巽卦、中女离卦和少女兑卦。

如果将八卦视为二进制数码，那么后天八卦图中相对应的两卦之和均为 7，表现为二进制数码即为"111"。如乾（111）+ 坤（000）= 111，震（001）+ 巽（110）= 111。

王静：这么说二进制的发明还与八卦有关？

云鹤师父：当然！德国著名的哲学家、数学家莱布尼茨（1646–1716）于 1666 至 1667 年在纽伦堡学习时已开始接触中国古典哲学中的易经图，如卫匡国在《中国上古史》中引用的伏羲六十四卦方位图，柏应理在《中国贤哲孔子》中引用的太极八卦次序图、八卦方位图和文王六十四卦图。数年后，莱布尼茨开始了对二进制的思考。1679 年，他撰写了题为《二进算术》的论文，对二进制进行了充分的讨论。1697 年，莱布尼茨开始与来华传教士白晋通信，对伏羲八卦与《易经》有了更深入的了解。他后来给白晋的信中，就详细说明了二进制与伏羲先天卦序图相吻合。1701 年，莱布尼茨将关于二进制的论文提交给法国科学院，但要求暂不发表。1703 年，他将修改后的论文再次送交法国科学院，并要求公开发表。于是，莱布尼茨在《皇家科学院纪录》上发表了题为《二进制算术的解说》的论文，副标题是："关于只用两记号 0 和 1 的二进制算术的阐释——和对它的用途以及它所给出的中国古代伏羲图的意义的评注。"自此，二进制始公之于众。1716 年，莱布尼茨又发表了《致德雷蒙的信：论中国哲学》一文，专门讨论易经卦象与二进制的关系，并认为易经卦象是早期的数学二进制的原型。很多资料都表明，莱布尼茨发明的数学二进制，是受到了易经卦象的启示。

卦象中的阴爻（－－），是二进制中的 0；卦象中的阳爻（一），是二进制中的 1。那么，八卦可以分别表示为二进制数码：

乾卦（☰）二进制数码：111，十进制为 7；

巽卦（☴）二进制数码：110，十进制为 6；

离卦（☲）二进制数码：101，十进制为 5；

艮卦（☶）二进制数码：100，十进制为 4；

兑卦（☱）二进制数码：011，十进制为 3；

坎卦（☵）二进制数码：010，十进制为 2；

震卦（☳）二进制数码：001，十进制为 1；

坤卦（☷）二进制数码：000，十进制为 0。

王静：还是我们老祖宗超前啊，看得高，想得远。

云鹤师父：那是必须的！

六、三观三易

秦占发：师父能不能先给我们介绍一下什么是"三观三易"？

云鹤师父：三观，就是观天、观地、观人。易，是指道家看待事物的思维方法，有变易、简易和不易三易。

秦占发：为什么道家要强调三观？

云鹤师父：老子告诉我们"人法地，地法天，天法道，道法自然"，所以我们要观天、观地、观人。

这样说吧，西方自然科学的形成发展建立在两大支柱上，一是经验，二是理性。而道家所秉持的东方科学，在这两点上毫不逊色，而且有着自己的特点，并在三观三易的基础上，发展出独具特色的道门太素经脉医学体系。

在经验观察这一方面，道家科学，包括太素经脉医学在内，建立在"三观"，即观天、观地、观人的基础上。所谓"观"，《说文解字》解释为"谛视也"，是一种细致的审视。老子《道德经》开篇即描述了对道的观察："常无，欲以观其妙；常有，欲以观其徼。"又提到对万物的观察，所谓："万物并作，吾以观复。"经中有《修观》一章称："以身观身，以家观家，以乡观乡，以国观国，以天下观天下。"《庄子》秋水篇解释了老子这一句话的深意："以道观之，物无贵贱；以物观之，自贵而相贱。"

可见，道家的观察有着更深层次的境界，是通达于道的直观，"不出户，知天下；不窥牖，见天道"讲的就是这个意思。道不离于万物，道就在万物之中，我们体道证道，也离不开对万物具体的观察。万物之中，天、地、人最为尊贵，是域中四大中除道之外的另外三大。观察万物，首先就是对天、地、人三才的观察，重视三者间的相互作用和联系。这也正是太素通中论学说建立的基础。例如《阴符经》开篇就谈道："观天之道，执天之行，尽亦"，"天发杀机，移星易宿。地发杀机，龙蛇起陆。人发杀机，天地反覆。天人合发，万变定基"，就描述了三才变化的相互关系。

道家重"观"，所以用"观"来指代自己的活动场所。《史记·封禅书》

就提到了为仙人所筑的仙观。千百年来，道教也正是在"道观"中，观天、观地、观人，向外察阴阳变化、三才万物，向内返观内视、洞彻内景，由此才建立起一套合乎自然，合乎道的医学体系。

秦占发：那么通过什么来进行"三观"呢？有没有什么方法？

云鹤师父：对应"三观"，有三个工具，那就是《连山易》《归藏易》和《周易》。

游牧民族长期逐水草而居，需要观察天象，确定方位，八卦作为八方的代表，也顺理成章地应用于古代天文学。《连山易》就是游牧民族天文学的理论总结。《连山易》以艮（象征山）为首，古人以山近于天，故常用山代表天。延续至今的夏历，正是在古人观测日影、朔望变化、五星运度等天文现象的基础上，运用连山易学加以推算形成的。

在神农时期，普遍进入了农耕文明，已经开始种植水稻，大家必须要定居下来。《归藏易》由神农所创，用八卦来研究地理，称之为归藏易。而进入农耕文明时期，人类需要定居选址，又必须观察地理，观测山势、水源、气候等，古人称为寻龙、望气、察砂、点穴，选择理想的藏风纳气的居住环境，这就是道家风水学的来源。《归藏易》正是在农耕时期，古人在观地时运用卦象易理总结而成的学问，故以坤为地卦为首。

到商周之际，文王拘于羑里，而演成《周易》，而后武王伐纣，周公等人重建国家秩序，建立人伦规范，在卦爻中加入断辞，指导人事。经过长期流传，成为今天所见的《周易》。所谓"周"，一种说法是指周代，另一种说法是取周而复始的含义。无论取何意，《周易》在三观之中更为强调观人，重人伦。以最重要的乾、坤两卦为例，两卦分别寓意君子阳刚进取和柔顺承担之意。《周易》中最著名的两句话就是："天行健，君子以自强不息；地势坤，君子以厚德载物。"

1. 观天——《连山易》

秦占发：《黄帝阴符经》开篇讲："观天之道，执天之行，尽矣。"是什么意思？你给我们具体讲讲道家对天象的认识吧。

云鹤师父：意思是说，观察天道，按照天道的法则行事，所有的道理就讲完了。

道家向来有观天的历史传统。过去的史家认为，道家源于先秦史官。彭祖、伯阳父、老子等，都曾做过史官。而史官的基本工作，就是观察天文、编定历法。中国传统历法的发展，与道家先哲有着密切的关系。

老子后学也多强调观天的重要性。关令尹喜正是观星气而占知老子东来，《庄子》中就有《天地》《天道》《天运》三篇谈天。汉代《淮南子》一书，则反映了黄老道家对天文的认识。

比如关于五行星："何谓五星？东方木也，其帝太皞，其佐句芒，执规而治春，其神为岁星，其兽苍龙，其音角，其曰甲乙。南方火也，其帝炎帝，其佐朱明，执衡而治夏，其神为荧荧惑，其兽朱鸟，其音徵，其曰丙丁。中央土也，其帝黄帝，其佐后土，执绳而制四方，其神为镇星，其兽黄龙，其音宫，其曰戊己。西方金也，其帝少昊，其佐蓐收，执矩而治秋，其神为太白，其兽白虎，其音商，其曰庚辛。北方水也，其帝颛顼，其佐玄冥，执权而治冬，其神为辰星，其兽玄武，其音羽，其曰壬癸。"

又如《淮南子》谈二十八宿的度数，提道："星分度：角十二，亢九，氐十五，房五，心五，尾十八，箕十一四分一，斗二十六，牵牛八，须女十二，虚十，危十七，营室十六，东壁九，奎十六，娄十二，胃十四，昴十一，毕十六，觜巂二，参九，东井三十三，舆鬼四，柳十五，星七，张、翼各十八，轸十七，凡二十八宿也。"

道家对二十八宿天象的观察，后来经隋唐时道士丹元子整理为《步天歌》，流传很广。道家将天文观测广泛运用于历法、医学、农学等。

道家在认识天文时，方法上更强调"验证"——经验验证或者实验验证，表现出科学的实证精神。据《云笈七签》卷二《混元混洞开辟劫运部》中记载："葛稚川言：'浑天之状，如鸡子卵中之黄。地乘天而中居，天乘气而外运，三百六十五度四分度之一，半出地上，半绕地下。二十八舍半隐半见。'此乃符上清之奥旨，契玄象之明验矣。"[1] 可见，葛洪在天文学上主张浑天说，而后世道教认为浑天说更能得到实践的检验。

同样，陶弘景曾经"作浑天象，高三尺许，地居中央，天转而地不动。二十八宿度数，七曜行道，昏明中星，见伏早晚，以机转之，悉与天相会"，[2] 建造浑象，这在过去一般是国家机构才有能力做的事。而陶弘景以个人能力，做到这一点，在历史上是极其少见的。他建这个浑象，能"悉与天相会"，这就表现了道教在向外认识时，方法上非常强调可检验、可实证。

在唐代，傅奕、傅仁均、薛颐、李淳风、尚献甫等道士和道教学者，都掌管过观察天文、制定历法的国家机构。在元代，道士赵友钦著有《革象新书》，也是很有成就的天文学家，他们都继承了道教在认识方法上的这些传统。

秦占发：这天象与道家的医学有什么联系？

云鹤师父：通过观察天道，道家得出了许多的医学经验和理论。最基本的一点是，天象变化对人的健康构成直接影响。《黄帝内经》讲："天

---

[1] 张君房.云笈七签·混元混洞开辟劫运部［M］.李永晟点校.北京：中华书局，2003.
17页

[2] 姜生，汤伟侠.中国道教科学技术史·南北朝隋唐五代卷［M］.北京：科学出版社，
2010.777页

地之间，六合之内，其气九州、九窍、五脏、十二节，皆通乎天气。""天有四时五行，以生长收藏，以生寒暑燥湿风。人有五脏化五气，以生喜怒悲忧恐。"都是在说天象对人的影响。如对日月星辰的运转，气候气象的变化的观察，发展出五运六气的理论；对四季更替、日夜轮转的观察，发展出四气摄生和子午流注的学说。

就天文现象对人体的影响来说，太阳的作用是最大的。太素经脉医学观天，首先就要观测太阳，注意太阳对人体的影响。据现代科学研究发现，太阳黑子的活动十一年为一个周期，每达到高峰时，太阳会发射出大量的高能粒子流与 X 射线，破坏地球上空的电离层、大气层，使气候出现异常，并引起地球磁暴现象，致使地球上的微生物大量繁殖，为疾病流行创造了条件。另外，太阳黑子频繁活动也会引起生物体内物质发生强烈电离，可能会引起外感风寒病毒细胞中遗传因子变异，并发生突变性的遗传，产生亚型流感病毒，一旦传播开来，就会导致流行性外感风寒。

同样，行星运动也能影响人体的健康。我的师父游宗发道长曾经对我讲，问病情一定要问他的出生年月，如果是金星当值，这一年出生的人得肺病的概率就大一些；如果是火星当值，当年出生的人犯心脏病的概率就大些。中国传统的五星配五脏，就是这样子来的。我们在用药时，就要根据这些情况，适当考虑加一些调肝、调心、调肺等方面的药物。这也是我们太素经脉医学用药的一大秘密，这个秘密的背后就是五星的变化。

秦占发：所以不管是学习太素经脉医学，还是治病养生，必须对天气、天象有所了解。

云鹤师父：对，我的师父游宗发道长常跟我说："天气变化对人的影响那么大，你不懂得天象和地气的变化，怎么去备、制药？我们在备药、制药，以及预测来年的疾病走向时，都要根据天象、地气的变化。天气雨水多，地气就潮湿，得风湿病的人就多。"

所以，"出门看天色，进门看脸色"。我后来就开始背一些歌诀，比如"天河星稀雨水流，天河星稠人发愁""秋霜一日三天晴""热生风，冷生雨""日出胭脂红，无雨便是风""星光含水雨将临"，等等。

贾题韬老师还曾告诉我，在每年五月端阳正午（以当地的时间为准）观察天象，以定夺购买多少粮食。在这些老师的教导下，我才晓得学习太素经脉医学是离不开对天象的认识的。

秦占发：观天对于道家炼养是不是也很重要？

云鹤师父：那当然！观天，顺应天时，对道家炼养有很重要的指导意义。四川流行着一个功法叫峨眉十二桩功，它的口诀一开始便是："象天则地，圆空法生。大小开合，唯妙于心。"如此开宗明义就讲"象天则地"。

秦占发：说了那么多的观天，师父能不能给做个总结呢？

云鹤师父：所谓观天就是观察太阳系、银河系，就是用河图洛书与宇宙对话。

2. 观地——《归藏易》

秦占发：《道德经》中讲"天长地久"，看来生活在天地之间，就不得不观察天地。对于地，道家又有怎样的观察？

云鹤师父：人生于天地之上，站在大地之中，受地理的影响极为强烈。大地具有阴柔的厚德，能承载万物而不争，能纳人之所恶而不厌，似静而动，动静相宜。《庄子·知北游》也称"天地有大美而不言"，此有无为之德，集中体现了道的法则。故而太上道祖强调："人法地，地法天，天法道，道法自然。"人在效法大道前，还得首先效法地理。

秦占发：太素经脉医学不将天地视为毫无生命的"死"的客体，而是充满生机的场所。

云鹤师父：对头，地理也不是纯粹逻辑的客观规律，也包含了德性、炁机等内涵。太素经脉医学俯察地理，除了需要找出地理现象中影响人体健康的有形因素，也需要找出相关的无形因素。传统道家风水学，就是为了解决这个问题而形成的。风水学中有一整套望气寻龙，察砂点穴的方法。

在古代，游牧民族发展到农耕文化的时候，需要寻找定居点。这些居住的风水一定要好，首先不能有放射性的元素存在，如果你把罗盘放在那里，它的针"嚓嚓嚓"不停地抖动，这个地方肯定不能住。过去不了解放射性这个词语，就称之为地下的"邪气"，这样的地方不适宜人居住，容易生病。中国古人把看不见的、对人不好的都叫邪气，对人好的就叫正气。

风水学，现在来讲就是环境学，是《归藏易》所研究的。罗盘一打，上北下南，左西右东，风水上叫左青龙右白虎，后玄武前朱雀。北方的地势应较高，冬天可以挡住北方吹来的冷风；另一侧要挡住西方吹来的风。太阳是从东方到西方画了一百八十度，为什么在山北坡的植物长不好？因为没有阳光，不能很好地进行光合作用。人就应该居住在避风、阳光充足、靠山的地方。当然，前面有一条河从这里过去的话就更好了，我们称之为玉带缠腰。

所以古人选择城镇也好，选择阳宅阴宅也罢，都讲究穴位后有靠山，水势蜿蜒流连，藏住生气。而四方砂位，后方玄武位要低头，前方朱雀要飞舞，左右龙砂虎砂环势相抱，才是好穴。平原地区，则要注意水势。

道家的十大洞天，三十六小洞天，七十二福地，无不是藏风含水，环境极佳的宝地。

秦占发：道家的炼养与地理环境也有关系吗？

云鹤师父：北京白云观收藏了一幅黑白的《内经图》，此图实际上用地面风水比拟人体，用山水河流比喻人体脏腑经络，描述了丹道修炼的内景。图中又以童子串石子呈北斗七星状，比喻人心与天心相合。故而道家修炼与天文、地理观测的渊源都是非常深厚的。

秦占发：除了地面风水，道家对地下有研究吗？

云鹤师父：有啊，北周道书《无上秘要》引《洞真外国放品经》对九地相去里数作了描述，实际上是地理分层的一种学说：

第一地，去天九十亿万里。

第二地，去第一垒地八十亿万里。

第三地，去第二垒地一百二十亿万里。

第四地，去第三垒地二十亿万里。

第五地，去第四垒地二十亿万里。

第六地，去第五垒地二十亿万里。

第七地，去第六垒地二十亿万里。

第八地，去第七垒地八十亿万里。

第九地，去第八垒地八十亿万里。

右九垒之下，洞渊洞源，纲维天下，制使不落，上则去第一垒地五百二十亿万里。

秦占发：这些数据是怎么得出的？

云鹤师父：恐怕也是源于道家独特的认识方法，与肉眼经验观测并不相同。无论是仰观天文，还是俯察地理，最后的根本还是要落到人身上。《道德经》说："域中有四大，而王居其一焉。"道家也常常强调："天地之间人为贵。"人能够参赞天地化育，所以能列于三才之一。人的命运，也不由天地主宰。《西升经》称："我命在我，不属天地。"

我们要从天上和地下拿来一些东西为我们自己所用，这才是研究天文、地理的目的。庄子就讲过："古之真人，以天待人，不以人入天。"所以道家是以人为本的学说，太素经脉医学也是以人为本的医学。

因此，除了观察天地，还要观察人自身，下面我们就来探讨这个问题。

3. 观人——《周易》

秦占发：观人和观天、观地一样重要吗？

云鹤师父：古希腊大哲学家苏格拉底最爱引用的一句话，也是刻在德尔菲城阿波罗神庙石柱上的一句话："认识你自己。"道家认识宇宙的最主要的手段之一就是认识人本身，用的是一种向内求的方式。

秦占发：道家靠什么方法来向内求证的呢？

云鹤师父：运用河图洛书、阴阳八卦作为指导进行内丹术的修炼。

秦占发：河图洛书、八卦前面都讲了，怎样通过内丹术来认识自身这个小宇宙呢？

云鹤师父：在我看来就是以道家内丹术的内修内炼为实证基础。其实内丹术的内容用现代语言讲，就是在人体内建立生物量子能反应堆，丹就是生物量子能，只要将精、炁、神凝聚于人体的经脉和穴位，便能返观内照，察见自身体内的有形管道和无形管道，如奇经十一脉、十二经络、七脏九腑、血管、淋巴管，等等。

所以，我们今天认识到的人体的各种知识和药物知识，包括经络、炁、药物的归经、四气五味，都是道家内丹术的内修内炼所得来的结果，包括《黄帝内经》都是修道者的内证体验之言，如果你没有练过功，你根本就看不懂，更不可能得知那些结论。

所以，《灵宝毕法》里讲内丹学，首先谈的就是对人体及人的生命的认识，其中讲道："道生万物，天地乃物中之大者，人为物中之灵者。别求于道，人同天地。以心比天，以肾比地，肝为阳位，肺为阴位。心肾相去八寸四分，其天地覆载之间比也。气比阳而液比阴。子、午之时，比夏至、冬至之节；卯、酉之时，比春分、秋分之节。以一日比一年，以一日用八卦，时比八节，子时肾中气生，卯时气到肝，肝为阳，其气旺，阳升以入阳位，春分之比也；午时气到心，积气生液，夏至阳升到天而阴生之比也；午时心中液生，酉时液到肺，肺为阴，其液盛，阴降以入阴位，秋分之比也；子时液到肾，积液生气，冬至阴降到地而阳生之比也。周而复始，日月循环，无损无亏，自可延年。"

秦占发：我们说天地是如此这般，经络是如此这般，请问为什么是这个样子的？

云鹤师父：《灵宝毕法》等丹经说，人体与天地的运行，都是严格符合的。

秦占发：有什么依据吗？

云鹤师父：其依据就在于实证。我们也在做试验，不过我们的试验场地和工具不同，此地点和工具人人都有，就在你们身上，在你们体中的三个丹田，工具乃是你自身的东西。这个乃是太素经脉医学的原创——内修。比如经络的走向是怎么得来的？就是靠内修内炼，体验炁的走向得来的。

汉代丹道家魏伯阳著有《周易参同契》，就是将卦象用于内丹术的炼养，这本书称之为"万古丹经王"，你可以好好研究一下。

《周易》就是观人的指导理论，是中国先哲将伏羲八卦运用于人事形成的。三易之中,《周易》流传得较为普遍。《周易》基本思维方法及其在太素经脉医学上的应用,我们后面还会详细阐述。

秦占发：仅仅有经验观察,似乎还不能成为一门学问……

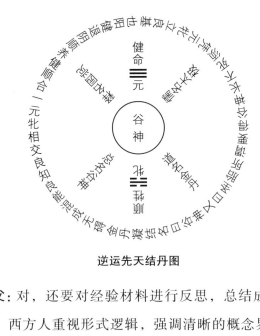

逆运先天结丹图

云鹤师父：对,还要对经验材料进行反思,总结成能经得起实践检验的理论。西方人重视形式逻辑,强调清晰的概念界定、判断,强调符合形式逻辑规则的归纳和演绎推理。而道家科学的思维方法则并非"是就是,不是就不是"的形式逻辑,而依据的是弥纶天地之道的易学。

"易",东汉许慎认为它是象形字,源于蜥蜴(可能指变色龙),因其肤色变化引申出变易的意思。但根据许慎所引用的《秘书》一书,"易"可能并不是象形字,而是会意字,上日下月,并指出日月为易,象阴阳也。所以易的基本含义为阴阳,这应当是可靠的。

易者,阴阳也。道家科技运用易学,具体有定性、定量、定时、定位等内容。例如在太素经脉医学中,就定性来说,疾病是阴性还是阳性、在里还是在外、寒证还是热证，等等，都可以用阴阳来说明。而八卦卦象也有定性的作用，如《周易·说卦传》谈道："乾为首，坤为腹，震为足，巽为股，坎为耳，离为目，艮为手，兑为口。"卦象之间具有的比应反覆等关系，正可以说明人体各部分之间的关系性质。当然，这种取象比类并不是机械不变的，更重要的是一种思路和方法。

就定量来说，八卦含有先天卦数和后天卦数，河图中又标识了五行之数。在太素经脉医学中，象数之法的运用也是非常广泛的。之所以象数具有科学性，是因为易学源于人类扎实的经验观察和辩证思维。在修炼中也是一样，《周易参同契》讲"数在律历纪""审五行，定铢分"，都是对各种量的规定。

另外，易学蕴含了广泛的时空因素，故能指导太素经脉医学在诊断、治疗、调理疾病等方面进行定时和定位。例如，《周易参同契》是易学在道家修炼上的运用，就非常强调丹道修炼的时空要素。以时间来说，一昼夜间，朝用水雷屯卦，震卦藏于水下，取阳炁生长之象；暮用山水蒙卦，坎卦伏于艮下，取阴炁下降之意。如此"昼夜各一卦，用之依次序"，一月间便有六十卦，所以称："月节有五六，经纬奉日使，兼并为六十，刚柔有表里。"因乾坤坎离不用，故完《周易》六十四卦之数。而一年之间，按十二辟卦，其中卯酉两月沐浴休养，故十月间共用六百卦，故称："火记六百篇，所趣等不殊。"

秦占发：那么这种"易"的思维方式究竟是怎样的呢？

云鹤师父：易作为道家的思维方式有"三易"，变易、不易和简易。变易就是指世界上的万事万物每时每刻都在发展着、变化着，若没有这种变化，就没有天象的变化，没有地理的变化，也没有人的变化，那么宇宙万物将会停滞在混沌的状态。因此，变易是天地人宇宙万物发展的最基本的规律。

不易，就是指不会改变的。虽然天、地、人宇宙万物都在发展变化，可他们的发展和变化会遵循一定的规律，这个规律就是不易。

简易是指世界上的万事万物虽然每时每刻都发展变化，还有些事物非常复杂，但是都可以找到其发展变化的规律，找到那个不变的规律。把万事万物复杂的东西简单化，这就是简易。比如八卦阴阳可以概括万事万物，是天、地、人宇宙万物的模式。太素经脉医学在调理治病的时候也遵循着这个宇宙模式。各种卦象虽然错综复杂，但归根到底就是两个符号组成的，一个阴爻一个阳爻，一个 0 一个 1。运用这个思维方法，我们遇到复杂的事物时就不必担忧。只要找对方法，再复杂的事物也能简单化。

但是变易是绝对的，不易是相对的。所以可以看到，这三易是层层递进的，这就是道家的思维模式和道家哲学。

第二节　太素经脉医学之人体太极阴阳分布

李晶：阴阳在人体上是怎么对应的呢？

云鹤师父：以人体的左右手来看，右升左降，所以左为阴、右为阳，胸为阳、背为阴，为什么要这样说呢？为什么左为阴，右为阳呢？那是因为升肠在右边，肝脏在右边，右肺属阳在右边，天脉在右边，升肠主升，肝炁上行，天脉为上行之炁，所以右边为阳；又因为降肠在左边，胃在左边，左肺属阴在左边，地脉为下行之炁，所以左边为阴。因为任脉为阴脉过前胸，督脉为阳脉走后背，阴阳相追当属自然规律，所以胸为阳，背为阴。

万物负阴抱阳，合为太极；孤阳不生，孤阴不长；阳动阴随。所以前为阳，后为阴。人体上从头顶的百会穴到会阴穴，我们叫作中柱脉。在人体的左侧，从左额顶到睾丸／卵巢，然后会阴穴相接，称为地脉。在人体的右侧，从右额顶到睾丸／卵巢与会阴穴相接称为天脉。血脉为阴，气脉为阳。

阴	阳
左	右
后	前
左脑	右脑
左眼	右眼
左鼻	右鼻
下牙	上牙
左扁桃体	右扁桃体
左腮腺	右腮腺
左甲状腺	右甲状腺
左乳腺	右乳腺
左肺	右肺
左心	右心
胃	肝
左肾	右肾
左卵巢	右卵巢
左睾丸	右睾丸
左腿	右腿
左手	右手
血脉	气脉

第三节　太素经脉医学之人体八卦分布

李晶：师父，那我们人体上存在八卦吗？

云鹤师父：当然有！

李晶：分别在哪里呢？

云鹤师父：我们的身体是很奇妙的，根据天人一体观，以宇宙八卦为模型，人体存在很多八卦，下面试举一些常用的八卦给你看看：

先天八卦与先天命门	后天八卦与后天命门
膻中八卦	夹脊八卦
至阴八卦	大椎八卦
印堂八卦	玉枕八卦
肚脐八卦	八髎八卦
劳宫八卦	涌泉八卦
头顶八卦	

李晶：真的是无处不在的八卦啊！

云鹤师父：每个部位的八卦都有它独特的用处，不管是在用药上还是在针法、灸法、刮痧、拔罐、点穴上，其中奥妙你还需要慢慢研究才行。

李晶：那八卦的单卦在人体上怎么运用呢？

云鹤师父：就太素脉法而言，我们将浮取称为天，中取称为人，沉取称为地，天地人三部就组成了一个卦，而每个卦也是由天地人三爻构成。故太素脉法将八卦灵活运用在人体身上，以察疾病阴阳变化。八卦在太素脉法上的运用我在第三章太素脉法会详细介绍。

第四节　太素经脉医学之人体九宫分布

李晶： 那九宫是不是也可以在人体上对应？

云鹤师父： 那当然了！人与天地相参，人与这些宇宙模型相应，因而在人体上也有许多全息窗口。通过这些窗口可以反映整个人体的全部信息，这就是全息理论。人体上，用天脉、地脉、中柱脉以及上中下三部分组成的九宫是人体的大九宫。除此之外，还有胸腹大九宫、腰背大九宫、头顶中九宫、寸口小九宫、穴位小九宫、脉法微九宫。我们的太素脉法就是用脉法微九宫来对应人体大九宫。

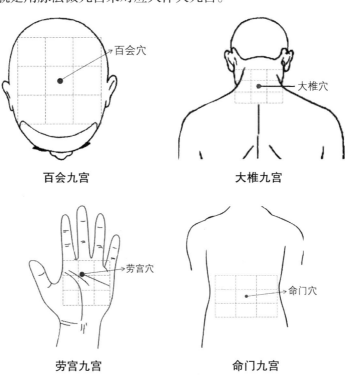

百会九宫　　　　　　　　大椎九宫

劳宫九宫　　　　　　　　命门九宫

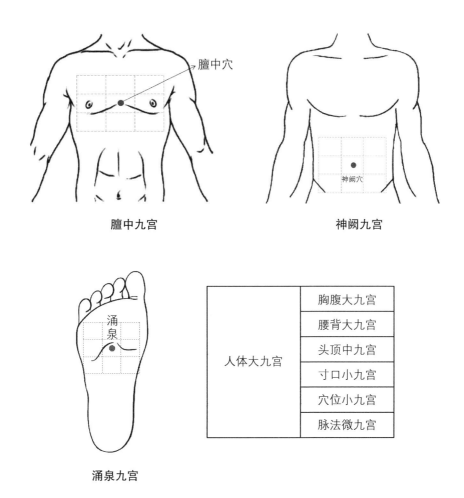

膻中九宫

神阙九宫

涌泉九宫

人体大九宫	胸腹大九宫
	腰背大九宫
	头顶中九宫
	寸口小九宫
	穴位小九宫
	脉法微九宫

第五节　太素经脉医学解构奇恒之腑重构七脏九腑

杨莉萍：师父，你怎样看待《黄帝内经》的奇恒之腑呢？

云鹤师父：《黄帝内经》原文讲道："黄帝问曰：余闻方士，或以脑髓为脏，或以肠胃为脏，或以为腑，敢问更相反，皆自谓是，不知其道，愿闻其说。岐伯对曰：脑、髓、骨、脉、胆、女子胞，此六者地气之所生也，皆藏于阴而象于地，故藏而不泻，名曰奇恒之腑。"明确提出，奇恒之腑为：脑、髓、骨、脉、胆、女子胞。

杨莉萍：奇恒之腑中的"胆"，您不是说要把胆变为"蛋"吗？并说"蛋"为外肾，为睾丸，其理由何在？

云鹤师父：理由有三。

第一，在奇恒之腑中有女子胞，为什么没有外肾没有睾丸呢？女性的生殖器官都有，为什么没有男性的生殖器官呢？这不符合逻辑，也违反常理！

第二，王冰道长是关中人，在唐代的时候他重编了《黄帝内经》，这么浩大的工程编了多年，所以疑为后世重编的时候弄错了，把"蛋"编写成了"胆"。"胆""蛋"在读音上是不分的，河南有的地区说话也是这样，"蛋炒饭"会念成"胆炒饭"。四川某些地方，黄王不分，飞灰不分，很容易在记录的时候搞错了，把"蛋"记录成了"胆"。

第三，在脏腑里面已经把"胆"的作用谈得很清楚了，岐伯是医学大家，是得道高人，对于全身的七脏九腑与经络，他是清清楚楚的，不可能出现这么低级的错误。

由此三点，我们就把"胆"改成"蛋"，这就非常符合逻辑和常理。

杨莉萍：这三个理由从逻辑和常理上来说还是成立的。

云鹤师父：我们就要开始调整奇恒之腑，那么调整过后的奇恒之腑是什么样子的呢？应该是"脑、髓、骨、脉、蛋、女子胞"，紧接着我们就要进行重构七脏九腑，七脏：肝、心、脾、肺、肾、大脑、睾丸/卵巢；九腑：胆、小肠、胃、胰腺、膀胱、脊柱、精囊、前列腺（乳腺）、子宫。

杨莉萍：您重构七脏九腑的理由是什么呢？

云鹤师父：重构七脏九腑有几大理由，有一个最大的理由是《黄帝内经》没有谈到大脑，没有谈到外肾睾丸，也没有谈到卵巢，过去都把大脑的功能寄于心，大脑出现问题，都去治疗心；把卵巢和睾丸寄于肾，卵巢／睾丸有病都去调节肾，所以当真正头有病，如胶质瘤，调节心是调节不好的。又如卵巢囊肿，调节肾是调节不好的。再如睾丸癌，去调节肾脏也是徒劳的。另外三种原因是：

其一，明朝张太素在《太素脉诀》一书的序中提道："盖此身与造化同流，左肾属水，右为命门属火。阳生于子，火实藏之，所以三焦正与膀胱相对，有二白脉自中出，夹脊而上贯于脑，过重楼，通之左右手。呼吸之有浮沉迟数，可占其休咎生死疾患，莫得秘藏。是太素之所以有七诊九候，析五行之微，辨八节之候，何其明且备也？"

其二，三魂七魄没有对应的位置，《黄帝内经》中讲三魂在肝，七魄在肺，这就造成了心没有魄，脾没有魄，肾没有魄。在修炼中我们发现上丹田的位置是在头上印堂处，斩赤龙、降白虎都与睾丸、卵巢有关。发现坎水逆流，还精补脑也与大脑有关，而这两个重要的器官，都没有得到使用，元神居大脑九宫之中央，太素九宫针诀的太极点也在用百会。

其三，《黄庭经》第七章提道：

一面之神宗泥丸，

泥丸九真皆有房。

方圆一寸处此中，

同服紫衣飞罗裳。

但思一部寿无穷，

非各别住俱脑中。

列位次坐向外方，

所存在心自相当。

《黄庭经》第二十一章讲道：

琼室之中太素集，

泥九夫人当中立。

长谷玄乡绕郊邑，

六龙散飞难分别，

长生至慎房中急，

何为死作令神泣，

忽之祸乡三灵及。

一、七脏与日月五星的对应

杨莉萍：讲了那么多宇宙模型，那么这些宇宙模型与人体有什么关系呢？

云鹤师父：总的来说，太素经脉医学对人体脏腑的认识可以归结为"七脏九腑"，这是太素经脉医学对脏腑所独有的认识。而七脏又可以与日月五星对应。七脏与日月五星的对应关系为：

七脏	脑	睾丸/卵巢	肝	心	脾	肺	肾
日月五星	日	月	木星	火星	土星	金星	水星

二、解构三魂七魄

杨莉萍：《黄帝内经》说三魂在肝，七魄在肺，早有定论，您这里怎么七魄就对应七脏呢？

云鹤师父：我们必须要解构三魂七魄，然后才能与七脏相对应。

杨莉萍：解构的理由是什么呢？

云鹤师父：因为从太素丹法修炼中我们就知道这是不正确的，从实证当中发现三魂的位置是在上丹田、中丹田、下丹田。

另外，张道陵祖师在剑阁鹤鸣山给他的两个弟子王长和赵升讲：人有三魂，一曰幽精，二曰爽灵，三曰胎光。这显然是精气神三个层次，怎么会在肝呢？这是一点都不符合逻辑，不符合修炼所得的实证。

这个胎光呢，又称神魂；还有一个爽灵又称炁魂；最后一个，就是幽精，又称精魂。

杨莉萍：精炁神三魂所居的位置在哪里？

云鹤师父：这个在《黄庭经》里面讲得很清楚：

神魂位上丹田，对应印堂处；

炁魂位中丹田，对应膻中处；

精魂位下丹田，对应脐下处。

精炁神三魂分别位于三丹田，在人体中脉之上。

杨莉萍：那七魄呢？

云鹤师父：关于七魄，《云笈七签》中的记载："其第一魄名尸狗，其第二魄名伏矢，其第三魄名雀阴，其第四魄名吞贼，其第五魄名非毒，其第六魄名除秽，其第七魄名臭肺。"七魄显然具有七种功能，怎么能把七种功能放在一个肺上呢？这个与修炼有关，显然是岐伯写给世医看的，张锡纯一再强调"一部《黄帝内经》是写给世医看的，道门内部另有所传"，我们今天就将道门当中内传的东西写出来，每个魄的功能对应一个脏。

三、七魄对应七脏

杨莉萍：七魄又是什么？与七脏是不是有什么关系？

云鹤师父：这还真被你猜对了！而七魄与七脏又有如下的对应关系：

吞贼，对应肝，主夜间消除身体有害物质；

非毒，对应心，主散邪气淤积，如肿瘤等；

伏矢，对应脾，主分散身体毒素；

臭肺，对应肺，主呼吸调节；

除秽，对应肾，主清除身体代谢物；

尸狗，对应大脑，主人体睡眠时候的警觉性；

雀阴，对应睾丸、卵巢，主生殖功能的调节。

第六节　命门、命门火

一、先天命门

刘玉超：师父，先天命门在人体的哪个位置呢？

云鹤师父：你在娘胎里面是靠什么与母亲联系？你的营养从哪里来？

刘玉超：当然是肚脐喽！

云鹤师父：我们在娘胎里面叫先天，离开娘胎后称为后天，所以，我们的先天命门就是肚脐嘛。

二、后天命门

云鹤师父：后天命门在肚脐以下一寸三分，即下丹田。因为我们从娘胎出来，先天命门就转为后天命门，从后天命门又返回先天命门叫胎息，这个叫后天返先天，需要通过修炼才能办得到。

刘玉超：这个还有点儿高深呢，有没有修炼的方法呢？

云鹤师父：当然有，道门的修炼是什么？是不断地认识自己，不断地超越自己，使自己从身、心、灵不断达到新的高度，那需要我们投入时间、精力和财力。

三、命门与命门火

刘玉超：既然我知道了先天命门与后天命门的差别，那命门与命门火是不是一回事呢？

云鹤师父：当然不是！首先，道门对人体的认知是从炼养中来的。《道德经》第六章："谷神不死，是谓玄牝。玄牝之门，是谓天地根。绵绵若存，用之不勤。"从这就可以知道炼养才是认识人体功能的下手之处。因此，命门与命门火的区别也是从炼养中来的。

刘玉超：关于命门火，有人认为就是肾阳，又称命火、真火、真阳、元阳、元气、先天之火等，是人体生命活动力的本元，是性机能和生殖能力的根本。与肾阴相对而言，对人体的生长、发育、衰老有密切关系，温煦和推动脏腑的生理活动。《类经附翼》："命门之火，谓之元气；命门之水，谓之元精。"

云鹤师父：首先这种说法把命门的位置搞错了。命门的位置我们已经说过了，在下丹田。

刘玉超：上段我们讨论了先天命门与后天命门的区别，那命门火的位置在什么地方呢？

云鹤师父：好，先问位置，问得好。命门火在两肾间，脊柱前先天命门之后。下丹田有阳炁，阳炁往上走，就直接到了两肾之间，在这个地方，我们称之为命门火。命门火是真火上焰形成。在人身上除了命门火之外，还有命门真火与命门真水。

第七节　如何学习太素经脉医学

杨莉萍：师父，您给我们普及了这么多有关太素经脉医学的知识，那我们究竟该怎么学习太素经脉医学呢？

云鹤师父：学习太素经脉医学有三部曲：是什么、为什么、怎么办。在学习的过程中，我们要先知道是什么，然后怎么办，这是实践。在实践的基础上再上升到为什么，也就是说形而下者谓之器，形而上者谓之道，必须要在形而下的器皿中进行不断地烹、不断地炼，最后上升为形而上的道。这种学习方法是道家特有的方法。

杨莉萍：那这三部曲我要向谁学习呢？

云鹤师父：首先要学习上古图文化，学会与宇宙对话，与自然对话；再向农民学习，向猎人学习，向草医学习，向病人学习，向动物学习。一句话，向大自然学习。

杨莉萍：不是向师父学习，向书本学习吗？为什么向农民学习吗？

云鹤师父：哈哈，师父的师父，都是向农民学习的。因为农民和大自然最接近，他们的生、死、存、亡、经验、知识直接来源于天、地、大自然，没有假知识。猎人是直接观察动物的生老病死和习性，从而得出知识、经验。草医，一方面是传承，一方面是向动物学习，向病人学习的，从而拿来就可用。

杨莉萍：哈哈哈，我完全相信。那为什么要向病人学习呢？

云鹤师父：因为久病成医嘛，他们很伟大！他们不断在用自己的身体做实验，他们得出的结论无论是正确的还是错误的，都是真实可信的，所以要向他们学习。病人是最真实、最伟大的老师，向他们学习，就是走了捷径。

杨莉萍：向病人学习我明白了，那又为什么向动物学习呢？

云鹤师父：因为动物更是直接来自大自然，按丛林法则在大自然中生存，更符合大自然的规律。什么药草能治什么病，动物都知道。它们的触觉、嗅觉、视觉、听觉、第六感等都强于人类。向动物学习，就是人的返璞归真，我让你们傻站、傻坐，就是要恢复人的触觉、嗅觉、视觉、听觉、第六感，恢复动物的本能，才能有能量强大的七魄，恢复元精、元炁、元神三魂的功能。

杨莉萍：那我们要学习太素经脉医学、学习养生，该从什么地方入门呢？

云鹤师父：各有各的方便法门。就太素经脉医学而言，入门有三部——站桩静坐、太素脉法、太素疗法。首先要把自己的身体炼好，至于怎么炼嘛，后面慢慢讲吧。

杨莉萍：按照这三部曲学习，就可以成为一名合格的医生了吗？

云鹤师父：当然不行，首先要有慈爱心。无论是中医还是西医，医德、医品都很重要，对学习太素经脉医学的弟子更是如此。学习太素经脉医学，首先要按照孙思邈的《大医精诚》所述的那样去做，《大医精诚》论述了有关医德的两个问题：第一是精，要求医者要有精湛的医术，必须"博极医源，精勤不倦"；第二是诚，要求医者要有高尚的品德修养，以"见彼苦恼，若己有之"感同身受的心，策发"大慈恻隐之心"，进而发愿立誓"普救含灵之苦"，且不得"自逞俊快，邀射名誉""恃己所长，经略财物"。

大医精诚

凡大医治病，必当安神定志，无欲无求，先发大慈恻隐之心，誓愿普救含灵之苦。若有疾厄来求救者，不得问其贵贱贫富，长幼妍媸，怨亲善友，华夷愚智，普同一等，皆如至亲之想，亦不得瞻前顾后，自虑吉凶，护惜身命。见彼苦恼，若己有之，深心凄怆，勿避崄巇、昼夜、寒暑、饥渴、疲劳，一心赴救，无作功夫形迹之心。如此可为苍生大医，反此则是含灵巨贼。自古名贤治病，多用生命以济危急，虽曰贱畜贵人，至于爱命，人畜一也。损彼益己，物情同患，况于人乎！夫杀生求生，去生更远。吾今此方所以不用生命为药者，良由此也。其虻虫、水蛭之属，市有先死者，则市而用之，不在此例。只如鸡卵一物，以其混沌未分，必有大段要急之处，不得已隐忍而用之。能不用者，斯为大哲，亦所不及也。其有患疮痍、下痢，臭秽不可瞻视，人所恶见者，但发惭愧凄怜忧恤之意，不得起一念蒂芥之心，是吾之志也。

夫大医之体，欲得澄神内视，望之俨然，宽裕汪汪，不皎不昧。省病诊疾，至意深心，详察形候，纤毫勿失，处判针药，无得参差。虽曰病宜速救，要须临事不惑，唯当审谛覃思，不得于性命之上，率尔自逞俊快，邀射名誉，甚不仁矣！又到病家，纵绮罗满目，勿左右顾眄，丝竹凑耳，无得似有所娱，珍羞迭荐，食如无味，醽醁兼陈，看有若无。

所以尔者，夫一人向隅，满堂不乐，而况病人苦楚，不离斯须，而医者安然欢娱，傲然自得，兹乃人神之所共耻，至人之所不为，斯盖医之本意也。

夫为医之法，不得多语调笑，谈谑喧哗，道说是非，议论人物，炫耀声名，訾毁诸医，自矜己德，偶然治差一病，则昂头戴面，而有自许之貌，谓天下无双，此医人之膏肓也。

所以医人不得恃己所长，专心经略财物，但作救苦之心，于冥运道中，自感多福者耳。又不得以彼富贵，处以珍贵之药，令彼难求，自炫功能，谅非忠恕之道。志存救济，故亦曲碎论之，学者不可耻言之鄙俚也。

除了《大医精诚》，我的师父陈莲笙在他所著的《道风集》中，更是对道家之人该具备如何的道德修养作出了细致、具体、全面的论述。他认为，我们学道为人，首先应该是为全社会的人。我们今天的社会是人民当家做主的社会主义社会，因此，学道为人就是要为人民大众，为社会主义。《元始无量度人上品妙经》中有八个字："齐同慈爱，异骨成亲。"这就是说，我们要对普天下的人都"慈爱"，都像亲人一样。

陈莲笙师父认为，作为一个道家人，第一，要做到"奉道行事"，不能把世俗利益作为道教徒的行为准则或目标；不能把"得"和"失"对立起来，绝对化；要有为道教事业牺牲个人利益的精神准备。

第二，要做到爱国爱教。

第三，要学道为人。我们道教徒都向往成仙，做神仙就是自顾自的吗？不是的，我们要为社会大众做善事。学道的人，要做到不损人，这还是比较容易的，要做到处处为人却是很难很难的事，需要将自己的身心和行为都修炼得像水一样透明、纯洁、无私和奉献。这样才是真正上善得道的人。

第四，要多行善功。道教的"善"就是一切行为要符合天地万物的自然规律，不要做违反自然规律和社会规律的事。

第五，要懂得"我命在我"的道理。道教的"命"只讲生死寿夭，没有富贵贫贱的意思。道教徒以"三清"作为道的化身，因此以"三清"作为命的主宰。但是，道教徒又不是消极地对待命，而是观天之道，执天之行，安天命而知足。

第六，要斋醮度人。"斋醮"俗称道场，我们修道的人总是要受到外界环境的影响，因此就会有欲念滋生。如果我们能虔诚地斋醮、礼拜、诵经和思神，就能达到"洗心净心，心行精致"。因此，首先我们做道场是为了自己的学道修道。其次，是为了道教信众。我们做道场祝愿天地，求告万神，是为了禳灾寿福，生灵健康长寿，亡灵早登仙界。因此，做道场也是做善功。

第七，要众术合修，这是十分重要的，因为"道"是无限的，而"术"是有限的。

第八，要适应时代。改变我们道教徒的某些不适应时代的观念，这是适应时代最重要的一步。任何急于求成或者自我封闭的思想都不会有好结果。

杨莉萍：那作为陈莲笙大师的弟子，他是怎么要求你们的呢？

云鹤师父：陈莲笙师父教诲我们弟子，做人也要像老子《道德经》中所讲的"上善若水"，这是最高境界的善行，就像水的品性一样，泽被万物而不争名利。上善：至善，最完美。水：避高趋下是一种谦逊，奔流到海是一种追求，刚柔相济是一种能力，海纳百川是一种大度，滴水穿石是一种毅力，洗涤污淖是一种奉献。人生犹如奔流至海的江水，乐善好施不图报，淡泊明志谦如水。

师父还常告诉我们，老子讲"我有三宝，持而保之，一曰慈，二曰俭，三曰不敢为天下先。慈故能勇，俭故能广，不敢为天下先，故能成器长"。所以学习太素经脉医学首先强调的是慈，即师父讲的慈爱之心。修道先修心，学太素经脉医学就必须先修慈爱之心。

第三章
是什么？——太素脉法

总 论

太素脉法的核心要素：

基于中国古代道家哲学思想——道法自然，天人合一，将上古图文化和脉诊完美结合形成独特的诊脉系统。

根据河图、洛书、太极图、五行图、阴阳八卦图、九宫图应用在脉法上形成的诊脉之道，把脉之形、五定尽矣。用九宫定位七脏九腑在脉象上的具体位置，将阴阳八卦用于定脏腑的寒热变化，将太极作为脉法的中心点，定全身炁机变化，将五行用于五脏的生化传导，将河图洛书运用于脉法中对时空的计算，形成完整的理论模型。

太素脉法的主要特征如下：

第一，传承了道家医学内丹养生理论与实践。诊脉者必须修炼道门吐纳导引和内丹术，早站桩、晚静坐增强个人体质和手指触觉灵敏度，精准诊断脉象。

第二，以"医道通中论"解构了"奇恒之腑"，重构了七脏九腑。

第三，左右手各有天地人三条脉与寸关尺三部横竖交叉形成九宫，天脉属阳，是阳炁脉；地脉属阴，是阴炁脉；人脉是半阴半阳脉。对应人体七脏九腑、四肢、皮肤等。

第四，不用患者开口，便知病在何处，把脉后印证，仅凭诊脉便能对风寒湿热燥火及脉炁、脉点、脉线、脉面、脉体在人体脉象中的反映给予精确的诊断，为治疗提供可靠的依据。

表现形式：

第一，在天成象、在地成形、在人成脉，以五定为基础，定形、定位、定性、定量、定时空。

第二，以炁吸脉，以食指、中指、无名指诊查天人地三脉。以寸上一指诊头脉，以尺下一指诊睾丸脉。按九宫、八卦、五行、阴阳、太极将信息归于脏腑。

第三，以诊脉者自己之神炁与病家病炁相交融，从而查知病脉；诊脉后要排除病炁。

第四，诊脉前病人和诊脉者须静坐，以调匀炁息，守神静炁。

传承方式：

太素脉法已在成都、北京、上海、深圳设立传习所。陈云鹤多次受邀远赴澳大利亚、新西兰、德国、荷兰、英国等地演讲以及开班授课，传授太素脉法。该项目当前主要以陈云鹤师父为代表，采用传授太素脉法演讲及开班授课的方式传承。

从太素脉法来看，充分证明了中国优秀的道家文化来自中国祖先对古天文的认知，独特的炼养实践和内证观察为中国九千五百年来人民的身心健康做出巨大的贡献，是我们文化源远流长，并且屹立于世界民族之林的核心关键，从而找到了我们的文化自信。我们必须大吼一声，醒来吧，让我们寻根问祖吧！

第一节　太素脉法的定义、理论依据

杨莉萍：师父，您讲了太素经脉医学中那么多理论，但关键是诊断要准确，否则也只是纸上谈兵了。

云鹤师父：所以太素经脉医学有太素脉法嘛。

杨莉萍：究竟什么是太素脉法？

云鹤师父：你问得好！从道医传承上看，太素脉法是道教医学独特的把脉方法。它是运用道法自然、天人合一的哲学思想形成的古老传统道门脉诊技法，又称九宫脉法；是在九宫内按太极、八卦、五行、河图、洛书位置确定诊脉区，从桡骨到桡侧腕屈肌腱区依次为天、人、地三脉，从桡骨茎突以后依次为寸、关、尺三部，三脉三部横竖交叉，在双手各形成九宫，各宫对应头、手、脚、脏腑、管道、经脉等处，从而诊断七脏九腑、十二经络、奇经十一脉的病因、病机和病证。太素脉法经道门实践与炼养，发展成了太素经脉医学，运用在诊断、处方、针灸、刮痧、拔罐、推拿、正骨等方面，形成了独特的传统道门医学。

杨莉萍："太素"两个字从何而来呢？

云鹤师父："太素"这两个字出自《列子·天瑞》。

子列子曰："昔者圣人因阴阳以统天地。夫有形者生于无形，则天地安从生？故曰：有太易，有太初，有太始，有太素。太易者，未见气也；太初者，气之始也；太始者，形之始也；太素者，质之始也。气形质具而未相离，故曰浑沦。浑沦者，言万物相浑沦而未相离也。视之不见，听之不闻，循之不得，故曰易也。易无形埒，易变而为一，一变而为七，七变而为九，九变者，究也，乃复变而为一。一者，形变之始也，清轻者上为天，浊重者下为地，冲和气者为人；故天地含精，万物化生。"

这里面讲到有形的事物是从无形的事物产生出来的，那么有形的天地万物是从哪里产生的呢？所以说，天地万物的产生过程有太易阶段、太初阶段、太始阶段、太素阶段。所谓太易，是指没有出现元气时的状态；所谓太初，是指元气开始出现时的状态；所谓太始，是指形状开始出现时的状态；所谓太素，是指形质开始出现时的状态。

我们的太素脉法之所以取名"太素"，那是列子的奉献。

杨莉萍：太素，指形质开始出现时的状态，这个在脉法上如何体现呢？

云鹤师父：在天成象，在地成形，在人成脉，反映在手上就是天、地、人三根脉。具体阴阳状态，在脉上的体现就是脉炁、脉形、脉质。有无相生，用太素脉法把脉，医者可以通过自身的炁来感知病人身上的炁血的强弱、快慢、瘀堵，从而诊断出病人身上的病灶。更详细的内容我们后面讲，今天先让你对太素脉法有个了解。

杨莉萍：《四库全书》里可是把太素脉法列在术数类，一般也认为是用来算命的。

云鹤师父：你提得好，但你只知其一不知其二，我告诉你，太素脉法分两种，一种是用于命理，算命用的，可以称为太素命理脉法；一种是用于亚健康，疾病的诊断，可以称为太素病理脉法。

命理脉法，现在有人叫心理脉法，是有关人的情绪、性格、遗传等相关方面的脉象体现。关于预测这部分，我们在此不讨论。

另外，《四库全书》里之所以会这样误解，我想，一是历史上，太素脉法经常可以预言到人的吉凶祸福；二是太素脉法并不一定像中医那样把住手腕切脉，道医诊脉可能用手指接触一下你的皮肤，有的甚至不接触你的皮肤，用自己的炁来感应你身上的病炁，然后发现你经络出现的问题，从而找到你身上的病点、病证、病机。

杨莉萍：阴阳、五行、太极、八卦、河图、洛书、九宫在脉学上是怎么用的？

云鹤师父：这些对于太素脉法就像是数字和公式对于数学的关系，

这个我们在后面讲具体如何摸脉的时候再详细地谈。

杨莉萍：那太素脉法的病理脉法在操作上还有细分吗？

云鹤师父：太素脉法的病理脉法分两种，一种是器质性脉法，另一种是功能性脉法。器质性脉法就是通过搭脉可以准确地摸到病变的部位，再准确一点能够摸到病点，比如濒湖脉法中的芤脉就是器质性脉法。现在学中医的基本还是沿用濒湖脉法，但是中医自己认为"心中了了，指下难明"，这就说明很难掌握。为何如此难？第一是脉种类太多，第二是脏位不清，第三是器质性脉法缺少的比较多。

太素脉法的功能性脉法主要根据脉象的位置变化，炁血的进出大小、快慢、寒热变化，炁机的顺逆等诊断人体内部炁血输布与循环的异常。具体的脉象有：阴阳颠倒脉、水蛭脉、蚯蚓脉、线虫脉、蛆虫脉等。

杨莉萍：那太素脉法的精准度如何呢？

云鹤师父：因为太素脉法的器质性脉法用了三根脉，比世医用的濒湖脉法多两根，在平面是按九宫来定位，诊察的脉点也比濒湖脉法多两倍。太素脉法纵向诊察的也可分为三层和六层，在立体结构中诊察脉象，所以可以准确地摸出病灶在哪里、是什么、怎么样，是非常精准的。类似于西医的 B 超、CT 和核磁共振，能精准定位、定性、定量。

杨莉萍：太素脉法的理论依据是什么呢？

云鹤师父：来源于道家的天人合一哲学思想，如阴阳、五行、太极、八卦、九宫、河图、洛书这些宇宙模型，还有传统的气血理论和奇经十一脉、十二经络理论。如果你觉得还不够，可以参考一下现代山东大学张颖清教授的全息论。另外，一定要对人体的有形的生理解剖结构和无形的精炁神以及经络运行有充分的认识和理解，否则不可能精确地定位。在太素脉法取脉的地方，各脏腑管道也有相应的对应点，所以我们通过把脉就可以知晓全身各个脏腑管道的情况。这就是上古图文化宇宙模型在脉学上的应用，这些都是传承来的，你也可以通过现代的理论去印证。

全息论是指机体的每一个局部都是整体的缩影，贮存着整个物象的全部信息。《黄帝内经》曰："视其外应，以知其内脏，则知所病矣。"

1. 所谓的"机体的每一个局部都是整体"，当中的"局部"和"整体"两者应该都是相对独立的系统，任意范围、任意大小的局部都能与整体存在信息的对应性。

2. 全息论未必只能应用于在"整体"里面寻找浓缩的信息的"局部"，也能反过来，寻找"局部"所隶属的"整体"，并运用其之间存在的信息对应性。

3. "整体"与"局部"的信息变化速度存在"同步性"或"成比例性"。同步性：指两系统相应的信息变化速度基本一样；成比例性：指两系统的信息变化速度不一致，但各种相应信息之间的变化速度比值基本恒定。这个恒定的比值，具体由系统特性决定。

杨莉萍：那经络又是怎么表现在脉法上的？

云鹤师父：太素经脉医学认为人体有奇经十一脉、十二经络，太素脉法除了要把与濒湖脉法相同的中柱脉外，还要把中柱脉两边的天脉和地脉，不同的脏腑管道在不同的奇经和经络中显现，这也是太素脉法更精准的原因，因为它把脉象分得更细了。

还有一些道门医者能用"经络"查病，就是用自己的身体同病人之间的"炁场"感应进行沟通，以此来诊断疾病。经络察病时，道医和病人相向而坐，用自己的手在自己的经络上一探测，就能知道病人的病在哪里，并不需要切脉，也不接触病人的身体。一般人如果没有炼养，是达不到这个境界的。我也不推崇大家用这种方法来察病。

杨莉萍：这种方法如此神奇，为什么不推崇呢？

云鹤师父：因为这种方法一方面耗炁，另一方面很容易让病炁上身。医生在诊治病人的同时也需要保护好自己。

第二节　太素脉法的来源与传人

杨莉萍：师父，请问太素脉法的来源是什么？

云鹤师父：太素脉法的传承很久远，但是"太素"两字见于医学著作，首先是在隋唐时期著名道医杨上善所著的《黄帝内经太素》，另外一部分源于明代医家张太素。张太素由隐者密授，经他反复实践，整理成书，就是《太素脉法》。

杨莉萍：那现代的太素脉法是怎么传承的呢？

云鹤师父：提到现代太素脉法的传承人，不得不提我的师父游宗发道长，我16岁跟着游宗发道长学习站桩静坐、太素内丹术、太素脉法（太素九宫脉法）、道门太素九宫用药、太素九宫针法、太素九宫灸法、太素九宫拔罐、太素九宫刮痧。

游宗发道长13岁出家，在彭州市葛仙山跟始祖胡明玉修道，学习医道（太素脉法、道门处方用药、针灸、点穴、按摩、接骨、烧炼丹药），学习四平拳、火龙拳、等桩拳；学习绘画、木雕，还练就了轻身功夫且功力深厚。游宗发道长15岁出任葛仙山葛仙堂堂主，并于1952年带领部分民间医生在成都新都区创办了道济医社治病救人。1956年，政府将道济医社的医生集合起来成立了联合诊所，即现在成都市新都区中医院的前身。1972年到望江楼公园行医，1975年到青羊宫行医。

国家宗教局刚刚成立后，出于一种使命感，20世纪80年代为恢复各道观庙宇，师父便迫不及待地四处奔走，于1983年至1985年任成都市道教协会常务理事。1989年主持修建四川省什邡县（现什邡市）石门洞普陀庵，并任当家。1993年任四川省什邡县（现什邡市）洛水镇大王庙主持。1995年重建四川省什邡县（现什邡市）洛水镇岳家庵，并任主持。1985年至1995年间曾协助恢复中江县玄武观、青城山丈人观。1999年农历八月二十九日（阳历10月8日），师父于新都家中羽化升仙，阳寿91载。

另外，游宗发师父在传授太素脉决秘本的同时也告诫我："还要多访民间高手，在拜访的过程中千万要注意一点，要懂装不懂，你才能得东西。"在那之后，我访到了民间脉法高手赵学健，他是一个很有创意的人，他将肝胆与脾胃在脉中的位置进行了调换，提高了诊断的精准度。

另一位民间脉法高手福生道长，他更是倾囊相授，让我再次印证了游师父所传太素脉法的正确性。在寻访民间脉法高人的期间，我逐渐发现当代太素脉法的传承内容碎片化了，这些老师各自所传都是太素脉法的某一部分，于是，我以游师父传给我的太素脉法为核心，将这两位民间高手（福生道长、赵学健老师）传授给我的太素脉法相结合，就还原成了今天我传授给你们的独具特色的太素九宫脉法。

第三节　太素脉法具体内容

杨莉萍：师父，究竟什么是切诊？给我们普及下基础知识吧。

云鹤师父：切脉之前要凝神静炁，呼吸顺畅，将炁从丹田运至手指，用大拇指贴住患者外关，三指分别放在寸关尺，让三指之炁与大拇指形成一个闭环流，则病炁就不会上身。

切诊，指医者运用手指或手掌触觉，对病人体表某些部位进行触、摸、按、压以了解病情，是诊察疾病的一种方法。在古代主要指脉诊，今之切诊应包括脉诊和按诊两部分。

通常所说的脉诊是医者运用手指触觉切按病人的某些浅表动脉，以探测脉象，了解病情，是辨别病症的道医、中医临床所特有的诊病方法，又称"持脉""候脉""切脉""把脉""摸脉"。诊脉察病有着悠久的历史，早在公元前5世纪，著名医家扁鹊擅长候脉诊病。《史记·扁鹊仓公列传》曰："至今天下言脉者，由扁鹊也。"扁鹊被人誉为是脉诊的创始人。《黄帝内经》中也有多篇专论脉法，奠定了脉学的理论基础。《难经》既遵《黄帝内经》旨意，又有所发展，首先提出脉诊独取寸口的理论。东汉张仲景在其《伤寒杂病论》一书中有两篇专论脉法，并确立了"平脉辨证"的原则。西晋王叔和著《脉经》，是我国历史上第一部脉学专著。《脉经》不仅确定了二十七种脉象的指感形象，而且首开脉证鉴别的先河。李时珍在王叔和的基础上编写的《濒湖脉学》，更是以言简意赅、朗朗上口见长。

杨莉萍：所谓寸口脉诊法和"三部九候法"是怎样的？

云鹤师父：首先关于寸脉的部分，有遍诊法、三部诊法和寸口诊法三种。遍诊法，见于《素问·三部九候论》，是一种诊察全身动脉搏动的方法，所以叫"遍诊法"。即将切脉的部位分为头、手、足三部，每部又各分天（上）、人（中）、地（下）三候，故遍诊法又称"三部九候法"。三部诊法，是由东汉医家张仲景所创立的一种诊脉方法，即上部人迎（颈总动脉搏动处），候胃气；中部寸口（桡动脉搏动处），以候十二经之气；下部趺阳（相当于足背动脉搏动处），以候胃气。也有加上足少阴（太溪穴）以候肾的。

以上两种方法，由于十分繁琐，后世医者已很少采用，只在病情危重，两手无脉时，才诊察人迎、趺阳和太溪脉，以确定胃肾之气的有无，判断病之预后。一般来说，如两手脉弱或无脉，而趺阳脉尚有力量，说明患者胃气尚存，仍有生机；反之，若趺阳脉也难以触及，说明患者胃气竭绝，难以救治。寸口诊法，最早见于《黄帝内经》，主张诊脉独取寸口却是在《难经》，而在临床上普遍采用和推广是在王叔和《脉经》问世以后。"寸口"是指腕后桡动脉搏动处，因其在鱼际穴后一寸许，故曰"寸口"。寸口脉属于手太阴肺经的一段动脉，而肺主气，故又称"气口"；脉会太渊，寸口又是脉之大会太渊所在之处，故又称"脉口"，三者名异而实同。

杨莉萍：诊脉为何独取寸口，其原理何在？

云鹤师父：太素经脉医学认为寸口为手太阴肺经的动脉，而肺朝百脉，全身脏腑的气血皆汇聚在肺，故脏腑气血的盛衰皆反映于寸口，正如《难经·一难》所说："十二经皆有动脉，独取寸口，以决五脏六腑死生吉凶之法，何谓也？然，寸口者，脉之大会，手太阴之脉动也。"手太阴肺经起于中焦，足太阴脾经则终止于中焦，且同属太阴经脉，其气相通，而脾胃为后天之本，气血生化之源，故脏腑气血的盛衰可以反映于寸口。《素问·五脏别论》云："气口何以独为五脏主？岐伯曰：胃者，水谷之海，六腑之大源也。五味入口，藏于胃，以养五脏气，气口亦太阴也。是以五脏六腑之气味，皆出于胃，变见于气口。"寸口部分为寸、关、尺三部，即以掌后高骨为标志，其稍内方为关，关前为寸，关后为尺。左右手各三部，两手共六部，每一部又分浮、中、沉三候，故合称"三部九候"。这与"遍诊法"的"三部九候"名同实异，应注意区分。有关寸口的脏腑分部，历代医家说法颇多，但比较一致的看法是：左寸候心，左关候肝，左尺候肾，右寸候肺，右关候脾，右尺候命门。充分体现了《黄帝内经》上竟上、下竟下的原则。

脉象的形成和气血脏腑关系密切，当气血脏腑发生病变，血脉运行受到影响，脉象就会有变化。故通过诊察脉象，可以判断疾病的部位、性质和推断疾病的进退预后等。临床上由于医者对脉象的体会和感知的不同，分类和命名也有所不同。疾病反映于脉象上的变化成为病脉，近代医家多从二十八脉论述。

杨莉萍：哪二十八脉法？

云鹤师父：

1. 浮脉：主表证，见于外感疾病初期阶段。脉浮而无力为表虚证，浮而有力为表实证。此外，浮脉也见于久病体虚、阳气外浮的病证，其脉象特征是浮大而无力。

2. 芤脉：主失血，伤阴。

3. 革脉：主亡血失精，半产漏下。

4. 散脉：主元气离散。

5. 濡脉：主虚证或湿证。

6. 洪脉：主实热证。

7. 沉脉：主里证。沉而有力主里实证，见于痰饮、食积、气滞、寒邪内阻、内热炽盛、结石阻滞等；沉而无力为里虚证，多见于阳虚、气虚等。

8. 伏脉：脉伏而有力为实，见于邪闭、厥证和痛极。若脉伏而无力，见于心阳衰微，阳气欲绝之时。

9. 牢脉：主实证，见于阴寒痼疾，如疝气、症瘕。

10. 弱脉：主虚证。

11. 迟脉：主寒证。迟而有力为实寒，迟而无力为虚寒。

12. 缓脉：若脉来从容和缓、浮沉得中，见于正常人，是有胃气之征。主病之缓脉见于湿证或脾虚证。

13. 涩脉：涩而有力主实证，见于气滞、血瘀、食积、痰浊阻滞在内；涩而无力为虚证，多为精亏血少的病证，如男子遗精、滑精、精少不育；女子半产漏下、闭经、死胎，均可出现涩而无力的脉象。

14. 结脉：结而有力主实证，见于阴盛气结，如寒痰血瘀，症瘕积聚等。结而无力主虚证，见于真元虚衰、气血虚弱。

15. 数脉：主热证。数而有力为实热证，数而无力为虚热证。

16. 促脉：促而有力为阳热亢盛，实邪阻滞；脉促无力，主脏腑虚衰。

17. 疾脉：主阳极阴竭，元气将脱。

18. 动脉：主惊恐和痛证。

19. 虚脉：主虚证，如气虚、血虚、阴虚、阳虚、脏腑内虚等。

20. 微脉：主阴阳气血诸虚。

21. 细脉：主虚、主湿。

22. 代脉：代而有力见于风证痛证、七情惊恐、跌打损伤，代而无力主脏气衰微。

23. 短脉：主气病。

24. 实脉：主实证。凡寒凝、热盛、气滞、血瘀、食滞、痰浊等邪气内阻，而正气不衰的病症，皆可出现实脉。

25. 滑脉：主痰饮、食滞、实热证。

26. 弦脉：主肝胆病、痰饮病、各种痛证、疟疾。

27. 紧脉：主寒证、痛证、宿食内阻。

28. 长脉：主阳证、实证、热证。

杨莉萍：师父，以上是王叔和的脉诀和李时珍的濒湖脉法的内容，那太素脉法有什么独特的地方吗？

云鹤师父：当然，不一样的地方太多了！太素脉法讲究五定，定位、定形、定性、定量、定时空。简单说来，就是疾病在脉象上表现在什么位置、是什么形状、是阴还是阳、数量程度如何，是过去病、现在病还是影响将来。

一、定位

杨莉萍：怎么定位呢？

云鹤师父：我用的这套太素脉法来自三家——游宗发道长、福生道长、赵学健（升级版），我只是传承、归纳为五定。要学摸脉，首先要知道在哪里摸。太素脉法跟传统脉法有所不同。考证切脉部位，古今著述：以掌后高骨而定指关脉，关以上定指为寸脉，关以下定指为尺脉，名以寸、关、尺。据现代解剖学而论所切之脉，为人手桡动脉，而桡动脉以掌后高骨分支，一支脉环手背，一支脉环于手掌心，其寸脉为支脉，其尺脉为之主脉，而关脉为之交叉。由于高骨的凸出使脉的形态产生不自然规则。这种主次层次的混杂，人为与自然的异体，其脉象的真实性就缺乏可靠的依据。所以应以掌后高骨下平阳大会为寸脉，依次而为关脉与尺脉。（如下图）

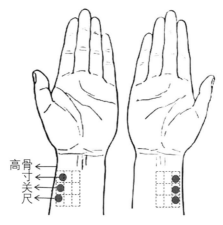

太素脉法寸关尺部位

高骨
寸
关
尺

杨莉萍：原来是这样，那么知道在哪里摸脉以后，下一步呢？

云鹤师父：你看这张图，太素脉法在高骨以下取三根脉，转化在手上就是：最外面的一根是天脉，中间的是人脉，里面的那根是地脉。

杨莉萍：师父，太素脉法上的天脉、地脉、人脉在人体上是怎么对应的？

云鹤师父：人体内部从头顶的百会穴到会阴穴，修炼家叫作中柱脉，在太素脉法中被称为人脉，是半阴半阳脉，既有炁又有血。天脉就是人体上的督脉，地脉就是人体上的任脉。天脉、地脉在手腕上这两条脉是炁脉，没有血管流动，把脉的时候必须以炁吸脉，自身的炁不足，是把不到这两根脉的。所以，太素经脉医学入门班的学生只能把到人脉，另外的两根脉（天脉、地脉）还把不到，需要炼养到一定程度才能把到这两根脉。

我们在前面讲过，太素经脉医学认为人体有奇经十一脉，与传统的奇经八脉相比多了的三根分别是中柱脉、天脉和地脉。在人体的左侧，从左额顶到睾丸／卵巢，然后与会阴穴相接，称为地脉。在人体的右侧，从右额顶到睾丸／卵巢与会阴穴相接称为天脉。天脉、地脉、中柱脉这三根脉皆是道家修炼所得，这三根脉也会在手上体现出来。实际上龙虎二脉的对应位置与天脉地脉是不一样的，学习太素脉法应以天脉和地脉为准。

杨莉萍：哦，师父，我听说您以前在教授脉法的时候没有说天脉、地脉、人脉，而是讲的天脉、地脉和中柱脉，这又是为什么呢？

云鹤师父：哈哈，这个是为师的策略。因为当年修道观筹钱，还不懂知识产权的概念，但也担心有人学去之后假借太素脉法之名胡乱传播，或者恶意模仿混淆视听，所以在办班初期，我将督脉假称为天脉，将任脉假称为地脉，就是要让这些居心不良的人去学。现在你如果看到市面上还在按照天脉和地脉来讲太素脉法的，都是假的或者从咱们这抄袭去的，你看看我的博客、微博和微信公众号上面的文章发表的时间，就知道谁最先在脉法上提到天脉、地脉了。因为这些人根本不知道天脉、地脉实际的对应不在督脉和任脉上，而且他们不炼养天脉、地脉中炁的流转，如何升，何时降，这些人是讲不出来的。现在随着咱们的教学逐渐正规化，我也将真实的天脉、地脉、人脉拿出来，正本清源，让大家都认清什么才是真正道门的太素脉法。

太素脉法中以脉为名的脉象也有很多，包括蚯蚓脉、蛆虫脉、水蛭脉、线虫脉等，这些现在不讲，在中级班才可以讲，一下子讲多了，容易把你弄糊涂。

杨莉萍：我们现在找到了天脉、人脉跟地脉了，然后呢？

云鹤师父：我们前面讲过，太素脉法起源于河图、洛书，在定位这个地方，我们就会运用到洛书里面的九宫图。你看，天脉、地脉、人脉和寸脉、关脉、尺脉横竖交叉就构成了一个大的九宫图，这个大九宫图里面每个单个的小格里，又可以分成一个小的九宫格。太素脉法在哪里摸脉？就在这些九宫格里。这样，我们摸的点就不断地被细化，从而使诊断结果更加精准。

杨莉萍：师父，那太素脉法是怎么跟具体的脏腑管道相对应的呢？

云鹤师父：濒湖脉法里，左手以寸脉为心，关脉为肝，尺脉为肾；右手以寸脉为肺，关脉为脾，尺脉为命门。

考据现代解剖学，肺分两叶，论左右，以脏而言，右为肺，左肺为古之心包，肝居其右，以左候之，诚为左右互位、舍近求远，得之以误。肾为两肾，分左右。左为肾，右也为肾，故命门为右肾。若上下倒置，左右互位，舍近求远，脾胃之疾，治以肝胆。肝胆之疾治以脾胃。差之毫厘，失之千里。所以，必须根据人体脏腑的实际分布位置，来确定寸、关、尺脉的所属脏腑。

太素脉法与脏腑对应关系：

男、女人脉：

左手的寸关尺是左鼻、咽、肺（心）、胃、肾、肛门；

右手的寸关尺是右鼻、颈椎、肺、肝、肾、肛门。

女地脉：

左手的寸关尺是左侧的淋巴、甲状腺、乳房、胃（上三分之一为肝）、卵巢、输卵管、输尿管、子宫；

右手的寸关尺是右侧的淋巴、甲状腺、乳房、肝（下三分之一为胃）、卵巢、输卵管、输尿管、子宫。

男地脉：

左手的寸关尺是左侧的淋巴、甲状腺、乳房、胃（上三分之一为肝）、前列腺、输精管、输尿管、睾丸；

右手的寸关尺是右侧的淋巴、甲状腺、乳房、肝（下三分之一为胃）、前列腺、输精管、输尿管、睾丸。

男、女天脉：

左手的寸关尺是左侧颈椎肩、胸椎、腰椎；

右手的寸关尺是右侧颈椎肩、胸椎、腰椎。

特别要说明的是，大脑的摸脉位置在寸脉之上的高骨处定位。睾丸称之为外肾，所以在尺脉之下增加一指定位。这是太素脉法七脏的特别把脉方法，为秘传。

我们需要进一步解释一下，左边的寸脉的上 2/3 是左肺，下 1/3 是心脏。在濒湖脉法里面左寸脉没有肺脏，而且关脉是肝胆。另外太素经脉医学通中论认为人体是七脏九腑，脏与脏之间，脏与腑之间，腑与腑之间都是由管道（有形和无形）连接的，一旦出现病症就都能摸得到，上病上候，下病下候，左病左候，右病右候，前病任脉、中柱脉，后病督脉。

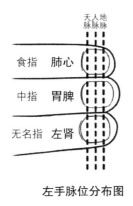

左手脉位分布图

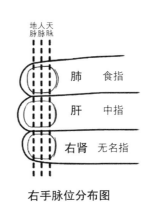

右手脉位分布图

天脉	人脉	地脉
颈椎	心肺	腮部喉部
胸椎	胃	胸部
腰椎	肾	腹部

左手大九宫图

地脉	人脉	天脉
腮部喉部	肺	颈椎
胸部	肝	胸椎
腹部	肾	腰

右手大九宫图

杨莉萍：也就是说，左边的器官在左边摸，右边的器官在右边摸?

云鹤师父：对头!把右手伸过来（杨莉萍赶紧伸出右手），你的颈椎就有问题，因为它浮在右寸脉表面上，往里面走就是地脉，你看你的乳腺有点小叶增生，要摸胆就在右关脉摸，右边尺脉摸右边的肾。左手拿过来，左边寸脉上 2/3 是肺，下 1/3 是心脏，左手人脉的寸脉可以摸到咽喉，你的咽喉有点炎症，左手天脉的寸脉上可摸左肩，你的左肩也有点疼痛，那是因为你的颈椎的左边压迫你左边的神经，影响了你的左肩，左人脉的关脉是摸胃和脾，左手尺脉的地脉摸你的子宫、卵巢、输卵管和输尿管。恕我直言，你的左侧卵巢有卵巢囊肿。

杨莉萍：这么精确啊，太神奇了!

云鹤师父：学太素脉法呢，要求把这个解剖学学好。解剖位置在哪里，就在哪里去摸，千万不要搞颠倒了。左关脉上，一搭脉是摸他的胃，一般来说经常犯病的就是胃。女的左右两边地脉的尺脉主要是摸卵巢，再进一步就是摸子宫。在人脉尺脉的下端摸的就是痔疮，同样刀疤也能在脉上表现出来，我们称之为刀疤脉。

我们将各脏由寸、关、尺定了归属后，其腑也就随位而分了。"腑者，脏之宅也。"实际上，腑为辅，通常与外物质为伍，或为通道或库禀，或为辅理，居人体内第一层次。故而脏居其里，主沉取；腑居其中，主中取；表有肌肤，居外而主浮取。三部寸、关、尺，九候浮（天）、中（人）、沉（地）由此而分。

举手而得者，为浮，为天。稍加力而得者为中取，为人，再稍加力而得者，为沉取，为地。古人云："三椒之重之浮取，六椒之重为中取，九椒之重为沉取。"（如下图）

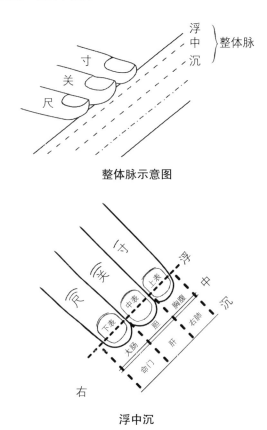

整体脉示意图

浮中沉

以上讲的都是常用的定位方法，其实太素脉法又称九宫脉法，还有另外一种是按照卦象定位的方法。比如平面天人地，寸关尺交叉形成平面的九宫，在单个九宫格内可以再按照纵向天人地（浮中沉）三层，每一层有三爻，形成一个卦象，三层共有九根爻，懂得易理的可以根据这种脉象表达寻找病机。九宫中单个宫，一个宫单卦有八种表达，复卦有六十四种表达，三重卦有五百一十二种表达，九个宫位你去算一算有多少种表达形式？这就是我们祖先传下来的复杂思维，用易理的具体表达，都可以数字化，这是西方人的单一思维想不到的。所以老子说"道生一，一生二，二生三，三生万物"，万物互联，万物相生相克，形成一个复杂的巨系统，同时也遵循天人合一的规律。

杨莉萍：师父，这也太复杂了吧！

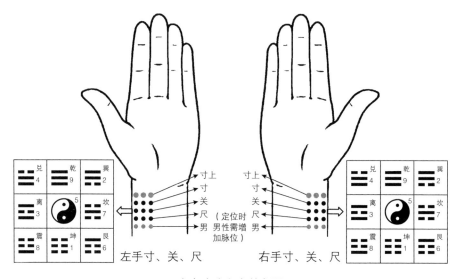

太素脉法九宫卦象图

云鹤师父：并不复杂，因为《易》就三易的特点："不易，简易，变易。"我们先从简易入手，掌握好了之后再逐渐深入到变易。你是学药学的博士，你的生物化学基础一定很好，再加上学好生物化学，我们用生物化学、生物物理学来把脉，加上祖先留下的古典天文学。平常说的也多了，现在再次强调一下一定要掌握好河图、洛书、阴阳、五行、八卦、九宫这些天人合一的宇宙模型。

杨莉萍：好的，我明白了。

云鹤师父：好，再告诉你，太素经脉医学所传是七脏九腑，除常见的五脏六腑之外，在寸上还有一个头九宫，颈部还有过渡的筋脉，此外还有外肾（睾丸）九宫的脉法定位方法。这些部分在脉象上怎么体现？

二、定形

杨莉萍：师父，那怎么定形呢？

云鹤师父：我们把脉象分为点、线、面、体。点包括有尖点、圆点、硬点，有软点，还有小点、密点等，在太素脉法的脉象上它是分得很清楚的。

这个线呢，就类似于中医的弦脉，摸起来像有一道线，但比弦脉更丰富，如刀疤脉是一条线，输卵管、输精管堵塞也是可以摸到一条线的。

还有就是面，有圆的、方的、三角形的、不规则形，什么形状都有。

这个体嘛，什么体都有，正方体、长方体、圆柱体、像生姜一样的不规则体。体就是包块，癌症肿瘤也会这样表现。

除此之外，我们太素脉法还可以直接摸出风、寒、湿、热、积、燥、火，它们在脉象上可以通过具体的形表现出来。而濒湖脉法虽然有 27 种脉法，却没有明确的形，只能通过脉象的浮、沉、迟、数进行判断，难以掌握。

杨莉萍：风、寒、湿、热、积、燥、火如何摸出来？

云鹤师父：在传统的太素脉法上，风、寒、湿、热、积、燥、火被称为七大基础脉象，七大基础脉象及气血盈衰的构成是实质到所对应形象的反映，是由质变到量变、量变到质变的过程，是轻、重、缓、急、由表及里的层次归类；集天时、地理、春夏、秋冬，风、寒、暑、湿、燥、火，雨、露、冰、霜的外因条件；吃、喝、拉、撒、昼动夜息的内因基础，加上兼以内外搏击所产生的喜、怒、哀、乐、恐、思、悲的七情反馈。这些属于外因、内因、不内外因，但是还要特别注意的是太素经脉医学所特有的本因，本因致病就是遗传来的，比如遗传性高血压、遗传性心脑血管病；另外还有一个本因，就是投胎转世而来，我们这里就不做讨论。根据临床实践的认识分类如下。

风脉：清浊二气搏击于中而成。风只出现在接纳外物质脏和腑表，如人的肌肤、胃、大肠、膀胱、肺。古言肝风，为误。脉呈浮为风为虚，轻重以形大小而定。肺风为外风，表现为头昏。胃风既有外风也有内风，胃的外风为外来之气，进入胃后，表现为头晕（头顶重沉）；胃的内风是消化不良引起的，是腐气，表现为胃胀、胃痉挛。肠风为内风，也是消化不良引起的，是沼气，表现为下痢、下腹胀满。膀胱为内风，是尿液潴留引起的，表现为膀胱胀痛、小便带泡。

寒脉：外邪入侵，在表者为之初始。在腑（中）为半表半里，在脏（重）者为里。脉呈紧、细或者单独存在，或复合存在。紧者表现如以受博、身强，细者表现为痛。

湿脉：气不足以化水，留滞所主，湿于肺成痰，湿于胃滞幽，湿于肾乏力身困，脉呈进小出大。

热脉：脉数，有形有聚。聚则成形，散则成气。脉呈聚则形质疏，与积同源，与风有相近非质。热脉可沉可浮。

积脉：积以血瘀及食积。积为痛，定位定点，因受阻质所成。脉呈直上直下，有积物应手。积有大小之分，坚软之异，光滑与毛糙之别，相互参合，大小归其形，坚软归其质，毛糙与光滑，归其溃烂与完整。

燥脉：寒可形成燥为寒燥，热亦可形成燥为热燥。寒极而成燥称为寒燥，热极而成燥称为热燥。在升肠上摸到有颗粒状的宿便多因寒燥，脉慢而无力；在降肠上摸到颗粒状的宿便多因热燥，脉快有力。

火脉：寒可形成火为寒火，热也可形成火为热火。寒极而成火称为寒火，热极而成火称为热火。若热火在肺，则表现为分泌黄色的脓痰，脉快或有力；寒火在肺表现为白色清痰，脉慢无力。

三、定性

岳翔南：师父，什么是定性呢？

云鹤师父：定性就是定阴阳。《黄帝内经》曰："阴阳者，天地之道也，万物之纲纪，变化之父母，生杀之本始，神明之府也。治病必求于本。"

由此可见，定性是十分重要的，习练太素者不可不察。

岳翔南：具体怎么在脉上定性呢？

云鹤师父：喝口茶慢慢讲来……天脉为阳，人脉为半阴半阳，地脉为阴。脉又分三段——寸、关、尺，每一段脉可以表现出八种卦象，分出的每一小段脉又可以表现出八种卦象，也就是如我们前面讲过的大九宫、小九宫，每一个格子里都有不同的八种脉象，每一段脉就是一个爻，八种脉象分别排列组合，不同的卦象以及不同的组合就可以反映出身体不同的问题。

岳翔南：那阴爻代表什么？阳爻又代表什么呢？

云鹤师父：阴爻为寒，阳爻为热。

岳翔南：那这八种不同的卦象可以排列组合出很多脉象。

云鹤师父：这就是太素脉法的准确度堪比 B 超、CT、核磁共振，甚至超越它们的原因。这些仪器只能定形、定位但不能定性，定不出阴阳寒热。

三根脉	寸	关	尺	补
地脉 人脉 天脉				
地脉 人脉 天脉				
地脉 人脉 天脉				
地脉 人脉 天脉				
地脉 人脉 天脉				
地脉 人脉 天脉				
地脉 人脉 天脉				
地脉 人脉 天脉				

八卦脉象图

四、定量

崔天齐：师父，定量又是定什么呢？

云鹤师父：定量就是定点、线、面、体在脉象里的大、小、多、少、长、短，如子宫肌瘤是一个还是多个，卵巢囊肿是一侧还是两侧，输精管堵塞是一侧还是两侧，小叶增生是一侧还是两侧。颈椎骨质增生是在一侧还是两侧，增生的位置是在第几节，肌瘤的大小是几厘米。

还有就是定风、寒、湿、热、燥、火的程度，看看是肺风、胃风还是大肠风、小肠风、膀胱风；身体上有几处寒，每处寒的程度，是上焦寒、中焦寒还是下焦寒，是表寒还是里寒；看身体上有几处湿、湿的程度。

接下来，还要定脉象的浮、沉、迟、数，定病人的高、矮、胖、瘦、年纪、性别。

这些定量都是以后用药、针灸、刮痧、拔罐、点穴治疗的依据。

五、定时空

关恪盟： 师父，什么是定时空？这个命题非常新鲜。

云鹤师父： 定时空就是看我们所处的时间和空间对脉象、健康、疾病的影响。我们不但可以根据年、月、日、时以及五星的运行来推断人体与七脏的对应关系和人体随风、寒、湿、热、燥、火的变化而产生的变化，我们还可通过河图、洛书、五运六气来推断日月五星的运动和天气的变化从而确定脉象随时间和空间的变化，以制订用药、针灸、刮痧、拔罐、点穴治疗的方案。

关恪盟： 听起来很有意思，那一般需要判定哪些天体运动呢？

云鹤师父： 我们来看几个比较重要的天体运动对人体的影响。

太阳：太阳对人体的影响是由于地球围绕太阳公转导致了地球上的四季更迭，四季不同，从温度到湿度，无一不对人体产生影响。

太阳磁暴：太阳磁暴是指当太阳表面活动旺盛，特别是在太阳黑子极大期时，太阳表面的闪焰爆发次数也会增加，闪焰爆发时会辐射出 X 射线、紫外线、可见光及高能量的质子和电子束。太阳活动剧烈时，会散发大量带电粒子和 X 射线以及 Y 射线，进入地球大气层的紫外线也会明显增多。这些都会引起人体免疫力下降。

由于太阳和太阳磁暴会导致地球上的人体对宇宙斥力的感应从而影响脉象、健康、情绪，诱发疾病。

可见物质和隐形物质：太阳黑子、太阳磁暴、太阳活动剧烈时，会散发大量带电粒子流，进入地球大气层的紫外线也会明显增多。这些都会引起人体免疫力下降。

超新星的爆发：超新星的爆发是宇宙斥力突然增加的因素之一。超新星爆发事件就是一颗大质量恒星的"暴死"，是某些恒星在演化接近末期时经历的一种剧烈爆炸。这种爆炸都极其明亮，爆炸过程中所突发的粒子和电磁辐射经常能够照亮其所在的整个星系，并可持续几周至几个月才会逐渐衰减变为不可见。根据恒星爆炸理论，地球的电离层、大气层也会受此影响，所以气候也会受到影响。人在天地之中，当然也会受到影响。

影响体内无形系统及对炁和经络的影响，首先表现在对七脏的影响，通过脉象表现出来，尤其影响心脏与大脑。心脏表现为心慌胸闷，情绪上表现为烦躁易怒，大脑上表现为思维迟钝，精神不集中。2008 年 5 月 12 日，四川汶川大地震前很多人都感到莫名的心慌意乱，胸闷气短。

地球：由于有了地球的自转，才有了白昼和黑夜，有了不同时辰。人体的炁及经络随地球的自转形成了子午流注。地球的自转会导致地球上的人体对宇宙斥力的感应从而影响脉象、健康、情绪，诱发疾病。

月亮：月亮对人体的影响表现为月亮阴晴圆缺对宇宙斥力的影响。每月农历初一、十五、初八、二十三，月亮分别为新月、满月、上弦月、下弦月，月亮的变化会导致地球上的人体对宇宙斥力的感应从而影响脉象、健康、情绪，诱发疾病。

北斗七星：北斗七星的斗柄指向——四季。"魁星"者，是北斗七星中前四星，即天枢星、天璇星、天玑星、天权星的总称，通过它的运动可得知所处季节（具体描述黄道）。

关恪盟：推断这些天体运动就靠河图、洛书和五运六气吗？快给我们详细讲讲。

云鹤师父：莫慌嘛，慢慢讲嘛。前面我们已经对河图、洛书的基本情况有了一定的了解，这里我就给你着重讲讲河图、洛书在天文上的作用。

我们先来看河图，通过河图，我们可以看到金木水火土五星的运动规律，一般依木、火、土、金、水的次序，次第出现在北极上空。五星运行于二十八星宿之间，用以记日。每星各行七十二天，五星合则为三百六十日，恰合周天三百六十度。

五星：五星分别为金星、木星、水星、火星、土星，这五星在古代被称为太白、岁星、辰星、荧惑、镇星，这五星代表了金木水火土五行。《史记·天官书》中记载："天有五星，地有五行。"它们在不同轨道都会对人体产生影响。

五星出没的规律构成河图：水星于每天子时和巳时见于北方；每月逢一、六（初一、初六、十一、十六、二十一、二十六）夕见于北方，每年的十一月、六月见于北方。所以说天一生水，地六成之，一六合水。这个给我们提供了肾与水星的相应时间表，根据天人合一的原理，我们可精确地了解到肾脉随水星的出没而呈现出不同的脉象。

火星每天丑时和午时见于南方，每月逢二、七（初二、初七、十二、十七、二十二、二十七）日月会火星于南方，每年二月、七月夕见于南方。所以地二生火，天七成之，二七合火。这个给我们提供了心与火星的相应时间表，根据天人合一的原理，我们可精确地了解到心脉随火星的出没而呈现出不同的脉象。

木星每天寅时和未时见于东方，每月逢三、八（初三、初八、十三、十八、二十三、二十八）日月会木星于东方，每年三月、八月夕见于东方。所以天三生木，地八成之，三八合木。这个给我们提供了肝与木星的相应时间表，根据天人合一的原理，我们可精确地了解到肝脉随木星的出没而呈现出不同的脉象。

金星每天卯时和申时见于西方，每月逢四、九（初四、初九、十四、

十九、二十四、二十九）日月会金星于西方，每年四月、九月夕见于西方。所以地四生金，天九成之，四九合金。这个给我们提供了肺与金星的相应时间表，根据天人合一的原理，我们可精确地了解到肺脉随金星的出没而呈现出不同的脉象。

土星每天辰时和酉时见于中央，每月逢五、十（初五、初十、十五、二十、二十五、三十）日月会土星于中宫，每年五月、十月夕见于天中。所以天五生土，地十成之，五十合土。这个给我们提供了脾与土星的相应时间表，根据天人合一的原理，我们可精确地了解到脾脉随土星的出没而呈现出不同的脉象。

洛书的数字排列和日运行周期相应，在方位和时间方面都与太阳运动相吻合。你看洛书的图，如果一数在正北方，就是冬天，为一年的阴极。九数居正南方，为夏至，是一年的阳极。从一到九阴消阳长。数字三所处的东方为春分，数字七所处的西方为秋分，河图洛书的数字代表了空间方位和时间时令。

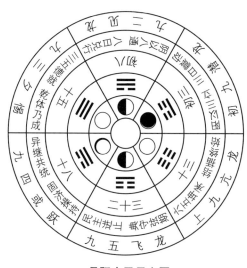

一月阳光盈亏之图

洛书的数字排列即每一宫中各有一个数字，称为洛书九宫数，这便是九宫格的来源。洛书在天文学上有很独特的应用价值，可以观日影、测时间、定方向。另外，洛书还创造出了洛书历。

根据洛书，我们的古人还创造了洛书历，它是融合了方位、气象、节令为一体的综合历法，既保存了阴阳历的优点，又发挥了天文方位优势。不但体现了太阳、月亮视运动的规律，还包含了北斗视运动的内容，是合日、月、星辰为一体的最全面的一种历法。尤其和后天八卦相配，具备了气候的远期推测的能力。

洛书历由洛书的八个方位组成，即东、南、西、北、东北、西北、西南、东南，并分别配以后天八卦，包含了太阳回归年视运动，其八个方位又反映了月相变化的八个阶段，突出了洛书历的月相变化背景。洛书一数为朔月，三数为上弦，七数为下弦，九数为望月，体现了洛书历的朔望月基础，洛书历纪月的周期长度，即是取的朔望月。此外，洛书历又和古天文学中的斗纲建月太乙行宫相配合，以确定具体的月份。

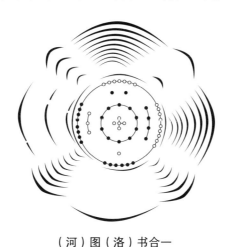

（河）图（洛）书合一

河图描述了太阳系内金星、木星、水星、火星、土星与地球的运动关系，而洛书描述了银河系范围内的天体运动关系。通过河图与洛书，我们不仅可以推算出日月运行，还可以推算出阴阳的消长以及寒暑的变迁。

关恪盟：河图、洛书真的很神奇，但是也很复杂，那么五运六气又是什么呢？

云鹤师父：五运六气也是根据河图、洛书来的，是研究气候变化及其与人体健康和疾病关系的学说。基本内容是在道家整体观念的指导下，以阴阳五行学说为基础，运用天干地支等符号作为演绎工具，来推论气候变化规律及其对人体健康的影响。古代道医根据甲、乙、丙、丁、戊、己、庚、辛、壬、癸这种十天干以定"运"，子、丑、寅、卯、辰、巳、午、未、申、酉、戌、亥这十二地支以定"气"。

五运，就是指木、火、土、金、水五行的运行规律。六气，就是指太阳、少阳、阳明、太阴、少阴、厥阴六经所对应的风、寒、暑、湿、燥、火六种气化。

我们以天干纪运，在推算的时候，直接由当年天干的五运属性决定。例如辛巳年，辛未水运，则岁运主水；甲寅年，甲未土运，岁运主土。通过这样的推算，我们就可以大致了解全年的气运大局。

把一年平均分为五时，分别主持各时的五行之气。始于木运，终于水运，恒定不变。每运主七十三日零五刻，合三百六十五日零二十五刻。初运木运，起于大寒节气；二运火运，起于春分节后十三日；三运土运，起于芒种后十日；四运金运，起于处暑后七日；五运水运，起于立冬后四日。

以地支纪气，由纪年的地支推算当年的主气、客气，及由此造成的气候与发病影响。将一年平均分为六个阶段，依厥阴、少阴、太阴、少阳、太阳、阳明的次序分别由六气主持，时间固定，年年不变。以此，我们可以推断影响当年的气候特征。

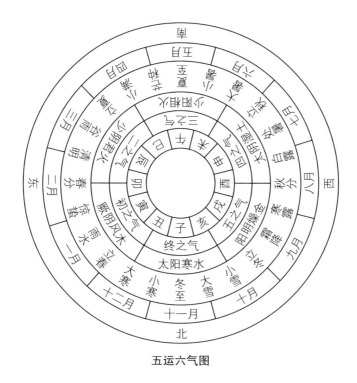

五运六气图

关恪盟：那么我们定时空的意义是什么呢？

云鹤师父：定时空，就是为了搞清楚你摸到的这个脉到底是过去病、现在病，还是将来病，是在五运由哪一运引起的。让诊断更精准，从而更加精确地用药、针灸、刮痧、拔罐、点穴进行治疗。比如摸到女性肝郁有燥火，有可能是跟月亮的盈缺有关系。李时珍在《本草纲目》中即认为，女子，乃阴类也，以血为主。其血上应太阴（月亮），卜应海潮。月亮有盈亏，海潮有朝夕，月事一月一行，与之相符，故谓之月水、月信、月经。经者，有常规之意也。

比如初一、初八、十五、二十三的日子，人的情绪容易受到影响，在肝脉上出现燥脉。所以我们在把脉的时候，就要注意到这不是病脉，这是天应星、地应潮的反映，会随着月象的变化自行消失。

定空间还要看金木水火土五星与地球的距离远近，因为五星与地球的远近会影响五行对应的脏腑，比如木星靠近的年份，人的肝胆管道容易出现问题，我们就可以提前准备当年用来治肝胆管道的药物。又由于肝属木，木易克土，因此胃肠管道又要受到影响，所以还要准备一些胃肠管道方面的药物以应调理、治疗之需。

如果火星靠近地球的年份，对应的心脏容易出现早搏、胸闷、气紧、心律不齐等问题，我们就提前准备当年用来调理、治疗心脏的药物。又由于火克金，肺经容易受到影响，所以我们提前准备润肺的药物，以备不时之需。再者木与火是母子关系，虚则补其母，所以我们还可以补肝胆。如此，以此类推。

同时，五星也会影响人出生年份对应的五脏。

木星靠近地球的年份出生的人，容易患肝病；

金星靠近地球的年份出生的人，容易患肺病；

水星靠近地球的年份出生的人，容易患肾病；

火星靠近地球的年份出生的人，心脏容易出问题；

土星靠近地球的年份出生的人，胃容易出问题。

还有一个要看人的生长环境。这个现在很少人会考虑到，可事实是人的身体会适应他土生土长的水土、气候等环境。比如四川人普遍地肝胆不好，为什么？因为四川潮湿，四川人顿顿吃得又辣又油腻，容易影响到肝胆。北方比较干燥，北方人来到南方湿气重的地方就容易得风湿。这些问题是我们在诊断时都应该考虑到的。

我曾经看过一个外地来四川的人，皮肤奇痒，西医中医看了一堆都没医好，熟人介绍找我给他看。我跟他说：不用开药，叫你老家的人给你带点当地的泥土来。他很疑惑，又不好多问，就叫人带了一大包泥土。

我让他拿个盆放一捧土在里面，再加水沉淀一夜，第二天舀上面的清水煮来喝，一下子就好了。

关恪盟：搞了半天原来是水土不服啊，哈哈哈。

云鹤师父：对啊，其实就这么简单！

六、太素经脉的根法

关于脉根的问题，各家有各家的定义。本节探讨的是道门秘传的太素经脉医学的脉根，具体表现在太素脉法的脉象上，是依据阴阳五行加日月与七脏九腑的相互联系。

关恪盟：师父，您提过脉贵有根，这是什么意思？

云鹤师父：关于脉根的问题，是通过功能性脉法的脉象表达出来。它的本质和内在逻辑是：物质转化为能量，能量推动物质运行，因此脉象的变化就是功能性的，而功能性脉象的变化才是器质脉象的根本。

脉贵有根——津、血、精、炁、神、祖、宗，各个有脉根。

津根——津贵有肾根（肾水）。

血根——（肝）血贵有炁根。

精根——精魂（下丹田）：有精有根，精贵有血根。

炁根——炁魂（中丹田）：有炁有根，炁以精根。

神根——神魂（上丹田）：有神有根，神以炁根（心）。

祖根——脑魄：祖以宗为根。

宗根——宗魄（卵巢／睾丸）：宗以祖为根。

关恪盟：哦，原来脉根里既有对立统一，又有阴阳五行，还包含日月，对应七脏九腑，物质与能量之间的相互转化，这个太高妙了，我得记下来回去好好琢磨琢磨。

云鹤师父：我给你提示一下，从心脉入手，从肝脉入手，从肾脉入手，从脑脉入手，当然离不开"一个中心，两个基本点"。还不要忘了肺脉、外肾和卵巢脉，还有各种管道的脉象，还有连接各脏腑、骨骼管道的功能性脉象。

关恪盟：啊，这么多，从哪里开始呢？

云鹤师父：你是理工男嘛，我再告诉你，要从生物化学，生物物理学，细胞生物学的声、光、电、磁场入手，从热动力学、流体力学的能量入手，从炁（带点离子流）入手，前面的困惑就迎刃而解了。因为炁是根本。

第四节　指下辨证见症施治

一、太素经脉医学与现代中医

岳翔南：现在中医院校和中医行业中普遍存在什么不足吗？

云鹤师父：这个问题，你比我更有发言权。因为你是从中医院校毕业的，也学了太素经脉医学和太素脉法，同时也在实践，你怎么看呢？

岳翔南：我能看到有以下几点：

第一，现代中医教学理论与临床实践严重脱节，中医专业院校五年的学习过程中，中医理论教学所占比例很小，大多数学生毕业之后不能凭脉处方用药。

第二，现代很多中医在疾病的诊断上过于依赖现代医疗器械辅助检查，而对中医望闻问切四诊（尤其是切法）则运用不够，在治疗上以西医模式指导中医实践，用药上过于西医化。

第三，现代大部分中医缺乏仅凭脉清晰辨证，凭脉精准施治，凭脉全面验效的能力，与古代中医以摸脉贯穿诊断、治疗、效验的全过程相去甚远，失去了药物的归经原则。在用针、砭、石、灸等治疗手段时，失去了用脉确诊与验效的能力。

第四，现代大部分中医针对有形系统即有形管道研究得多，缺乏对无形系统的全面研究。现代大部分中医缺乏个人的内修实证，对经络、炁等概念缺乏自身体验。

第五，现代中医脉法多为功能性脉法，无法标准化，难于掌握，且容易受医生经验及主观意识影响，因此出现十个中医摸一个病人，就有十个结果、十种说法。中医脉法的弱点是缺失器质性脉法，不能准确定位疾病所在的具体位置，从而进一步确定病因。诊断不清楚，用药就不到位，那么治疗效果就会大打折扣。

我能看到的问题就是这样的，可为什么是这种状况呢？

云鹤师父：这个问题太大了，不是我们这个层面可以探讨的，我们不讨论。

岳翔南：那怎么办呢？

云鹤师父：怎么办，首先，在教学方面要尊重经典，理论与实践相结合。要回到中医文化的源头——上古的图文化，河图、洛书、阴阳、五行、太极、八卦、九宫，回归《黄帝内经》《伤寒论》《难经》《神农本草经》《灵枢经》等中医理论经典，理论与临床实践紧密结合，就像咱们太素经脉医学的太素脉法学习模式，在上课的第一天就开始运用，学习过程中反复实践，学完就能用。

其次，在实际诊疗过程中，要重新回到望闻问切的传统古典中医体系上来。脉诊是中医的灵魂，中医要想真正走出困境，要想准确地诊断疾病、治疗疾病，就需要从精准的脉诊方法入手，向古代中医一样凭脉处方用药，凭脉扎针，凭脉刮痧，凭脉推拿整骨。

再次，作为一个中医，首先要提高自身的医学水平，长期保持修行，内证实修。亲自体验、感受和运用"精炁神"，保证自己的健康才能凭脉诊断，凭脉治疗。

还有，太素经脉医学之太素脉法入门就是器质性脉法，具备标准化、可量化、易学易用的特点，能够准确定位疾病所在、病机所存，从而达到精准治疗。

我再告诉你，胡孚琛教授就提出医学"见症施治"的观点，认为真正的中医应该是一看你就知道得的是什么病，立刻就能开出对症的药来。他认为，中医有三个层次，第一个是经验层次，叫验方；第二个是理论层次，就是辨证施治，像张仲景的那一套；第三个是"神悟"的层次，也就是"道"的层次。太素经脉医学为什么能做到见症施治，是因为太素经脉医学坚持修炼实证。

岳翔南：与太素经脉医学的诊断方法相比，现代中医诊断到底有哪些需要补充的地方呢？

云鹤师父：现代中医诊断的瓶颈主要有以下几点。

①中医认为人有五脏六腑，五脏是指心、肝、脾、肺、肾，六腑是指大肠、小肠、胃、膀胱、胆、三焦。

②现代中医使用脉法的诊断中，右手寸脉为肺、关脉为脾胃、尺脉为命门。左手是寸脉为心、关脉为肝胆、尺脉为肾。这样诊断过程中很容易漏诊左肺的疾病，而且脾胃肝胆的位置与解剖位置不符，违反了《黄帝内经》中"上病上候，下病下候，左病左候，右病右候"的原则。

③另外现代中医脉法只诊一根脉，很多疾病没办法诊断出，如大脑、

整个脊柱、乳腺、子宫、卵巢、输卵管、前列腺、输精管、胃、刀疤等相关疾病。

④现代中医脉法的诊断只能大致诊断出当下病的表、里、虚、实、寒、热、阴、阳，不能确切地定位疾病（现在靠现代仪器的化验单、现代仪器检测），更不能诊断出过去病和将来病。

据我了解，掌握古中医古脉法的人凤毛麟角，能够凭脉针灸，凭脉处方用药，凭脉整骨，凭脉刮痧的人已经非常少了，我们一定要珍惜他们，要好好传承这种技法。

二、指正见症

张征：太素经脉医学的太素脉法有这么多优势，那究竟可以将诊断精确到什么程度呢？

云鹤师父：太素脉法的病理脉法分两种脉法，一种叫器质性脉法，另一种叫功能性脉法。器质性脉法就是准确地摸出病灶是什么、在哪里、怎么样，非常精准的，类似于西医的B超、CT和核磁共振，能精准定位、定性。所谓器质性脉法就是能摸到病变的部位，再准确一点能够摸到病点，比如弦脉、芤脉都是器质性脉法等。现在学中医的基本还是沿用濒湖脉法，但是中医自己认为：心中了了，指下难明。这就说明很难掌握。为何如此难？是因为两点：第一点是脉法太多，第二点是脏位不清。功能性脉法就类似于濒湖脉法。

张征：师父，太素脉法有这么多优势和这么高的精准度，一定有它独特的地方，您能说说吗？

云鹤师父：太素脉法在诊断上的特点主要有以下几个方面：

第一思维：凭触觉诊断。

标准一致：掌握太素脉法的人去诊断同一病人结果一样。

简单易学：易掌握，易运用。

濒湖脉法：

首先，第二思维：凭感觉诊断。

其次，标准不一：不同人诊断同一病人，结果不一样。

再次，不易掌握：心中了了，指下难明。

张征：真是太深刻了，看来我要好好向师父学习太素经脉医学之太素脉法了。

云鹤师父：可以，可以！

张征：师父，什么是辨证？辨证的真正意义是什么？

云鹤师父：常人的辨证指人们通过认识、判断、推理等思维方式对客观事物发展过程及其本质的如实反映。

辨证思维最基本的特点和意义是将辨证对象作为一个整体，在其错综复杂、变化莫测的关系中找到相互制约、相互联系、相互依存的因素，以便从本质上系统地、全面地认识客观对象。

无论是道门医学还是中医都离不开辨证，离开了辨证就不是道门医学，就不是中医，成了头痛医头脚痛医脚了。

张征：师父，据我所知，中医的辨证主要有：八纲辨证、脏腑辨证、六经辨证、卫气营血辨证、三焦辨证，那太素经脉医学的辨证呢？

云鹤师父：太素经脉医学只有一种辨证：指下辨证——通过手指触觉直接诊断病症，不需要通过感觉、思维、推理来进行诊断。

为什么病人会觉得一些庸医治病没有疗效，很大一部分原因就在于辨证不明。有些庸医根本把不到什么脉，把脉都是装样子，然后把着脉就跟病人说你是阳虚、阴虚或者是肝火旺，然后就开始开药，抱着吃不死人的思想在给病人用药治病，怎么会有疗效呢？还有一些庸医一把脉，脑子里面就有很多小人在开大会，一会一个小人说这人是阳不足，另一个跳出来说是阴不足，再摸一会儿又觉得是寒证，再感觉一下又变热证。最后就看哪个小人能打赢，打赢的那个小人就开始给病人开方下药。病人的治疗效果只能听天由命，治不好那是老天要收你，庸医也没办法。

指下辨证的另一个意义就是要在纷繁复杂的病证面前，可以做到抽丝剥茧、按图索骥，最终找到病证的根本原因，达到治标治本的终极目的。

张征：师父能不能给我举一些实例来说明一下太素经脉医学是怎么辨证的呢？是如何将抽象的问题具体化的呢？

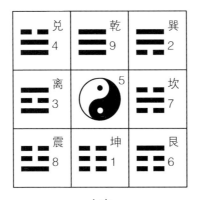

九宫

云鹤师父：太素经脉医学的辨证在指下辨证，首先如果在左手大九宫的9宫位上摸到睡眠点，那么病人肯定睡眠不好。为什么睡眠不好呢？那是因为他的胃出了问题，使他祖宗不交。为什么会祖宗不交呢？因为胃有一个别络，这个别络直接与心包经相连，上扰心包，心包里的灵直接上大脑继续活动，祖宗没得到休息，所以祖宗不交，整个晚上要么做梦，要么想问题。那么胃受到什么干扰让它上扰心包？我们在右手大九宫中肝胆所在的 5 宫位上会摸到胆囊炎症，发现胆汁反流到了胃里，所以真正引起以上一系列问题：祖宗不交、睡眠不好、夜梦都是因为胆汁反流引起的，所以在睡眠这个问题上，不能只治疗睡眠和胃，而忽略肝胆的问题。

其次，在右手大九宫中的 1 宫位上摸到右肾阳虚，而右手大九宫中的 5 宫位上摸到的肝胆虚强，这就表明病人肝火旺而右肾阳虚，这样就引起心肾不交、祖宗不交，长期就会导致睡眠不好。

再次，老年性睡眠障碍，多由宗魄引起即男性为雄性荷尔蒙过或不足或缺失雌性荷尔蒙，女性为雌性荷尔蒙过或不足或缺失雄性荷尔蒙，这些都会引起肝火过旺或者胆虚，最终导致祖宗不交。

如果是年轻人就存在雄性或者雌性荷尔蒙的不足，同样也会引起祖宗不交、睡眠不好甚至影响健康、影响发育。这个问题是多方面引起的，主要由早期手淫过度、房事过多，消耗太大引起的。

同样，在左手大九宫中的 9 宫位上摸到心血管压强大，这就是高血压点。那引起高血压的原因是什么呢？七脏九腑都会引起高血压，这里就举一例腹压引起的高血压。我们发现如果在左手大九宫中的 5 宫位上发现胃压很大，在左手大九宫中的 3、8、1、5 宫位之间的脉位上发现肠压很大，同时在右手大九宫中的 5、1、6、7 之间的脉位上也发现肠压很大，所以这类的高血压是由腹压引起的，高血压只是一个表征，肠胃问题引起的腹压高才是根本原因。由此看来，西医提倡的终身服用高血压的药物并没有什么科学依据。

张征：师父能不能给我讲一下便秘又是由什么引起的？太素脉法上又是怎样体现的？

云鹤师父：首先需要通过把脉才知道具体引起便秘的原因到底是炁虚、血虚还是湿热。在左手大九宫中的 5、1、3、8 宫位上摸到的大肠实满而且脉数，这就是湿热引起的便秘。如果在右手大九宫中的 5、1、7、6 宫位上摸到的大肠实满而且脉迟，这就是炁血虚引起的便秘。这两种原因引起的便秘治疗的方向都不一样，这就是指下辨证施治了。

张征：那女性的乳腺小叶增生是由什么引起的呢？

云鹤师父：通过指下辨证才能知道乳腺小叶增生是由肝胆引起的还是炁血不足引起的。在右手大九宫中的 5 宫位上摸到肝炁郁结，在左手大九宫中的 5 宫位上摸到胃炁不降，导致龙虎二脉受堵。男性乳腺小叶增生也可以在右手大九宫中的 5 宫位摸到肝炁郁结，在左手大九宫中的 5 宫位上摸到胃炁不降，导致龙虎二脉受堵。女性的另一种情况，在左手或右手大九宫中 1 的宫位上摸到卵巢囊肿，这个就会直接引起乳腺小叶增生。

张征：男性的尿急、尿频、尿不尽到底又是由什么原因引起的？

云鹤师父：引起男性尿急、尿频、尿不尽的原因是前列腺炎还是前列腺增生？或者是前列腺钙化或前列腺癌？作为道门医者我们不可能先吃两服药去投石问路，看看有效果还是没效果，只能通过指下辨证，在左手或右手大九宫中的 6 宫位上确定脉性是阴还是阳，脉形是湿热还是炎症或者其他，然后根据指下辨证的结果，对症下药、针灸、刮痧、拔罐、点穴。

因此，疾病的产生原因很多，找到引起疾病的真正原因是关键。太素经脉医学通过指下辨证找到疾病的传导过程，最终找到疾病的根本原因，而不是离开指下客观呈现的脉形、脉性，在大脑中进行判断、推理、想象得到的辨证。所以，太素脉法指下辨证建立在指下触觉的客观基础上，而不受思维的干扰。

张征：明白了！

第五节　如何学习太素脉法

一、破——放下识神

关恪盟：那学习太素脉法，是什么状态下学好呢？

云鹤师父：学习太素脉法需要把你的后天聪明、才智、识神放下，越傻越好。站桩是傻站，静坐是傻坐，把脉是傻把。濒湖脉法要用后天聪明、才智、识神、悟性来学习，如果在学习了太素脉法的器质性脉法的基础上，再学习濒湖脉法，那就相当容易了。说到这里，我要再啰唆一下，道家在传出脉法的时候，只传出了中间那部分，基础和高端的部分没有传给世医。

关恪盟：为什么要傻？不是大家说要聪明才好吗？

云鹤师父：道家认为，聪明是后天的。后天的识神用多了会阻碍元精、元炁、元神的活动，你的经络就不敏感，你的炁就不容易聚到一起。炁、穴位、经络、奇经十一脉、三魂七魄是一个无形系统，要想让无形系统工作，你就必须放下后天的聪明、才智、识神。

关恪盟：原来是这样的，明白了。

二、立——建立触觉和条件反射达到第一思维——不思维

关恪盟：谈到学习太素脉法首先要破，那破后又怎么立呢？

云鹤师父：你原来掌握的思维、理论、方法都要破掉，都要归零，这一点你都做到了吗？

关恪盟：我想做到啊，但我不知道怎么样才能做到。请您指点！

云鹤师父：首先是归零，归零了就好了。归零了，然后才可以后天返先天。

关恪盟：归零好理解，后天返先天不好理解。

云鹤师父：后天返先天是将后天的聪明才智、识神等放下，让元神开始工作，最后要做到坎水逆流、还精补脑，这就是常人所说的小周天要通。

关恪盟：啊？更不明白了。

云鹤师父：后天返先天是道家独有的方法。所谓后天返先天，就是我们后天所掌握的知识、思维、理论、方法，都是通过后天识神学习来的，很多东西，都成了我们的障碍。有人称之为"识障"，这个识障在我们学习太素脉法的时候，它就是一个最大的障碍。所以，在第一堂课，我首先要讲的是"破"，就是要破除这些识障，把所有后天学来的东西归零，从而使我们的心灵清清静静、清清爽爽！让我们回到先天的状态，这个时候我们才可能直指生命本体，开启我们生命中另一扇智慧之门，那就是我们的触觉、直觉、元神。这些才是我们生命本来的东西，才是我们的后天返先天的意义所在。

关恪盟：原来是这样！那我们的这个"立"的方法，是不是就是提升我们的触觉、直觉、元神呢？

云鹤师父：那是肯定的，只要多站桩、多静坐就知道什么是元神，什么是元神思维了。太素经脉医学多用直觉思维、元神思维，这是太素经脉医学的特点。只有提升了我们的触觉、直觉、元神，我们的第一思维才能够真正发达起来，才不会被很多外在的假象所迷惑，也不会被自己内在的思维的过程所迷惑。辨证、判断失误，往往是自己迷惑了自己，然后还要去迷惑别人。

关恪盟： 听您这么一讲，那辨证思维是什么思维呢？是不是错误的呢？

云鹤师父： 辨证思维是第二思维，也不能说是错误。因为我们在治病救人的时候，往往需要的是我们的触觉、直觉、元神，这个才是直截了当的诊断。而辨证思维是根据诸多信息，包括望、闻、问、切，所谓的四诊合参，将所有的信息进行综合思考，得出的是判断。判断，就是天一半，地一半。这个思维的过程，这个方法，这个得来的信息，出错的地方就太多了。其他别的我们不说，单说切脉，所得来的信息就有很多不准确的信息，你根据不准确的信息作出错误的判断，最后就得出一个错误的结果，这就是辨证思维的弊端。再说，辨证的过程本身是否正确呢？所以，我们称辨证思维是第二思维，它是后天的知识、思维、理论、方法。因此，我们要将这些扔掉，要归零。

关恪盟： 那我们还要不要用辨证思维呢？

云鹤师父： 要啊，但不是现在，那是以后。

关恪盟： 我越来越听不明白了，您一会儿说要破掉辨证思维，一会儿说要用这个辨证思维，该如何理解呢？

云鹤师父： 辨证思维本身，并不是不好，而是我们在没有掌握好直觉思维的时候，就滥用辨证思维，这样就容易成为诡辩，就变成了自欺欺人。学习辨证思维，需要有直觉思维的基础，在没有直觉思维基础的时候，就不能用。等以后有了直觉思维的基础，再用不迟。

关恪盟： 那么，是直觉思维高明呢，还是辨证思维高明呢？

云鹤师父： 都不高明，都高明。看谁在思维，谁在用，用在什么地方。

关恪盟：师父，那学习这个触觉、直觉、元神，从什么地方建立？从什么地方下手呢？

云鹤师父：你问得太好了。既然破了，我们肯定就要建立一个全新的思维模式，全新的学习方法，让我们的元神自然出来工作。

关恪盟：师父请讲，我要洗耳恭听。

云鹤师父：先不要慌，先把咽炎茶给我换下去，我嗓子已经好了。前两天在山上，因为土地的问题有点不愉快，睡眠不是太好，今天脸色有点发黄，还有口臭，这都是肝胆的问题，把肝胆茶拿上来。

我现在就告诉你怎么立。我认为太素脉法的学习程序是：实践—实践—再实践—思维模式的建立—评价各家理论—选择理论—建立理论—指导实践。而一般的学习程序是：实践—理论—再实践—再理论。现在的中医学院的学习程序是：理论—理论—实践，结果是理论太杂、太乱、太多，这些理论自己又没有检验的标准，实践又太少，毕业了都看不了病。

关恪盟：师父，我觉得这个学习程序有点问题，为什么是从实践到实践，而不是从实践到理论？

云鹤师父：你所说的是一般的学习程序，这恰好也是我要你们归零的原因。好，我告诉你为什么要从实践到实践。

关恪盟：愿闻其详。

云鹤师父不紧不慢地说：我有七脏九腑、奇经十一脉、十二经络，身上有中柱脉和任督二脉，切换在手上也有中柱脉和天地二脉，我有别人也有。首先要在我自己手上摸到七脏九腑，把我正常的脉和病脉都要摸到，不断地实践。然后，我在别人手上去摸他的正常脉和病脉，摸多了，实践多了，也就摸到了。先在我手上实践，然后再到别人手上实践，这就是从实践到实践。

关恪盟：师父触觉怎样建立呢？触觉与感觉有什么不同呢？

云鹤师父：我一直强调触觉的重要性，因为触觉就是我们身体对外界的反应，是最客观的。触觉的建立首先要运炁到指尖，手指尖要有炁，有了炁后触觉的灵敏度才会高。我们经常要用我们的手指去触摸桌面上的高低不平，还要摸头发丝、芝麻，然后再铺上一张绸纸，你还能摸到头发丝吗？然后再到我们的手上去摸脉的高低不平，摸脉上是否有点、线、面、体，通过这些方法逐渐提高我们手指触觉的灵敏度。

什么是感觉？感字下面有心，有了心过后就有倾向性，就不客观了！触觉是没有心的，所以它们两者的区别在于用心与不用心。触觉是与炁结合，感觉是与心念结合，所以，我们用触觉而不用感觉。为什么呢？因为触觉是纯客观的，是第一思维。感觉是带了念想，是要分析的，是主观的，所以是第二思维。我们在针灸、用药、刮痧、拔罐时都必须要诊断第一，必须要用触觉，要非常客观地反映疾病的真实性，因此要不断地提高触觉的灵敏度，后面的逻辑就是第一思维。

这次我去上海传授太素脉法时，就用了这个方法。有三个同学通过两天的学习，就已经能摸到咽喉炎的脉，这就是实践的作用。我很高兴，我相信按照我的这个方法，一个月后他们就都能准确把脉了。但是他们一定要坚持站桩、静坐，不断地练习把脉。我告诉他们，把所有的理论扔到外滩去，包括我的理论，全部归零。还是歌德说得好：理论总是灰色的，生命之树长青。

关恪盟小声说：我以后有机会一定要去问问这几个同学，是不是通过两天的学习就可以摸到咽喉炎的病脉了。

云鹤师父瞟了一眼，就知道他在怀疑，也不理他，悠悠地说了一句：

你现在最好不要相信，以后等你开始学习太素脉法的时候，你就知道啦。说完起身练静功去了。

第六节　太素九宫舌象与九宫面诊

袁也：师父，中医除了脉诊不是还有望诊、闻诊这些吗？我们太素经脉医学除了脉诊，还有其他的诊断方法吗？

云鹤师父：当然有，我们还有太素九宫舌象和太素九宫面相。

袁也：太素九宫舌象？也是像我们摸脉一样把舌头分为九个宫吗？

云鹤师父：聪明！但是，在分太素九宫定位判断脏腑病变之前，还要先观察整体苔色、舌质、胖瘦等情况。

袁也：那这个整体又是怎么个看法呢？

太素九宫舌象

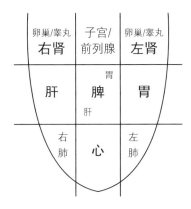

云鹤师父：你首先要看他舌头的颜色，一般来说颜色发青说明有胆火；红色呢，说明热多；发黄说明有胃火或者胆汁反流性胃炎；出现白色

说明寒多；黑色呢，有可能是热也有可能是寒。然后，就是看舌质。舌胖，就说明虚、有湿，舌腻说明有湿气。还有些人舌面有裂纹，这代表有外感受寒，内热不出，也就是我们经常说的寒包火。

接下来，你再看他的舌苔，白色，说明寒多；白腻说明有寒湿；苔白腻并且带裂纹，说明有寒火。苔黄说明热多，然后还可以再细分，比如：黄又分黄腻和黄燥，黄燥是实热，黄腻是湿热。还有就是红色，红色说明有虚热，红腻说明有虚热挟湿。看完这些，你再看他的舌底，舌底的静脉能反映心脏的病变和心脑血管的堵塞情况。

袁也：那太素九宫分区又怎么看呢？

云鹤师父：这个以后再说。

袁也：师父，那太素九宫面相也是一样的道理吗？还是先看整体的情况再按照九宫来看脏腑的情况？

云鹤师父：对的，这个面相里面的东西就太多了。有句话说：存于中而形于外，这就是我们太素九宫面相的原理，每个人体内的情况都可以在面相上表现出来。在看面相的时候，要分为三个层次去看：观精、观气（炁）、观神。

袁也：精、炁、神不都是无形系统的东西吗？表现在面相上应该怎么去看呢？

云鹤师父：观精，其实就是观形。看到一个人，你先看他的脸上有没有肉，然后再去看他的脸色。脸色可以按照青赤黄白黑五色来看，要深化下去的话，其实在五色之下还有更细的划分。比如说，白色还可以分为玉白、晄白、惨白。最好的脸色当然是玉色，说明这个人气血充足，身体状况比较好。如果是晄白或者惨白就说明气血不足，存在严重的低血压或者低血糖，这种情况在妇女身上比较多见。又比如，黑色还可以分为晦暗、无光和黑色。如印堂晦暗发黑、眼圈发黑，说明近期身体欠佳，睡眠不好，水火不济，祖宗不交，就是常说的亚健康。

另外，除了脸上的整体色泽，你还可以着重去看面部的斑点、痘痘这些情况。比如，脸上有斑，可能是肝斑、晒斑或者卵巢斑，这些不同的斑要根据长的位置、颜色结合脉法进行诊断。有些人老是长痘痘，这个大多是因为热在上寒在下，或常洗冷水脸，形成了寒包火。你还可以观察十二重楼，这个也很重要。

袁也：十二重楼是指什么？

云鹤师父：十二重楼就是喉咙这个位置，张三丰的《打坐歌》里面讲的"丹田直上泥丸顶，降下重楼入中元"，就是指的这个地方。在这个区域，你可以看甲状腺状况，进而反映肝胆情况。然后，看十二重楼是不是枯槁，可以反映这个人消化吸收情况，同时也可以反映他的肾功能，尤其右肾，因为肾为胃之关。你看《素问·水热穴论》就是这么讲的：肾者，胃之关也。

袁也：面相上的东西还真不少哦，光观形都可以看出这么多东西了。

云鹤师父：还不止这些，要细化下去，还要看眉形、眼形、耳形、口形、异相，这些都很重要，像异相，还要结合眼神来看。你如果想仔细研究这些内容，就要把《麻衣相法》好好拿来看看，仔细揣摩。

袁也：明白了，师父。精说完了，炁又该怎么看呢？

云鹤师父：观炁可以分为两个部分。首先是观气，这个气，就是呼吸之气，主要看他是不是有气无力，内气是不是充足。有气无力，比如经常唉声叹气的那种，就说明气血不足。内气充盈的人呢，就说明气血充足，但局部有问题，一般这种人的病会比较好治。还有一个就是观炁（音同"气"，道教修炼专用名词），这个炁，主要是看炁场。炁场强大就说明炁血旺盛，炁场弱或者很弱说明炁血虚弱。

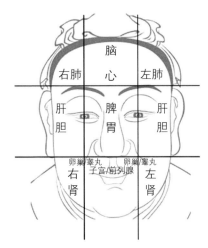

袁也：那神又该从哪儿去看呢?

云鹤师父：有句话说，眼睛是心灵的窗户。我们观一个人的神，就要从眼睛里面去看神旺还是神衰，看他眼神坚定还是游移，有没有外张内收的神情。眼神多变、狡黠或者游移不定，说明其人多疑，心事重重，其为病者，难治；如果满脸横肉或者皮包骨，这种病人，容易找麻烦，建议不治；眼神淡定，炯炯有神、坚定，说明此人心存高远，心态豁达包容，其为病者，好治；斜眉吊眼、眼神诡诈，此人为病，容易找麻烦，最好不治。这些看完了，你再结合太素九宫定位去看他各个脏腑的病变就行了。

袁也：师父，除了看之外，听音是不是也可以辨别疾病?

云鹤师父：是的，听音要先分辨出他发的是喉音、胸音还是丹田音。发的都是喉音，喋喋不休说明神不守舍、心气虚、肾气虚。其为病者，难治。这种情况需要补肾气、补心气、安神。另外，我们太素经脉医学除了一般所说的宫商角徵羽五音之外，还多一个玄音。玄音反映的是丹田气的情况，就是丹田气足所发的声音，声如洪钟，其为病者，再根据舌象和脉象对症治疗，好治。

袁也：师父，你刚才说到我们这个太素九宫面相是跟《麻衣相法》有关系的，那我们这个太素九宫面相学好了是不是还可以拿来算命呢？

云鹤师父：我们这儿只谈治病，不谈算命了。

袁也：师父，悄悄问个超纲的问题，听说我们太素门里还有太素九宫风水？

云鹤师父：当然是有的，那是生态环境学。这儿我们就不谈这个问题了，谈起来就太多了，等你先把太素经脉医学学好了再说。

第七节　站桩、静坐

一、站桩静坐与太素脉法

刘玉超：站桩、静坐与太素脉法又有什么关系呢？

云鹤师父：通过站桩和静坐，我们的触觉和身体的灵敏度都会得到很大的提高。在前面我们讲过，太素脉法要摸三根脉，其中的天脉和地脉为炁脉，天脉为阳炁脉，地脉为阴炁脉，医者必须要用炁去把脉，才能诊断准确。而且还要定形、定性、定位、定量、定时空，所以需要站桩静坐，增强丹田能量，提高手指灵敏度。这样才能摸到非常细小的脉象，提高诊断精度。

另外，站桩与静坐是很好的锻炼和养生的方式。因为要用炁去给病人诊脉，为了防止病人的病炁传到医者的身上，我们医者首先就要把自己的身体练好，让自己的炁场强大起来，这样一是可以用炁去感知病人身上的病炁，二来也可以保护自己，阻挡病人的病炁传到自己身上。

二、站桩、静坐与人体管道

刘玉超：师父，您总是强调学习太素经脉医学要坚持站桩与静坐，为什么站桩与静坐如此重要呢？

云鹤师父：因为站桩与静坐对于学习太素脉法和太素经脉医学通中论有帮助，是入门的基础。

首先，在前面讲如何学习太素经脉医学时我就讲过，一定要站桩、静坐。通过通中论我们知道了，人体除了有形系统还有无形系统，有有形管道和无形管道，有奇经十一脉还有炁，我们只有通过站桩、静坐把炁炼起来，感受炁在体内的走向，才能切身体验到太素经脉医学通中论讲的炁是什么、经络是什么、经络的走向是什么。

三、站桩、静坐的具体方法

刘玉超：再具体地讲讲站桩、静坐的方法吧。

云鹤师父：告诉你之后，一定要好好练，要坚持，坚持，再坚持。有问题就问。

刘玉超：我一定好好练。

云鹤师父：好！首先要百日筑基。

筑基说明：从有形的后天呼吸之气开始，以呼吸之气推动，进而打开玄关（就是玄关展窍）。玄关无形，必须从有形下手找到无形的玄关（内炁动）。

炼形：1. 以肺为先。吸进的是空气，呼出二氧化碳，留下的是氧气。

2.肺朝百脉。肺主降，在五行为金，金生水，早进阳火。

刘玉超：那炼形有没有标准呢？

云鹤师父：炼形的标准：

1.炼形后头脑清醒。

2.身体比原来好了。

3.免疫力比原来强了。

4.记忆力比原来增强了。

5.处事比原来更圆融了。

刘玉超：接下来呢？

云鹤师父：站桩就是傻站，静坐就是傻坐。具体如下：

站桩静坐方位：刚入门要像向日葵一样跟着太阳走，三心向阳，两心向地。

早上站桩方向：朝东。

晚上静坐方向：朝西。

特别要注意的是，道家不提倡晚上站桩，站桩生阳宜在上午，叫早站桩，进阳火，金生水，5—7时最佳。

晚静坐，退阴符，17—19时最佳。

1.静坐时，万里无云，清净为主，静中生动，这个动是炁动经络。

2.勿听之以耳，听之以心；勿听之以心，而听之以炁（自然）。

3.《庄子》中也讲有具体的方法："堕肢体，黜聪明，离形去知，同于大通，此谓'坐忘'。"

4.唐代司马承祯还撰有《坐忘论》，给出了具体的方法。

敬信第一

夫信者道之根，敬者德之蒂，根深则道可长，蒂固则德可茂。然则璧耀连城之彩，卞和致刖；言开保国之效，伍子从诛。斯乃形器著而心绪迷，理事萌而情思忽。况至道超于色味，真性隔于可欲，而能闻希微以悬信，听罔象而不惑者哉！如人有闻坐忘之法，信是修道之要，敬仰尊重，决定无疑者，加之勤行，得道必矣。故庄周云：堕肢体，黜聪明，离形去智，同于大通，是谓坐忘。夫坐忘者何所不忘哉！内不觉其一身，外不知乎宇宙，与道冥一，万虑皆遗，故庄子云同于大通。此则言浅而意深，惑者闻而不信，怀宝求宝，其如之何！故经云：信不足，有不信。谓信道之心不足者，乃有不信之祸及之，何道之可望乎！

断缘第二

断缘者，谓断有为俗事之缘也。弃事则形不劳，无为则心自安，恬简日就，尘累日薄。迹弥远俗，心弥近道，至神至圣，孰不由此乎？故经云：塞其兑，闭其门，终身不勤。或显德露能，来人保己；或遗问庆吊，以事往还；或假修隐逸，情希升进；或酒食邀致，以望后恩。斯乃巧蕴机心，以干时利，既非顺道，深妨正业。凡此之类，皆应绝之。故经云：开其兑，济其事，终身不救。我但不唱，彼自不和；彼虽有唱，我不和之。旧缘渐断，新缘莫结，醴交势合，自致日疏，无事安闲，方可修道。故庄子云：不将不迎。为无交俗之情故也。又云：无为名尸，无为谋府，无为事任，无为知主。若事有不可废者，不得已而行之，勿遂生爱，系心为业。

收心第三

夫心者，一身之主，百神之帅。静则生慧，动则成昏。欣迷幻境之中，唯言实是；甘宴有为之内，谁悟虚非？心识颠痴，良由所托之地。且卜邻而居，犹从改操，择交而友，尚能致益。况身离生死之境，心居至道之中，安不舍彼乎？能不得此乎？所以学道之初，要须安坐收心，离境住无，所有不著一物，自入虚无，心乃合道。故经云：至道之中，寂无所有，神用无方，心体亦然。源其心体，以道为本，但为心神被染，蒙蔽渐深，流浪日久，遂与道隔。分若能净除心垢，开释神本，名曰修道。无复浪流，与道冥合。安在道中，名曰归根，守根不离，名曰静定，静定日久，病消命复。复而又续，自得知常，知则无所不明，常则永无变灭，出离生死，实由于此，是故法道安心，贵无所著。故经云：夫物芸芸，各归其根，归根曰静，静曰复命，复命曰常，知常曰明。若执心住空，还是有所，非谓无所。凡住有所，则自令人心劳气发，既不合理，又反成疾。但心不著物，又得不动，此是真定正基。用此为定，心气调和，久益轻爽，以此为验，则邪正可知。若心起皆灭，不简是非，永断知觉，入于盲定。

简事第四

夫人之生也，必营于事物。事物称万，不独委于一人。巢林一枝，鸟见遗于丛苇；饮河满腹，兽不吝于洪波。外求诸物，内明诸己。知生之有分，不务分之所无；识事之有当，不任非当之事。事非当则伤于智力，务过分则毙于形神。身且不安，何情及道？是以修道之人，要须断简事物，知其闲要，较量轻重，识其去取，非要非重，皆应绝之。犹人食有酒肉，衣有罗绮，身有名位，财有金玉。此并情欲之余好，非益生之良药，众皆徇之，自致亡败。静而思之，何迷之甚！故庄子云：达生之情者，不务生之所无以为。生之所无以为者，分之外物也。蔬食弊衣，足延性命，岂待酒食罗绮，然后为生哉！是故于生无要用者，并须去之；于生虽用，有余者，亦须舍之。财有害气，积则伤人。虽少犹累，而况多乎！今以随侯之珠，弹千仞之雀，人犹笑之。况弃道德，忽性命，而从非要，以自促伐者乎！夫以名位比于道德，则名位假而贱，道德真而贵。能知贵贱，应须去取。不以名害身，不以位易道。故《庄子》云：行名失己，非士也。《西升经》云：抱元守一，至度神仙，子未能守，但坐荣官。若不简择，触事皆为，则身劳智昏，修道事阙。若处事安闲，在物无累者，自属证成之人。若实未成而言无累者，诚自诳耳。

真观第五

夫观者，智士之先鉴，能人之善察。究傥来之祸福，详动静之吉凶。得见机前，因之造适。深祈卫定，功务全生。自始之末，行无遗累。理不违此，故谓之真观。然则一餐一寝，居为损益之源，一言一行，堪成祸福之本。虽则巧持其末，不如拙戒其本。观本知末，又非躁竞之情，是故收心简事，日损有为。体静心闲，方能观见真理。故经云：常无欲，以观其妙。然于修道之身，必资衣食。事有不可废，物有不可弃者，当须虚襟而受之，明目而当之，勿以为妨心生烦躁。若见事为事而烦躁者，心病已动，何名安心？夫人事衣食者，我之船舫。我欲渡海，事资船舫。渡海若讫，理自不留。何因未渡，先欲废船？衣食虚幻，实不足营，为欲出离虚幻，故求衣食。虽有营求之事，莫生得失之心，则有事无事，心常安泰。与物同求，而不同贪；与物同得，而不同积。不贪故无忧，不积故无失。迹每同人，心常异俗。此实行之宗要，可力为之。

泰定第六

夫定者，尽俗之极地，致道之初基，习静之成功，持安之毕事。形如槁木，心若死灰，无感无求，寂泊之至。无心于定而无所不定，故曰泰定。庄子云：宇泰定者，发乎天光。宇则心也，天光则慧也。心为道之器宇，虚静至极，则道居而慧生。慧出本性，非适今有，故曰天光。但以贪爱浊乱，遂至昏迷，澡雪柔挺，复归纯静本真，神识稍稍自明，非谓今时别生他慧。慧既生已，宝而怀之，勿谓多知以伤于定。非生慧之难，慧而不用为难。自古忘形者众，忘名者寡。慧而不用，是忘名者也，天下希及之，是故为难。贵能不骄，富能不奢，为无俗过，故得长守富贵。定而不动，慧而不用，德而不恃，为无道过，故得深证常道。故《庄子》云：知道易，勿言难。知而不言，所以之天；知而言之，所以之人。古之人，天而不人。慧能知道，非得道也。人知得慧之利，未知得道之益。因慧以明至理，纵辩以感物情。与心徇事，触类而长，自云处动，而心常寂焉。知寂者，寂以待物乎？此行此言，俱非泰定。智虽出众，弥不近道。本期逐鹿，获兔而归。所得盖微，良由局小。

得道第七

夫道者，神异之物，灵而有性，虚而无象，随迎不测，影响莫求，不知所以然而然。通生无匮，谓之道。至圣得之于古，妙法传之于今。循名究理，全然有实。上士纯信，克己勤行，空心谷神，唯道来集。道有深力，徐易形神。形随道通，与神合一，谓之神人。神性虚融，体无变灭。形与道同，故无生死。隐则形同于神，显则神同于形。所以蹈水火而无害，对日月而无影，存亡在己，出入无间。身为渣质，犹至虚妙，况其灵智益深、益远乎！故《生神经》云：身神并一，则为真身。又《西升经》云：形神合同，故能长久。然虚无之道，力有深浅，深则兼被于形，浅则唯及于心。被形者，神人也，及心者，但得慧觉而身不免谢，何耶？慧是心用，用多则心劳。初得小慧，悦而多辩，神气漏泄，无灵光润身，遂至早终，道故难备。经云尸解，此之谓也。是故大人含光藏辉，以期全备。凝神宝气，学道无心，神与道合，谓之得道。经云：同于道者，道亦乐得之。

刘玉超：感觉说难也不是很难。

云鹤师父：关键在于坚持坚持再坚持。我让你们傻站、傻坐，就是要恢复人的触觉、嗅觉、视觉、听觉、第六感，恢复动物的本能，才能够有能量强大的七魄，恢复精魂、炁魂、神魂三魂的功能。

坎水逆流、还精补脑是后天返先天的标志。所以入门的目标是：开玄关，打通任督二脉。男子不漏丹，为男子的目标；女子斩赤龙，为女子的目标。

四、站桩与静坐的状态

刘玉超：我在站桩中遇到了很多问题，非常困惑。

云鹤师父：不客气，应该为你解答。

刘玉超：第一，站桩要不要意守？

云鹤师父：最好不要意守。很多人常常是因为意守，将炁血引往一处，如果意守下丹田，男子则精关易开，造成走丹，女子则月经不止。

另外，人体的无形系统要工作的话，必须让后天的识神休息下班，先天的元精、元炁、元神才会上班开始工作。意守还是用的后天的识神，识神不休息，元炁、元神只有休息。

刘玉超：那静坐当中呢？需要意守吗？

云鹤师父：一样都不需要意守。

刘玉超：那我的念头放在哪里呢？

云鹤师父：不要念头。傻掉吧，只有傻站、傻坐，人的无形系统才开始工作。不要以为我们聪明，去把炁引过去引过来的，就那么一点点炁，很容易引没了。

刘玉超：那念头自然跑出来，怎么办呢？

云鹤师父：不要办嘛，随他。你可以看看庄子，在《心斋》里讲得很好——勿听之于耳，而听之于心；勿听之于心，而听之于炁。

刘玉超：那究竟什么状态才好呢？

云鹤师父：在心智上，我们要越傻越好。状态是：无阴阳之别，无正邪之分，无有无之辨；混沌鸿蒙，阴阳未开之时，放下后天识神、聪明、才智、功名利禄、成仙成佛、天主基督、美女名车、帅哥宝马……

这时我们内心的状态是：收视返听，若有若无，天空中一轮明月，万里无云，只有太阳的升起和落日的余晖，金乌西坠，玉兔东升，一念不起，一念不生，心就像一面镜子，照住自己，对来的念头和去的念头，不加迎送。这时，忘境忘情，忘物忘我。

我们身体的反应：祖宗相交，心肾相交，炁机一动，穴位、经络便动，三魂七魄、奇经十一脉就开始工作了。

刘玉超：哦，原来内涵如此丰富，我要时时对照自己。

第八节　如何排除病炁

一、何为病炁

秦占发：太素脉法是怎么用炁来诊断的呢？

云鹤师父：太素经脉医学体诊的内容相当于中医的按诊和现代医学的体格检查。现代医学详细的体格检查会借助一些工具，如听诊器、血压计、温度计，等等。而太素经脉医学的体诊主要是靠医者自己平时修炼内功得的炁，用自己的身体或者眼神给病人诊病。有三步：炁场、内炁外放，病炁内收。

秦占发：具体是怎么做的？

云鹤师父：首先要用自己的炁营造一个炁场，把自己的炁场和病人的合在一起，然后将自己的炁放到病人的身上去，再把病人的病炁收回，这样病人身体哪些部位有问题，我身体上对应的脏腑、管道或者经络就会有反应。

秦占发：真是太神奇了！那为什么会有这些反应呢？

云鹤师父：疾病的发生就是在内因、外因、不内不外因、本因的影响下，病人身体内炁场发生了阴阳不平衡的改变。而病人身上带有病理因素的气场就称为病炁。

二、何为中病炁

秦占发：您说您把炁收回来可以感受到病炁，但您没有女性的器官，怎么用炁来诊断女性的卵巢、子宫上面的病症呢？

云鹤师父：女人的子宫的位置就是男人的前列腺的位置，女人的卵巢的位置就是男人的睾丸的位置，如果你用炁把脉，当这个病炁返回来的时候，相应的部分就会有感觉，所以男的能感知女的，女的也能感知男的，虽然他们器官不一样。

脉诊有个地方特别需要注意，那就是在以人疗人的时候，一定要把从病人身上得来的病炁排走，用手指往外弹，但是千万记住不要往人身上弹，否则会把病炁带给另外一个人。为什么我一天摸脉不超过五个人，多了我害怕把这病人的病炁传到下一个摸脉的人身上，也会传到我自己身上。有一次，我给一个肝区疼痛的人把脉，结果那人是乙肝，胆囊也有问题，紧接着别人又问这问那，我就忘记排病炁了。当天晚上11点到凌晨1点，正好是胆经开始运转，我的胆就开始疼。突然想起来忘记排病炁了，于是我马上坐起来排。

三、排除病炁的方法是什么？

秦占发：那请讲讲怎么排病炁。

云鹤师父：记住，病炁进入了内脏，一定要从脚底的涌泉穴排：呼气时，意念把病炁从涌泉穴排走；如果病炁在手上，病炁就从手上排出，像这样往外弹指。

秦占发：现在的中医门诊，一个中医要看四五十个人，好的中医甚至要看上百个人，那么他们的病炁是否互相传染，医生不是也一身病炁啊！

云鹤师父：他们不是用炁来把脉，所以把脉时感受病炁要少一些。我们是用炁，才会有更多病炁的传入。所以，用炁摸脉之后一定要排病炁。你没有听过无论中医还是西医，治肝病的得肝病死，治肾病的得肾病死吗？那是因为病人的病炁传到了医者身上而没有及时排出的原因！如果医者自己都是一个病态，那么你怎么给病人看病呢？所以，从另一个方面说，学中医的一定要练功，练了功才能调节自己。

还有要记住，手指弹病炁的时候千万不要对着别人弹，传到别人身上了要找你麻烦。有一次我在东北给人摸了脉排病炁，手指一弹，刚好一个人进门就弹到他身上了。第二天早上，他就歪着脸来找我，说：道长，肯定是你整我。我说我怎么会整你，我在这儿排病炁，你从这儿冲出来干什么，这是个意外。所以，千万不要对着人排，一定要对着地。其实最好的方法是到城隍庙里要一些消灾减恶的黄纸，就把它放在一个盆子里面，然后就对着那个盆排，再把它烧掉。

除了用炁查病，还可以用神，眼睛也可以放出炁，这样一看就知道病在哪里，不过这个对医者的修炼要求很高，而且消耗自己的元气。我觉得不合算，用手就可以把脉，为什么要用元炁元神呢？

小结：

1. 太素脉法就是把阴阳、太极、九宫、五行、八卦、河图、洛书运用在脉学上。从生物学和道门医学的有形无形系统角度来看，太素脉法首先是形、炁、神、管道的产物，且历史悠久，在道门当中代代潜流、口传心授。

2. 太素脉法来源于隋代杨上善所著《黄帝内经太素》及明代张太素所著《太素脉诀》，现代太素脉法的传人有游宗发道长及福生道长、赵学健。

3. 太素脉法分两种：一种是太素命理脉法，也有人称之为心理脉法；一种用于疾病的诊断，可以称为太素病理脉法。

4. 太素脉法的病理脉法分两种脉法，一种叫器质性脉法，另一种叫功能性脉法。器质性脉法就是准确地摸出病灶是什么、在哪里、怎么样，类似于西医的 B 超、CT 和核磁共振，能精准定位、定性。功能性脉法就类似于濒湖脉法。

5. 太素脉法的理论依据是道家的天人合一的哲学思想，及阴阳、五行、太极、八卦、九宫、河图、洛书这些宇宙模型，还有传统的气血理论和奇经十一脉、十二经络理论。在太素脉法取脉的地方，各脏腑管道也有相应的对应点，所以我们通过把脉就可以知晓全身各个脏腑管道的情况。太素脉法除了要摸与濒湖脉法相同的人脉外，还要摸人脉两边的天脉和地脉，不同的脏腑管道在不同的奇经和经络中显现，这也是太素脉法更精准的原因，因为它把脉象分得更细。

6. 太素脉法讲究五定，定位、定形、定性、定量、定时空。简单说来就是疾病在脉象上表现在什么位置、是什么形状、是阴还是阳、数量程度如何，是过去病、现在病还是未来病。要掌握太素脉法，一定要将这"五定"掌握好。

7.学习太素脉法需要先放下识神，转用第一思维。太素脉法使用炁（以炁吸脉）来诊断，并且在诊脉后需要排病炁。而站桩、静坐则是学习和提升太素脉法诊脉能力的基础。

第四章
为什么？——太素通中论

第一节 太素通中论的概念

崔天齐：您提出的太素通中论，与中医药大学讲的理论，是不是一样的？

云鹤师父：不一样。太素经脉医学通中的理论模型，主要强调的是管道，管道分有形管道和无形管道。其理论基础是"一个中心，两个基本点"，即以肠胃为中心，以左肾和右肾为基本点。

"通"在这个地方是动词，"中"在这里是方位词。"中"在这里指各种空心管道的中空部位和实心管道、离子管道的中间部位，"通中"就是将人体的大管道、中管道、小管道、微管道、超微管道、实心管道等进行疏通。人体本身就是各种管道的综合体，保持管道的畅通，人体自然不会产生亚健康和疾病。

一、一个中心，两个基本点

崔天齐：什么是人体"一个中心，两个基本点"？

云鹤师父：在太素经脉医学通中论看来，一个中心就是以肠胃为中心，两个基本点就是以左右两肾为两个基本点。

崔天齐：以肠胃管道为中心的理由呢？

云鹤师父：理由有以下这些。

1. 肠胃管道是人体最大的管道；

2. 肠胃管道是人体的升降纳排之地、转运之中枢；

3. 据现代科学研究，在肠胃管道内，有一亿多个神经元，因此可以称肠胃是人体的第二大脑；

4. 肠胃管道是调节人体内压和外压平衡的枢纽；

5. 以上这些肠胃管道的功能，在肾的作用下，共同构成了人体的后天系统；

6. 肠胃管道是人体后天系统中消化食物、吸收营养、排泄糟粕的主要管道；

7. 肠胃管道内壁是人体最大的内皮肤，总面积超过人体体表皮肤；

8. 肠胃是人体的精、炁、血、津、液等来源之地；

9. 睡眠的好坏与肠胃直接相关联；

10. 肠胃是细菌、病毒等繁殖、产生之地；

11. 人体的中柱脉及龙虎二脉、十二经络、带脉等都要在这里交汇经过；

12. 肠胃是情绪的晴雨表；

13. 历代医书都有关于"脾胃论"的阐述：《黄帝内经》有"人以水谷为本"的宗旨，"人以胃气为本"的思想；《脾胃论》阐发"内伤脾胃，百病由生"的病机理论，倡导培补脾土、潜降阴火的治疗思想，形成了较为系统的脾胃内伤病的辨证论治理论体系。

崔天齐：以左右二肾为两个基本点的理由又是什么？

云鹤师父：理由有以下两个。

1. 肾有两个，其功能是不一样的。

（1）左肾属阴，分管生殖、小便、血液和精津液；

（2）右肾属阳，分管精神、消化、吸收、大便和免疫功能。

2. 左右二肾共同构成了人的先天系统。

肠胃为后天系统，左右二肾为先天系统，在"一个中心，两个基本点"中，完美地将先天系统和后天系统融为一体，避免了先天、后天之争。

崔天齐： 那么，提出"一个中心，两个基本点"，在理论上有什么意义呢？

云鹤师父： 我们知道，在历史上，无论是先天派，还是后天派，都提出了自己的观点。有的是先天派，以肾为中心；有的是后天派，以脾胃为中心。金元四大家的还有朱丹溪的滋阴派，强调滋阴补水。更有郑钦安主张温阳补火，后来发展为火神派；攻下派又以攻邪为特色。

在各家各派当中，有些强调先天，轻视后天；有的强调后天，轻视先天；有些强调滋阴补水，否定温阳补火；有的强调扶阳补火，而否定滋阴补水。各家各派各执一词，甚至相互攻击。

其实在我们看来，无论他们在理论上，还是在实践上，都各有所长、各有所短。有鉴于此，我总结出了"一个中心，两个基本点"，其意义有五：

1. 把先天派和后天派统一在一起，构成了一个太极图；

2. 避免了先天、后天之争，避免了补水、补火之争；

3. 提出了新的理论和方法；

4. 在调理亚健康和治病中，把复杂的问题简单化；

5. 把疾病和亚健康的本质找到了——管道瘀塞，管道不通。

所以，为了保证人体的大管道、中管道、小管道、微管道、超微管道的通畅，我们必须坚持这"一个中心，两个基本点"。

我们"通中"有一个标准 logo，是著名道教学者李远国师兄帮我设计的。中间像龟，走之部似蛇，合起来就是龟蛇，龟代表胃，蛇代表肠；中间有两点，代表两肾。虽然李远国师兄是信手拈来，但实在是绝妙至极！

二、管道论

（一）管道论的概念

崔天齐： 您说通中论的理论模型是管道论，它的主要内容是什么？

云鹤师父： 太素经脉医学通中论认为，人体就是由各种大管道、中管道、小管道、微管道、超微管道构成的。我们把管道分为有形管道和无形管道，有形管道包括空心管道和实心管道两种，空心管道有血管、消化管道、淋巴管、输尿管、输精管、输卵管、气管支气管、胆管、胰管、鼻泪管、肾小管、椎管、毛孔、尿道等，实心管道就是神经。无形管道包括十二经络、穴位、奇经十一脉（道家认为人体除传统的奇经八脉，还有中柱脉、天脉、地脉）。

无论是有形管道，还是无形管道，一旦瘀阻、堵塞，就会给我们带来亚健康、疾病。这个管道如果通畅，身体就没有病；管道不通畅，身体就感觉不舒服、有问题。而太素经脉医学就相当于管道工——疏通人体所有的管道。

我们小举一例：如果尿道不通，你是什么感觉？不排尿人是要被憋死的！如果直肠不通畅，大便排不出来，人也是吃不消的！如果食管不通，人不能吃，也是要死人的。

过去很多疾病的病因病机说得太复杂，有时候让人摸不着头脑，不知从何下手。现在我们用管道来说明病因病机，就把复杂的问题简单化、形象化、直观化。

崔天齐： 用管道理论来看疾病的病因，是怎样的呢？

云鹤师父： 风、寒、暑、湿、燥、火，都能让管道堵塞、变形，然后形成病变。比如一遇到寒，寒就会把我们的穴位、经络、毛孔、韧带、肌肉、筋膜一起收缩而压迫血管和神经。因为寒主收引，这个管道就收缩了，就被堵住了，因为人有外行炁和内行炁，由内而向外的外行气属热气，由外向内的交换气属内行气，管道被收缩后，热就不能从里面排出来。外面的进不去，里面的出不来，就没有形成交换。这就是为什么有的人外感风寒了，就一会儿发烧，一会儿畏寒，实际都是管道被堵住而导致的。

还有的人一旦外感风寒，痔疮就犯，为什么呢？就是因为上面的管道被堵住了，热出不来。热在里面有时候又会往下走，哪个地方管道有问题就在哪个地方给你开花，所以外感风寒还可能引发痔疮。

因此要治外感风寒引起的痔疮，就不能简单地用凉药，而应从外感风寒下手，把上面的管道疏通，让热从上面发出去。下面再用凉药，双管齐下才能把这个问题解决掉。

关节炎也是因为受寒后，使管道收缩，产生无菌性炎症。其实只要用太素药灸或太素的贴将受寒关节加热，管道一通，血液循环一加快，痛就缓解了。就像一条小河沟，如果被堵住了，很快就会发臭腐烂；一旦疏通，水就清亮了！用那么多抗生素，把肝肾都伤了，有必要吗？实在有点伤财害身。

在太素经脉医学看来，很多病都是管道被挤压造成的。如果一个人过度肥胖，胰腺被挤压，胰腺分泌的胰岛素没法从管道排出来，就会形成糖尿病。这就是为什么很多人减肥成功后，发现血糖也恢复正常了。

崔天齐：这到底是为什么？

云鹤师父：用管道理论来解释就很好解释，就是管道占位，肥胖过度压住了这个管道，胰岛素分泌不出来，血糖就升高了。

崔天齐：还有没有别的例子呢？

云鹤师父：再比如现代医学的腔隙性脑梗死，它是在长期高血压的基础上，血管壁发生病变，最终管腔闭塞，导致缺血性脑梗死。缺血、坏死和液化的脑组织由吞噬细胞移走形成空腔，所以成为腔隙性脑梗死。在我们太素经脉医学看来就是管道不通，被堵到了。应该怎么办呢？简单嘛，就是用药物疏通堵到的管道。那选择哪些药物呢？在我看来应该首先选用引经药物，如天麻、钩藤、石菖蒲、郁金、麝香等，加用活血而不出血，止血而不留瘀的药物如三七。另外，如果有颅内压增高，首先以减轻内压为主，例如把各种管道如胃肠管道排空，把血液中多余的水分从小便排出，从而减轻内压。这相当于现代医学使用利尿剂减轻颅内高压，使用血管舒张剂扩张痉挛的小动脉，降低血压。

俗话说，不通则痛，通了就不痛。所以说太素经脉医学，就是疏通人体所有管道的"管道工"。

崔天齐：造成人体内的管道不通的原因，请您归纳起来给我们讲讲吧。

云鹤师父：造成人体内的管道不通有很多原因，归纳起来有外因和内因。外因就是外来的原因使管道不通，如风寒使斜方肌产生收缩，压迫血管，导致血液不通畅，就会产生水肿、炎症、瘀血，等等，反过来又会压迫神经，产生疼痛、麻木。如果水肿严重者，还会产生脑供血不足，使人突然晕厥倒地。内因是七情六欲引起的，如忧郁焦虑产生的肝气不舒，使胆管堵塞，产生胆囊炎。也就是自身情绪原因致使管道不通，导致疾病。如本因引起的，比如说遗传产生的肺部肿瘤，肿瘤逐渐长大，对气管产生占位，对管道产生挤压，最终导致管道堵塞。

这三个原因的关系是：外因在某种程度上可以决定内因，内因在某种程度上也可影响外因，但通常的情况是外因通过内因而起作用。

而在太素经脉医学和中医当中，在分析病因的时候，还增加了本因，这就绝了！由字面我们可知，它可以解释许多既不是内因也不是外因的病因。它就是遗传，本因病就是遗传病，如心脑血管硬化、高血压、低血压，只要一把脉就知道，是家族性的，如果不是隔壁生的，可以上追三代，也可以下推三代。有的人说太素脉法把脉，把儿子可以知道老子的病，把老子可以知道儿子的病，是不科学的，是迷信的，其实是他们不懂遗传，不懂本因脉所造成的误解。

崔天齐：太有道理了，太科学了！

（二）有形管道和无形管道的病因、病机

崔天齐：有形管道和无形管道都分别有什么样的病因、病机呢？

云鹤师父：无论是有形管道还是无形管道，都会受到风寒、风热、风痰、风湿、放射线的影响，而无形管道还会受到无形能量的影响，如地球的磁场、电场、太阳风暴、宇宙射线、邪炁、病炁等。

有形管道的病因

1. 外因

（1）六淫（风、寒、暑、湿、燥、火）

①风寒对管道的影响

风寒：外感风寒使有形管道和无形管道造成收缩堵塞，进而产生发烧、发热、咳嗽、上气不接下气的问题。在这里我顺便说一句，中医有一个说法，叫"寒入里化热"，这个说法是错误的，寒入表是表寒，寒入里是里寒，寒就是寒，不可能化为热。"寒入里化热"这个概念是由于不明白人体是由管道构成的，一旦管道受寒收缩，内气不能外行，外气不能内走，内外二气不能交换所致，并非是寒入里化热！

②风热对管道的影响

风热外感多为感受风热之邪，但有相当多的病人是先感受风寒之邪，寒邪入表，管道受寒而收缩从而堵塞，内部热量不能与外界进行交换，从而产生内热。这也解释了为什么我说"寒入里化热"是错误的说法。

（2）疠气（病毒、细菌）：随着疠气在管道沉积，很容易发生管道腐蚀、病变，影响炁血的运行。

（3）瘴气：指有毒气体二氧化硫及一氧化碳等，是南方山林中湿热蒸郁能致人疾病的有毒气体，多指热带原始森林里动植物腐烂后生成的毒气。

（4）各种污染，比如装修后房屋内的甲苯、甲醛、噪声、光污染、电磁辐射、空气污染、水污染、食物污染（饲料鸡、饲料鸭、饲料猪、饲料鱼）、农药污染（杀虫剂、喷洒农药的蔬菜水果）等。

2. 内因

胃风：一种是外部的风邪中于胃者，以腹胀、泄下、多汗、恶风为特征。《素问·风论》："胃风之状，颈多汗恶风，食饮不下，隔塞不通，腹善满，失衣则䐜胀，食寒则泄，诊形瘦而腹大。"

还有一种胃风是自己体内产生的，由于胃消化不良产生的腐气，常使人反饱作胀、嗝逆。

肠风：一种是外淫风木之邪，内乘于肠胃所致，《素问·风论》云："久风入中，则为肠风飧泄。"

还有一种是肠道由于消化不良、菌群失调、吸收不好、排泄不畅产生的浊气，常使人感觉腹胀、肚胀、放臭屁。这种浊气就是甲烷。

膀胱风：风邪乘袭膀胱。右肾炁弱，使膀胱的炁化功能失调，产生的臊气，即氨气。

肺风：肺受风邪所致的疾患。《素问·风论》："肺风之状，多汗恶风，色皏然白，时咳短气，昼日则差，暮则甚，诊在眉上，其色白。"

崔天齐：除此之外还有肝风吧，《素问·风论》："肝风之状，多汗恶风，善悲，色微苍，嗌干善怒，时憎女子，诊在目下，其色青。"

云鹤师父：这个地方是非常有意思的，也是太素经脉医学和中医不同的地方。太素经脉医学认为，不存在肝风，因为从解剖上看，肝是全封闭的，没有管道与外在的空气相连，所以没有外风；内部没有像其他管道具有的消化和气化功能，所以不存在内风。

你提到的《素问·风论》中讲的肝风，是因为中医在摸脉的时候，把肝胆跟脾胃位置颠倒所产生的误会。濒湖脉法中，右手寸脉为肺、关脉为脾胃，左手寸脉为心、关脉为肝胆。而我们太素脉法是右手寸脉为右肺、关脉为肝胆，左手寸脉三分之二为左肺、三分之一为心，左手关脉为脾胃。就是因为这样的差别，形成了外风、内风的不同认识。当然至于孰对孰错，还是要在实践中去检验。

崔天齐：如果对上述问题的认识不一样，那么用药也会不一样咯？

云鹤师父：那是当然。所以在古代的药方当中，肝胆和脾胃的药如果经濒湖脉法摸脉就常常被用反，造成疗效不佳，脾胃病和肝病很难医治。往往把药调转一下用，疗效就好了。

3. 不内不外因

（1）饮食失节

①高血脂使我们的有形管道——血管堵塞

由于摄入过量油脂导致血液中油脂过多，血流过慢，使血液中氧含量降低，人容易疲劳，血管受损，血脂块容易附着在血管壁上，造成脑血栓。生活告诉我们，人油与猪油没有什么区别，动物油脂有固体和液体两个形态，当动物油脂遇热时就变成液体，当动物油脂遇冷时就变成固体。而油脂在体内变为固体的时候，它通常在我们某个部位存在，最明显的是肚子——俗称奶油肚皮。当油脂以液体存在于血液的时候，这时我们的身体就变得十分脆弱，如果我们的头部受到风寒侵袭，脑血管收缩，附着在血管壁上的油脂斑块容易脱落，液体的油脂在血液中就会变成固体，就会形成脑血栓，这也许就是脑血栓形成的重要原因之一。

油脂过多还易造成人体的脂肪肝、肝硬化、肝腹水、糖尿病等，可以说在现代亚健康的人群中，高血脂是我们的健康大敌。记得二十年前，我在北京为一个朋友拔火罐，当刺破他的皮肤拔出瘀血的时候，透过玻璃罐我看到半罐子的带乌色的血液，可是过了不到十分钟，把罐子取下时，三分之二却是白色的油脂。在场观看的人都大吃一惊，都劝他要少吃肉少喝酒。他却说："我是食肉动物，没有肉吃饭不香。"过了两年，我又到北京，问起这位朋友，他们告诉我，这位朋友在前一年的冬天死于脑血栓。

②摄入过量的蛋白质

这里讲个关于"二战"的故事，"二战"快结束时，苏联红军解救了一位关在波兰集中营的犹太囚犯。这些犹太人大多被饿得皮包骨，苏联红军见他们可怜，就把受伤的战马杀给这些囚犯吃。这些人已经几年都没有吃过油荤了，大家都很高兴，狼吞虎咽地吃了大量的肉，结果却成为他们最后的晚餐。第二天清早，苏联红军发现这些吃了马肉的人都死了，究其原因，出乎所有人的意料，是蛋白质中毒。

还有一个故事，大家都知道四川人喜欢吃回锅肉，回锅肉的做法是有肉、有汤、有菜。在"文革"期间，人们的生活非常贫困，每个月只配半斤肉，那时候如果哪家在炒回锅肉，路过的人闻到飘来的肉香都会不自觉地走慢点多闻几口香气。当时我有一位同学，他的父母准备招待客人，炒了两斤回锅肉，结果客人因故没有来他家，他父母也舍不得吃，就叫他多吃点，他也是平常没有吃到什么荤，就吃了一斤多肉，当晚父母上夜班去了，第二天回来发现他已经死了，医院检查结果是体内蛋白质过多引发了急性胰腺炎。

③摄入过多的碳水化合物

④摄入过多的糖

（2）房事失节（过度或禁欲）

（3）大呼小叫伤气、虫兽所伤、中毒、金疮、跌损压溺等

有形管道的病机

1. 管道阻塞（瘀堵、堵塞）

寒气入皮

寒气入肉

寒气入筋

寒气入骨

寒气入髓

寒气入脏

寒气入腑

（寒主收引：《素问·举痛论》说："寒则气收""寒气客于脉外则脉寒，脉寒则缩蜷，缩蜷则脉绌急，绌急则外引小络，固卒然而痛"；寒性凝滞：即凝结、不通之意；寒性属阴，阴寒过盛易伤阳气，人体阳气不足以驱阴寒之邪，反被阴寒所伤，即所谓"阴胜则阳病"。）

暑：特别容易伤气伤津。津液是人体内正常的水分，中暑的人，气一脱，津液一少，大量出汗，尿又很少，这时候人就容易昏倒。

湿：湿性重浊，湿性黏滞。湿邪易把阳炁堵住。

燥：燥邪干涩，易伤津液和肺。

火：火和热是一类的，热加重后就叫火，伤津液及肺。

风：因为寒邪和热邪很难单独侵犯人体，它们往往借助风邪，所以说"风为百病之长"。

瘀血：《灵枢·脉度篇》说："气之不得无行也，如水之流，如日月之行不休，故阴脉荣其脏，阳脉荣其腑，如环之无端，莫知其纪，终而复始。其流溢之气，内溉脏腑，外濡腠理。"血液循行于血脉之中，由气推动，周流全身。血脉为血液循行的管道，如果在管道中堵上了一堆痰湿，气推着血运行到那里就停滞下来了，过不去了，结果血液运行不畅，受到阻滞，或溢出脉外，瘀于体内，称之为"瘀血"，瘀血慢慢在管道内发生病变，从而形成更糟糕的疾病。

2. 七脏九腑

本身的脏腑器官若存在功能问题也会影响炁机的运行，使管道逐渐病变。

无形管道的病因

（1）撞邪。

（2）病炁（他人的病炁影响自身）。

（3）风水。

（4）强磁场、强电场、放射线、宇宙射线、太阳风暴、太阳黑子、电磁辐射（手机）。

（5）次声（声波）：自然界中的海上风暴、火山爆发、大陨石落地、海啸、电闪雷鸣、波浪击岸、水中漩涡、空中湍流、龙卷风、磁暴、极光等都可能伴有次声波的发生；人类活动中的火炮发射、导弹飞行、核爆炸、轮船航行、汽车急驰、高楼和大桥摇晃，甚至像鼓风机、搅拌机、扩音喇叭等也都能产生次声波。

（6）五星对人体的影响（出生时，如水星靠近地球，人的肾脏容易出问题，依此类推）、日月对人体的影响（太阳黑子的运动十一年为一个周期，月亮对人的影响更是显而易见）、内压和外压对人体血压的影响等。

实际上一个病，把管道弄清楚，一个是有形管道，一个是无形管道。弄清楚它们是怎样重叠的，是怎么互相影响的。再是它的病因、病机，然后才是怎么用药。从理论到实践，从实践到理论，反反复复去捉摸它、理解它，把所有的理论问题、治病问题管道化、简单化。

（三）有形管道和无形管道的堵塞是造成亚健康和疾病的根源之一

崔天齐：那我们身体内部有没有细菌和病毒？

云鹤师父：这个问题问得好，在我们谈到亚健康和疾病的根源的时候，我们往往忽略了一个问题，那就是我们自身所携带的细菌和病毒。我们的耳道内难道没有细菌和病毒？我们的鼻腔难道没有细菌和病毒？我们的口腔里难道没有细菌和病毒？我更想问我们的胃肠难道没有细菌和病毒？回答是肯定的：有，都有。

崔天齐：那我们为什么在常态下不犯病呢？

云鹤师父：那是因为我们的耳道通畅，我们的鼻腔通畅，我们的口腔通畅，我们的胃肠道也通畅，我们的毛孔通畅，我们的支气管通畅，我们的经络通畅，我们的穴位通畅。

如果我们的鼻腔和颈部受到风寒侵袭，得了外感风寒，有形管道的小血管、微血管、支气管、毛孔和无形管道的经络、穴位就会被收缩，然后毛孔和穴位就会紧闭，流清鼻涕，打喷嚏，严重一点就会发热、咳嗽，并且上气不接下气。如果我们通过西医的检查就会发现有细菌有病毒，为什么那么快会出现这样的情况呢？第一，其实我们的管道内自身就有细菌和病毒，在平常管道通畅的情况下，病菌和病毒是平衡的，不会对我们人体造成危害，导致亚健康和疾病，一旦受寒，我们的毛孔、穴位、经络、支气管、鼻腔内的管道收缩，有形管道和无形管道就被堵塞，细菌和病毒就大量繁殖；第二，无形管道的经络和穴位被收缩，内部的能量与外界交换不畅，热就会封闭在人体内，就会发热、咳嗽，上气不接下气。

崔天齐： 如何解决这些流清鼻涕、打喷嚏、发热、咳嗽的症状呢？

云鹤师父： 我们先来谈一下一个关于治理小河的故事。有一天，有一条小河被堵住了，河水很快就变质发臭，怎样解决这个问题呢？防疫站的站长是一个学西医的人，他学的是西方的防疫方法。有一位道长也在旁边，大家就出主意来解决小河发臭的问题，防疫站长首先发话说要先杀菌和灭毒，各种人力和药品加起来要 2 万多元。又征求道长的意见，道长说："不要用这种劳民伤财的方法，而且这种方法还会给河水带来化工产品所引起的副作用，会毒死鱼虾，破坏环境，等等。"他说请两个民工把小河疏通就行了，只要 200 元就能解决问题，让大自然去杀菌灭毒，而且还没有什么副作用，对环境没什么破坏。有句话叫"思路决定出路，而思维方法又决定了我们的思路"，水中本身就有细菌和病毒，但只要它是流通的就可以维持一个平衡，这就是中国人都知道的流水不腐的道理。人体的消化道不正是这样的吗？所以我在解决肠胃堵塞的时候常用生大黄，肠道疏通了就好了。

我们现在回到太素经脉医学和西医是如何解决流清鼻涕、打喷嚏、发热、咳嗽症状的问题上来。我们从小河的故事可以发现，在解决问题的时候，他们的思维、思路和方法是不一样的，西医认为这些症状主要是由细菌和病毒造成的，解决的方法是以杀菌、杀病毒为主，多用抗生素，其结果是有害细菌、病毒和有益细菌、病毒都被杀死了，但抗生素对肝肾的副作用也出现了。我们常常看到许多西药抗生素，无论是口服药还是注射药，都标明了它的副作用，但很多人还是图方便花大量的钱去服用那么多的化工产品，这些化工产品所带来的副作用又会在他的身上体现出来，然后又开始抱怨西药的这些副作用。说句公道话，这是你自己的选择，是你自己的问题，而不是西药的问题。

崔天齐：太素经脉医学是怎么来解决这个问题的呢？

云鹤师父：太素经脉医学认为，细菌和病毒与人类是共生的，我们的人体离不开细菌，也离不开病毒，这是一个自然的现象。我们的肠胃就是细菌的天堂，没有细菌的帮助，我们无法消化食物，没有细菌的帮助，我们也无法吸收食物。道家的自然观认为人与细菌、病毒是一个共生关系，所以只要这种关系是平衡的，就不会对人体造成亚健康和疾病。近代医学研究认为，婴幼儿如果生长在特别干净的环境内，反而会对婴幼儿免疫功能的建立产生不利的影响，我们稍微观察周围的人群也知道，农村婴幼儿的免疫力比城市婴幼儿的免疫力要强。

太素经脉医学通中论认为问题的产生是由管道的堵塞引起的，解决问题的根本方法是疏通管道。太素经脉医学以疏通有形管道和无形管道为主，一方面使用天然的动植物药适当消炎，另一方面通过大小便将多余的病毒和细菌排出，从而使外感风寒所引起的发热、咳嗽、上气不接下气等问题得以解决，而且没有副作用。如果太素经脉医学是当班医生，唯一的副作用就是会导致医院收入减少，太素经脉医学只求救世活人，而不求赚钱多少。

另外我们还需要指出的是，尽管西药在杀菌方面确实有独到之处，但是对小小的外感风寒病毒却束手无策，往往用的是中草药的抗病毒冲剂，虽然病菌被杀灭了，但是咳嗽、心累心跳、上气不接下气等症状却仍然存在。如遇到手提重物上楼爬坡时严重气喘劳累，究其原因是病毒没有排完，外感风寒病毒躲在了心包经，并且这种症状会持续多年，我遇到的这种病人很多。

第二节　太素通中论的来源

崔天齐：你给我们介绍了太素通中论，那你提出这个理论，有何依据吗？

云鹤师父：关于通中的来源，我在前面序言提到了通中有五个来源，这里我再向大家详细地进行介绍。

第一，生物的启示

我们知道，这个苍蝇呢，它是在最脏的地方生活，吃最脏的东西，可以说苍蝇全身带菌。可是为什么它自己不得病？它可以带着细菌满世界地跑？随便什么地方它都可以去，可是它自己就不生病。有一次我就发现，我们在办公室里吃蜂蜜，吃完过后难免有一些滴在桌子上。这个时候苍蝇就飞过来了，在那吃蜂蜜，我就在那看，观察。不到一分钟，它一直在吃又一直在排，一直在吃一直在排，让我吃惊的是它排的速度这么快。

我们知道，有时候排呢，是一个很好的事情。治疗时，有汗涌下三法。在皮肤里面是用汗法，在胃以上我们用涌法。那么在胃以下，在肠里面呢？我们就要把它排出去，就是用泻法。泻有两个，小便和大便都可以把它排出来。我就发现这个苍蝇怎么有点奇怪，怎么边吃边排呢？

它吃那么多，排到哪去了呢？哦，后来才发现，因为细菌，是那么脏的东西。细菌肯定也被它排了，为什么？细菌要繁殖的话它本身也需要时间。那个病毒要产生的话也要有时间，趁细菌、病毒还没有繁殖就把它排走，我发现最后就是这个道理。

最近我看到了一个报道，就是关于蟑螂体内为什么有杀灭金黄色葡萄球菌的功能，也可有杀灭大肠杆菌的功能，其原因就在于蟑螂生活在最肮脏的地方，它要生存就必须有杀灭细菌的抗体。其实蟑螂和苍蝇有异曲同工之妙，蟑螂是由于有杀灭细菌的抗体存在，而苍蝇确实有一边吃一边排的这个能耐，它把细菌、病毒等有选择性地排出体内，苍蝇的这个能耐就是它得以生存的法宝。

后来由此我联想到，人体也是由各种管道组成的，人为什么会产生亚健康，会生病呢？就是因为管道的不通，新陈代谢的时间过长，说明白一点就是有的人大便不通畅，有的人小便不通畅，有的人汗腺也不通畅，还有的人胃肠道不通畅，由于这"四不通"，就带来了其他的连锁反应。如大便不通带来的危害：一是病菌在体内产生的毒素，反而被肠吸收了。如果被肠吸收了这个毒素，就会对大脑细胞产生毒害。二是给病菌在肠胃的繁殖提供了时间和环境，如果病菌在体内繁殖的数量大于有益菌群，这将会发生由量变到质变的转变，使人体细胞受到伤害。三是内压升高。由于内压的升高将会推动血压的升高，这对于患有高血压或心脏病的人群来讲相当危险。

又比如小便不通畅带来的危害：一是容易患膀胱炎、输尿管炎症、肾炎、尿毒症，二是会出现全身浮肿。胃肠不通带来的危害会导致胃胀、胃痛、胆囊炎、胰腺炎，还有毛孔不通畅带来的危害，经络和穴位不通畅带来的危害，等等。

这里顺便给你们讲一个四川谐剧的笑话，这个笑话是批评随地吐痰这种不文明的举动，而这个吐痰的人回答了一句很耐人寻味的话："啥子哦！随地吐痰不卫生？有痰不吐就更不卫生。"虽然这个不文明的人是在狡辩，但他的回答确实是话丑理端。

我是一不小心看到了苍蝇吃东西，一边吃一边排，而产生了联想，发现了通中，这也是我多年学道、悟道的结果。我想可不可以把这个悟道的过程与结果叫作师法自然呢？也许你会认同我的说法。

所以人要调理好自己，首先要使自己的管道通畅。胃肠道、食道、食管这些都是大管道，这些大管道一定要通。它们一堵，马上会产生病菌、病毒，这些病菌、病毒在一段时间内一旦繁殖，那你所有的火气都会堵在里面，就会产生问题。小管道也是一样，包括血管、支气管、淋巴管、经络，等等，这些堵塞了也要出问题。

过去讲天龙、地龙、人龙。天龙是壁虎，地龙是蚯蚓，人龙是蛔虫、寄生虫。我们用生大黄排这个人龙——寄生虫。吃下去后，加强胃肠蠕动，有时候肠黏膜都会被排出，一旦肠黏膜被排出，请问那些寄生虫和虫卵在肠道内还有依附吗？所以道家有言："要想不死，肠无渣滓；要想长生，肠内要清。"排出了那些寄生虫和虫卵，就是用的苍蝇的原理。我受到这个启发，以这个为基础，形成了自己的太素经脉医学理论——通中论。

第二，古人的启示

大禹治水的故事，在《尚书》《国语》《史记》《山海经》等书中都有记载。据传，尧帝在位的时候，黄河流域洪水泛滥，民不聊生，尧就任命鲧来治水。鲧花了九年时间造堤筑坝，结果洪水一来，堤坝被冲毁，造成的生灵死伤和财产损失更严重。舜帝继位后，发现鲧办事不力，有负重托，就处死了他，让鲧的儿子禹来治水。

禹这个时候，就换了一种思路，改变他父亲用堵的办法，而是开渠排水、疏通河道，把洪水引到大海中去，并且与大家一起劳动，三过家门而不入。十三年过去了，终于疏通了九大河道，开通了九大山脉之间的道路，把江河水导引流往东海。这个时候，天下太平，人民安居乐业，禹受到舜帝的高度赞扬，最后把帝位又禅让给他。

大禹治水是以疏通为主，李冰父子修都江堰的思路也是如此，且更为巧妙。我们现在提到成都平原，都称之为"天府之国"。其实在战国以前，水旱灾害十分严重，岷江从灌县（今都江堰市）流入成都平原，每到汛期，山洪暴发，江水奔腾而下，成都平原就成为一片汪洋。而岷江东岸的玉垒山把江水挡住，造成东旱西涝。

秦国蜀郡太守李冰一上任，看到这个情况，就想办法解决这个问题，结果就主持修建了都江堰水利工程。其根本思路也是疏而不堵、围而不塞、因势利导。

李冰首先依照疏通管道的思路，带着他的儿子和部下，经过实地勘察，想到要先在玉垒山上凿一个出口，于是用火烧石，再浇冷水，反反复复，最后凿出了一个瓶口状的出口，取名叫"宝瓶口"。开凿玉垒山分离出来的石堆，叫"离堆"。第一步完成后发现，江东地势比西侧高，水还是不容易进来。为了使江水顺利流进宝瓶口，灌溉东边干旱的地区，李冰率众在江中修筑分水堰——"鱼嘴"，将岷江一分为二，东侧的一支，称为内江，窄而深，被迫流入宝瓶口；而西侧的一支，称为外江，宽而浅。

这样一来，枯水期时水位较低，六成的江水自然流入河床低的内江，再经宝瓶口，流入成都平原；丰水期，大部分水又从江面较宽的外江排走，防止成都平原洪涝。又为了保证洪水到来时夹带的石沙不堵塞宝瓶口，李冰又在鱼嘴尾部靠宝瓶口的地方修建了分洪的"平水槽"和"飞沙堰"。这样一来，洪水经过平水槽漫过飞沙堰时，水流形成自然的漩涡而产生离心力，就能把流到内江的沙石抛过飞沙堰，扔到外江去，减少了泥沙在宝瓶口的瘀塞。

堰，就是围而不断；而坝，却是拦腰切断。疏通，以水治水，李冰解决问题的法宝就是疏通管道，首先凿出宝瓶口，类似太素经脉医学用"灸"法来通中；其次营造鱼嘴，来强行疏通管道，类似于太素经脉医学中的"针"法；最后，又营造飞沙堰，借助自然产生的离心力来去除瘀堵，这就如同太素经脉医学丹道修炼在人体中形成的自然能量堆，通过内炼而自然使百脉畅通。都江堰治沙的六字诀——"深淘滩、低作堰"，也都是在讲疏通。那么我们今天讲通中论，也是从大禹和李冰治水的思路中得到了启发。比如卵巢囊肿，在西医看来是必须做手术的，而太素经脉医学则巧妙地运用了天应星、地应潮的观点，运用以水治沙的方法，采用中药（美通丸）让月经量增加，以达到排出囊肿的效果，可谓妙哉！

第三，经典的启示

《黄帝内经》有大量内容涉及"通"的问题。这些内容，也是通中论的理论来源，下面分类列出：

1.人与天气相通（天、地、人三才相通）

《生气通天论》："黄帝曰：夫自古通天者生之本，本于阴阳。天地之间，六合之内，其气九州九窍、五脏、十二节，皆通乎天气……故圣人传精神，服天气，而通神明。失之则内闭九窍，外壅肌肉，卫气散解，此谓自伤，气之削也。"

2.脏腑通畅的问题

《玉机真脏论》："帝曰：夫子言脾为孤脏，中央土以灌四旁，其太过与不及，其病皆何如？岐伯曰：太过则令人四支不举；其不及，则令人九窍不通，名曰重强。"

《灵兰秘典论》："主不明则十二官危，使道闭塞而不通，形乃大伤。"

《评热病论》："今气上迫肺，心气不得下通，故月事不来也。"

《标本病传论》："夫病传者，心病先心痛，一日而咳，三日胁支痛，五日闭塞不通，身痛体重，三日不已，死。"

《举痛论》："热气留于小肠，肠中痛，瘅热焦渴，则坚干不得出，故痛而闭不通矣。"

《调经论》："阳受气于上焦，以温皮肤分肉之间，令寒气在外，则上焦不通，上焦不通，则寒气独留于外，故寒栗。""帝曰：阳盛，生外热奈何？岐伯曰：上焦不通利，则皮肤致密，腠理闭塞，玄府不通，卫气不得泄越，故外热。帝曰：阴盛，生内寒奈何？岐伯曰：厥气上逆，寒气积于胸中而不泻，不泻则温气去，寒独留，则血凝泣，凝则脉不通，其脉盛大以涩，故中寒。"

《至真要大论》："民病胃脘当心而痛，上支两胁，膈咽不通，饮食不下，舌本强，食则呕，冷泄腹胀，溏泄瘕水闭，蛰虫不去，病本于脾。""帝曰：反治何谓？岐伯曰：热因寒用，寒因热用，塞因塞用，通因通用。必伏其所主，而先其所因。"

《阴阳类论》："此六脉者，乍阴乍阳，交属相并，缪通五脏，合于阴阳，先至为主，后至为客。""二阴一阳，病出于肾，阴气客游于心脘下空窍，堤闭塞不通，四肢别离。"

3. 经脉通畅的问题

《上古天真论》："二七而天癸至，任脉通，太冲脉盛，月事以时下，故有子……七七任脉虚，太冲脉衰少，天癸竭，地道不通，故形坏而无子也。""帝曰：有其年已老而有子者，何也？岐伯曰：此其天寿过度，气脉常通，而肾气有余也。"

《诊要经终论》："少阴终者，面黑齿长而垢，腹胀闭，上下不通而终矣。太阴终者，腹胀闭不得息，善噫善呕，呕则逆，逆则面赤，不逆则上下不通，不通则面黑，皮毛焦而终矣。"

《举痛论》："寒气入经而稽迟，泣而不行，客于脉外则血少，客于脉中则气不通，故卒然而痛。""寒气客于冲脉，冲脉起于关元，随腹直上，寒气客则脉不通，脉不通则气因之，故喘动应手矣。"

《缪刺论》："今邪客于皮毛，入舍于孙络，留而不去，闭塞不通，不得入于经，流溢于大络而生奇病也。"

《四时刺逆从论》："春者，天气始开，地气始泄，冻解冰释，水行经通，故人气在脉。"

4.通畅与否的原因

情志因素。《举痛论》："喜则气和志达，荣卫通利，故气缓矣。悲则心系急，肺布叶举，而上焦不通，荣卫不散，热气在中，故气消矣。恐则精却，却则上焦闭，闭则气还，还则下焦胀，故气不行矣。寒则腠理闭，气不行，故气收矣。炅则腠理开，荣卫通，汗大泄，故气泄。惊则心无所倚，神无所归，虑无所定，故气乱矣。劳则喘息汗出，外内皆越，故气耗矣。思则心有所存，神有所归，正气留而不行，故气结矣。"

郁症。如《六元正纪大论》："木郁之发……民病胃脘当心而痛，上支两胁，膈咽不通，食饮不下，甚则耳鸣眩转，目不识人，善暴僵仆。"

风淫。如《风论篇》："岐伯对曰：风气藏于皮肤之间，内不得通，外不得泄。""胃风之状，颈多汗恶风，食饮不下，膈塞不通，腹善满。"《至真要大论》："岁厥阴在泉，风淫所胜，则地气不明，平野昧，草乃早秀。民病洒洒振寒，善伸数欠，心痛支满，两胁里急，饮食不下，膈咽不通，食则呕，腹胀善噫，得后与气则快然如衰，身体皆重。"

痹症（风寒湿三气杂至，合而为痹）。如《痹论篇》："心痹者，脉不通，烦则心下鼓，暴上气而喘。""其不痛不仁者，病久入深，荣卫之行涩，经络时疏，故不痛；皮肤不营，故为不仁。"

5. 不通导致的病症

《玉机真脏论》："岐伯曰：脉盛，皮热，腹胀，前后不通，闷瞀，此谓五实。"

《通评虚实论》："隔塞闭绝，上下不通，则暴忧之病也。暴厥而聋，偏塞闭不通，内气暴薄也。"

《热论篇》："三阴三阳、五脏六腑皆受病，荣卫不行，五脏不通，则死矣。"

《脉解篇》："所谓癫癞疝肤胀者，曰阴亦盛而脉胀不通，故曰癫癞疝也。"

6. 不通的治疗方法

针法：《离合真邪论》："帝曰：不足者补之奈何？岐伯曰：必先扪而循之……抓而下之，通而取之，外引其门，以闭其神。"

《针解篇》："九针通九窍。"

《气穴论》："疾泻无怠，以通荣卫，见而泻之，无问所会。"

《三部九候论》："索其结络脉，刺出其血，以见通之。"

《调经论篇》："神不足者，视其虚络，按而致之，刺而利之，无出其血，无泄其气，以通其经，神气乃平。"

《热论篇》："岐伯曰：治之各通其脏脉，病日衰已矣。"

《刺法论篇》："太阴复布，少阳不迁正，不迁正则气塞未通，当刺手少阳之所流。少阳复布，则阳明不迁正，不迁正则气未通上，当刺手太阴之所流。"

除了上面这些直接论述人体通畅的问题外，《五脏别论》还指出："六腑者，传化物而不藏，故实而不能满也。"后人据此总结出"六腑以通为用"的理论，对六腑病症的治疗颇有指导意义。总之，通中论受《黄帝内经》这些内容的启发，以人体管道论为基础，结合传统太素经脉医学的医学理论及实践，将"通中"理论运用到人体有形管道、无形管道的各个方面，运用到病因病机以及治疗养生的各个环节中，形成了通中论完整的医学体系。

第四，修行的启示

由于在传承和修炼内丹术的过程中，一些基本的要领就说明了人体是由管道构成，如道家将大脑分为九宫；如奇经十一脉，血液的循环，经络的子午流注；如五行的生克制化；如对人体七脏九腑的认识，如吸、抵、闭、撮，对气息和肌肉的控制，呼吸的深柔细长；如后天返先天，玄关展窍，坎水逆流，安炉立鼎，炼精化炁，再安炉又立鼎，炼神还虚。如此"先天炁，后天炁，得之者常似醉"岂不美哉？如此"造化生乎身，宇宙在乎手"岂不伟哉？

第五，现代科学的启示

一是解剖学。其实我们翻开解剖学的书，如果我们换一个视角来看的话，就会发现人体就是一个管道的巨系统，如淋巴管、血管、输尿管、输精管、输卵管、肾小管、胆管、胰管、支气管、胃肠道、尿道，等等。我们的脏腑，比如肺脏布满了气管、血管、淋巴管、经络，还有肝脏也是布满了静脉、动脉、淋巴管、胆总管，等等。我们再看心脏，心脏内也布满了静脉、动脉、淋巴管等管道。又如我们的骨骼，如脊柱内的椎管是管道，大腿骨、小腿骨里面都有骨髓充填，严格说也是管道。还有人体的九大系统——运动系统、神经系统、内分泌系统、循环系统、呼吸系统、消化系统、泌尿系统、生殖系统和免疫系统，都是由大大小小的管道构成。我们吃进的食物靠的是管道，我们通过大便小便排出的垃圾靠的是管道，我们的一呼一吸靠的也是管道，我们的毛孔呼吸排汗靠的还是管道，就连我们人类的生殖繁衍靠的仍然是管道。从以上可以看出，人体是由管道构成的，人体生命的维持主要是靠这些器官通过管道的运作。所以，解剖学从另一个角度印证了通中论是可行的，是科学的。

二是生物学。细胞学说告诉我们，凡是有机体，凡是有生命的动植物都是由细胞组成的。人是动物，所以人体所有的器官和管道都是由细胞构成的，一旦管道受到堵塞，首先是我们的细胞要受到损害，如呼吸管道堵塞将会造成大脑细胞的损害。

基因科学告诉我们，细胞由细胞核和细胞膜构成，细胞基因的突变、基因的序列、男女的差别，都是由基因决定的，这就是"种豆得豆，种瓜得瓜"的道理。根据基因科学的研究，我们知道人体的很多疾病都是有遗传性的，比如管道的畸形是由基因的缺陷而造成的，高血压患者可以上推到他的父母之一必有高血压的病史，这些都与基因的遗传有关。太素脉法有同样的诊断结果，这就说明了太素脉法的神奇是有科学依据的。

达尔文的生物进化论又告诉我们"物竞天择，适者生存"，不适者就要被淘汰。在我们人体内，在我们人类几百万年的进化过程中，不需要的器官和管道早就被淘汰了，现在我们人体内的任何一个器官，任何一个管道都是通过进化而来的，都是有作用的，都不能轻易地放弃，那么机体器官的"用进废退"原则使我们知道人体的器官管道必须经常使用，这对我们如何保养管道、调理管道、使用管道提供了一个理论依据。

三是力学。我们又从简单的力学中关于气压的理论来看，在海拔低的地方气压要大些，在海拔高的地方气压要小一些，而人体又有一个内压，当人长时期生活在海拔低的地方或者海拔高的地方，他的内压和外压是平衡的，一旦突然改变外部环境，也就是说长时间居住在高海拔地方的人突然去了海拔低的地方，他的内压就小于外压，20% 的人都有这个反应，这叫低原反应。如果长时间居住在低海拔地方的人突然去了海拔高的地方，他的内压就大于外压，也是 20% 的人有这个反应，这叫高原反应。无论是高原反应还是低原反应，都是外因通过内因而起作用。关于高原反应的问题，我会在案例分析当中专门详细地谈关于高原反应的病因病基和如何调理。

从古至今，太素经脉医学的最基本的要求就是要"上知天文，下知地理，中辨万物"，对其他类型的医学而言，太素经脉医学在这方面的要求是非常高的，我就是从苍蝇的生存环境中受到启发而创立通中理论的。太素经脉医学"通中"就非常注重地域的差异而采取不同的治疗法则。在我国，西北方天气寒冷，其病多外寒里热，应散其外寒，而凉其里热；东南方天气温热，因阳气外泄，故易生内寒，所以应收敛其外泄的阳气，而温其内寒，这是所谓的"同病异治"，即同样发病，因地域不同而治法不同。所以说气候寒凉的地方多内热，可以用寒凉药治之，并可以用汤液浸渍的方法；气候温热的地方多内寒，可治以温热的方法，以加强内部阳气的巩固。治法必须与该地的气候相同，才能使之平衡无病，但必须辨别相反的情况，如西北之人有假热之冷病，东南之人有假寒之热病，又当用相反的方法治疗，充分体现了治的灵活性。同时，地区不同，药材的质量也不同，太素经脉医学除了考虑药材的外观、质地、气味、采收季节等因素外，药材生长的自然地理环境也是判断质量好坏的重要因素之一。所以，我们的用药基本上都是著名产地出产的，特别是在四川奇山异水的环境下，名药好药种类尤其多，我在四川也有这个地利的优势。

天的变化对人的影响很大，我们修炼的人知道，天变则地变，天象也会大变，人受的影响也非常大，人的心脏首当其冲。因为人体的电场和磁场受到影响，首先干扰了心脏的生物电脉冲正常波动。尤其是其他恒星的变化，超新星的爆发，对地球发射的粒子流，让人感受很大的压力，这个粒子流足够大的时候就影响了地球的板块运动。所以我们在研究人的疾病的时候，要研究天文天象，把人的疾病与天文天象联系起来，中国古人早就这样做了，这足以证明中国古代医家的伟大。今天我们在研究地震的时候，我们也应该研究天文天象，我们应该向中国古代医家学习，把天文天象的变化跟地震联系起来。朋友们说是不是这样？

第三节　有形系统与无形系统

张征：能不能给我们讲讲有形系统与无形系统的具体内容？

云鹤师父：要彻底弄清楚什么是通中论，需要弄清楚什么是有形系统，什么是无形系统。

张征：《道德经》中的"有无相生"，是不是体现了有形系统和无形系统之间的关系呢？

云鹤师父：《道德经》里老子说："有无相生，难易相成，长短相形，高下相倾，音声相和，前后相随。"世界是"有形"与"无形"构成的，"有形"为肉眼可见，"无形"为肉眼不可见。"有"生于"无"，"无"是"有"的另一种表现形式。现代物理学也已经发现，宇宙间除了显性物质以外，还充斥着大量的隐性物质，或称暗物质，也许这些暗物质决定了我们的命运，决定了生老病死。

所以太素通中论认为，人体是由两大系统构成的：一是有形系统，二是无形系统。

张征：愿闻其详。那什么是有形系统呢？

云鹤师父：首先我们来解释什么是生物生命，简而言之，以细胞构成的生命，我们就称之为生物生命；以细胞构成的管道，我们就称之为有形管道；以有形管道构成的循环系统，加上以细胞构成的组织，由组织构成的器官，我们就称之为有形系统。有形系统在解剖学上通常情况下是看得见摸得着的，或者是你摸不到，但是借助放大镜、显微镜也是看得到的，如细胞、微血管等。有形系统包括七脏九腑、有形的管道和血液等。

张征：什么是无形系统呢？

云鹤师父：首先我们来解释什么是能量生命。简单来说，以炁为基础构成的三魂七魄，我们称之为能量生命；以炁为基础构成的管道，我们称之为无形管道；以无形管道和能量生命构成的能量生命循环系统，我们称之为无形系统。无形系统包括三魂七魄、奇经十一脉、十二经络、孙络、炁、穴位等。无形系统在解剖上通常情况下是看不见摸不着的，这个无形系统只有通过内丹术的修炼和通常的内功的锻炼，才能感觉得到它的存在，就算用电子显微镜，还是看不到。而现代物理学的困惑也正在于此，因为我们的科学技术还没有达到这个程度。

人死以后，这个无形的系统离开人的有形系统这个躯体，也就不存在了，至于到哪里去了，我们在此就不讨论了。

张征：谁来指挥这个系统呢？

云鹤师父：灵、元神、识神。

张征：师父，那传统医学观点里的精炁神跟有形系统与无形系统是什么关系呢？

云鹤师父：我们是通过可见与不可见来划分有形系统和无形系统的，简单来说无形系统主要由精、炁、神构成。

张征：太素经脉医学对精炁神的认识是什么？

云鹤师父：传统太素经脉医学对精炁神的认识，主要是在丹道修炼中积累起来的，称三味（精、炁、神）为内药。王家祐老师就不吃外药，他吃的都是内药，六十多岁了，走路都不驼背，脊椎骨也不弯。《高上玉皇心印妙经》里面也讲："上药三品，神与炁精。恍恍惚惚，杳杳冥冥。存无守有，顷刻而成。回风混合，百日功灵。"

精炁神有先天和后天之分。先天精炁神为体，后天精炁神为用，通过修炼能够从后天返回先天。刘一明《修真辨难》认为，炼先天精，而交感精自不泄漏；炼先天炁，而呼吸之气自然调和；炼先天神，而思虑之神自然静定。就是讲的这个关系。

早在汉代，《太平经》就讲："人欲寿者，乃当爱炁尊神重精也。"这三样药你不爱，偏偏爱这样美味、那样补品，就很难达到健康、长寿。

张征：这三味药下去有什么效果呢？

云鹤师父：《性命圭旨》有一句话比较有名："神满不思睡，炁满不思食，精满不思淫。"

拿精来说，老子讲道："惚兮恍兮，其中有象；恍兮惚兮，其中有物；

窈兮冥兮，其中有精；其精甚真，其中有信。"从内药的角度来说，怎么讲呢？人精气充足，就会有明确的生理反应。所以《道德经》在讲到婴儿时，有一句话："未知牝牡之合而全作，精之至也。"这是说，小男孩并不知道男女交合之事，生殖器却可以勃起，这就是因为精气聚积到极致的效果。

有一个案例，一个练气功的老人，意外的情况下骨折了，为他打钢钉的时候，打了十几个小时都没有打好，为什么呢？因为他的骨质密度是年轻人的两倍。一般老人骨质疏松，如果内家拳练得好，也都有这种本事，抗击打的效果特别好。《黄帝内经》讲肾主骨，这就是肾精的作用。

张征： 现代太素经脉医学的看法是什么？

云鹤师父： 在我们看来，太素经脉医学认为"精炁神"是构成人体生命的三大物质基础，即所谓"人身三宝"，故太素经脉医学对人这一生命体的认识主要以此三宝为基础。

第一层面：精，即元精，也可称为形。精遇卵则变为人形或精变大为形，形缩小即为精，故精形一体。

第二层面：炁，即元炁、卫炁、营炁、宗炁、肝炁、心炁、胆炁、膀胱炁，等等，其形成人的经络、生物电、生物磁场、炁场等。

第三层面：神，即元神，包括三魂七魄，其形成人的精神、潜意识、思想；三魂——精魂、炁魂、神魂；七魄——藏于五脏及脑、睾丸（男）或卵巢（女）之魄，心魄、肝魄、脾魄、肺魄、肾魄、祖魄、宗魄。这里我们把居于脑中的魄称为祖魄，居于睾丸或卵巢中的魄称为宗魄，一般中医没有这两魄，这于我也是师承而来。

第四节　有形系统—脏腑管道—生物生命

张征：您的观点认为人体所有的脏腑系统都是管道构成的？

云鹤师父：太素通中论认为人体的七脏九腑、四肢、百骸、眼目都由管道构成，如心脏由各种管道构成，肝脏亦由各种管道构成，胃肠、胆、膀胱、椎管等皆由管道构成。血液循环系统（心脏、血管等）、淋巴系统（淋巴管等）、消化系统（口、食管、胃、胰腺、胆管、肠等）、泌尿系统（肾、输尿管、膀胱、尿道等）、生殖系统（前列腺、睾丸、输精管、卵巢、子宫、乳房、输卵管、阴道等）皆为管道，并且脏与脏之间、腑与腑之间、脏与腑之间皆由管道相连接。可以说人体就是由大管道、中管道、小管道、微管道等各种管道构成，血液、淋巴液、尿液、粪便、唾液、消化液、汗液、精液、月经血等在管道中流动，维持人体正常的新陈代谢。此管道在肉眼或显微镜下可见。

张征：之前您只提到七脏，那相对应的九腑是指什么？

云鹤师父：太素经脉医学的九腑是在六腑的基础上，加上脊柱，然后男性加上精囊、前列腺，女性加上子宫、乳房。太素经脉医学把大脑和心分离开，还要把肾里面的睾丸和卵巢分离出来。只有分离出来，我们在诊断的时候，才能准确无误，治病调理的时候才能落到实处，达到好的效果。

张征：太素经脉医学如此细分的关键原因是什么？

云鹤师父：因为我们要诊断精准，原来的五脏六腑不能满足精准的要求，所以我们就以太素经脉医学问世，来解决这个诊断不精准的问题。太素经脉医学和中医有一些差别，太素经脉医学要修道，他必须了解睾丸或者卵巢的功能；要斩赤龙（把月经炼回去，也就是不让卵子成熟，造成人为停经）、降白虎（男子修炼得不遗精）。怎么降？怎么斩？怎么让"金丹直上泥丸顶，降下重楼落丹田"呢？为了弄清楚这些问题，就需要专门研究人体的大脑、睾丸、卵巢这些器官。所以太素经脉医学把大脑分成九宫，同样也是修炼时发现的。

我们的大脑这么重要，如果不列为一脏，对现在的很多疾病都没有办法研究。同样的道理，睾丸、卵巢也很重要，它们是生命的原动力，你说应不应该列为一脏？对于大脑的认识，在东晋时期就已经有一本道经叫《洞真太上道君元丹上经》，里面就把大脑分得很清楚了。

总的来说，太素经脉医学通中论对人体脏腑的认识可以归结为"七脏九腑"，这是太素经脉医学通中论所独有的认识。

七脏九腑分为男女两套不同的系统

男性的七脏九腑：

七脏：肝、心、脾、肺、肾、大脑、睾丸。

九腑：胆、小肠、胃、胰腺、大肠、膀胱、脊柱、精囊、前列腺。

女性的七脏九腑：

七脏：肝、心、脾、肺、肾、大脑、卵巢。

九腑：胆、小肠、胃、胰腺、大肠、膀胱、脊柱、子宫、乳房。

七脏与九腑的对应关系

脑为脏，脊柱为腑。

肺为脏，大肠为腑。

心为脏，小肠为腑。

肝为脏，胆为腑。

脾为脏，胃、胰腺为腑。

肾为脏，膀胱为腑。

（男）睾丸为脏，前列腺、精囊为腑。

（女）卵巢为脏，子宫、乳房为腑。

太素经脉医学七脏九腑对应表									
男	脏	肝	心	脾	肺	肾	大脑	睾丸	
	腑	胆	小肠	胃、胰腺	大肠	膀胱	脊柱	精囊	前列腺
女	脏	肝	心	脾	肺	肾	大脑	卵巢	
	腑	胆	小肠	胃、胰腺	大肠	膀胱	脊柱	子宫	乳房

张征：这七脏九腑的位置及功能，太素经脉医学是不是也有独到的认识？

云鹤师父：下面我们就看看七脏九腑的位置形态和功能。

1. 脑—脊柱

（1）中医对大脑的认识

云鹤师父：脑位于颅腔之中，脑由髓汇聚而成，故称脑为"髓海"。大脑分为左右半球，其表面有许多凹凸不平的沟回。脑直接与髓相通连。大脑的生理功能是主思维意识，脑为人体的思维器官，精神意识之所在。在《黄帝内经》中已有"头者，精明之府"的记载，但无更深入的研讨。实际上，在藏象理论中是把人的精神意识活动统归于以心为主的脏腑之中来认识的；但后世也不断有医家提出异议，如李时珍提出"脑为元神之府"，清代医家汪昂提出"人之记性，皆在脑中"，等等。

作为高级生命活动的思维、意识、记忆、情感活动等，其产生机制甚为复杂，在这方面中医尚缺乏系统的研究，现代科学技术也尚未彻底探明，但有一点肯定的是，精神意识活动必须以脑髓精血作为物质基础。脑主感知感觉，司语言行为。

王清任在《医林改错》中指出："灵机记性在脑者，因饮食生气血、长肌肉，精汁之清者化而为髓，由脊骨上行入脑，名曰脑髓。盛脑髓者，名曰髓海。其上之骨，名曰天灵盖。两耳通脑，所听之声归于脑，脑气虚，脑缩小，脑气与耳窍之气不接，故耳虚聋；耳窍通脑之道路中，若有阻滞，故耳实聋。两目即脑汁所生，两目系如线长于脑，所见之物归于脑。瞳人白色是脑汁下注，名曰脑汁入目。鼻通于脑，所闻香臭归于脑。脑受风热，脑汁从鼻流出，涕浊气臭，名曰脑漏。看小儿初生时，脑未全，囟门软，目不灵动，耳不知听，鼻不知闻，舌不言。至周岁，脑渐生，囟门渐长，耳稍知听，目稍有灵动，鼻微知香臭，舌能言一二字。"

脑又主脏腑，协调与控制整体生命运动。大脑作为机体生命中枢，调控着全身脏腑器官形体组织的各种生理活动，因而成为机体内最重要的脏器，是人体内生命活动及各个脏腑的主宰。喻嘉言在《寓意草》中指出："头为一身之元首，穹然居上，乃主脏而不奉藏者也。虽目通肝，耳通肾，鼻通肺，口通脾，舌通心，不过借之为户牖，不得而主之也。其所主之脏，则以头之外壳包藏脑髓……而脑之上为天门，身中万神集会之所，泥丸一宫，所谓上八景也。"脑的这种统率诸脏而协调全身的作用，中医认为是因为"五脏之神皆统于元神"，即全身脏腑的生命活力均受控于脑。

（2）太素经脉医学对大脑的认识

张征：以上是中医对大脑的认识，那么太素经脉医学有没有不一样的认识呢？

云鹤师父：在古代，无论是中国还是西方，都把人类的意识活动归诸于心。道家对大脑及其功能的认识，经历了一个发展的过程。道家把脑部分为九宫，其中最重要的一宫称为"泥丸"。"泥丸"也有脑神等其他含义，这个概念早在东汉就出现了。张道陵祖师所传《太清金液神丹经》卷上云：

"雄雌之黄养三宫，泥丸真人自溢充。绛府赤子驾玄龙，丹田君侯常丰隆。三神并悦身不穷，勿使霜华得上通。"

至魏晋时期《黄庭内景经》出世，对泥丸有了更进一步的认识，例如经文中提道：

"至道不烦决存真，泥丸百节皆有神。发神苍华字太元，脑神精根字泥丸。"

"一面之神宗泥丸，泥丸九真皆有房……但思一部寿无穷，非各别住俱脑中。"

又如"泥丸夫人当中立""保我泥丸三奇灵"，等等。梁丘子对注《黄庭经》时提到："泥丸，脑之象也。""泥丸，脑神名。"又引《洞神经》称："脑为泥丸宫。"这里对泥丸的解释虽有不同，但都源于道家在修炼实践中对大脑的认识。

《云笈七签·诸家气法·元气论》引《上清洞真品》称："脑实则神全，神全则气全，气全则形全，形全则百关调于内，八邪消于外。"引《仙经》称："一阴一阳谓之道，三元二合谓之丹，溯流补脑谓之还，精化为气谓之转。"注解《道德经》"天得一以清"一句称："天即泥丸，有双田宫、紫宫，亦曰脑宫。宫有三焉，丹田、洞房、明堂，乃上三一神所居也。其名赤子、帝卿、元先，常存念之，即耳聪目明，鼻通脑实矣。"

《云笈七签·诸家气法·延陵君修养大略》称："上元丹田，脑也，亦名泥丸；中元丹田，心也，亦名绛宫；下元丹田，气海也，亦名精门。"这里脑与心的关系，在修炼时，就是上丹田与中丹田之间的关系。

《太清中黄真经》中"百窍关连总有神"一句，中黄真人注称："鼻脉复通于脑脉，故脑热而鼻干。"

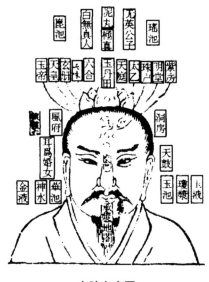

大脑九宫图

（3）大脑九宫学说

大脑九宫学说是太素经脉医学对脑内部区域之划分，九宫之中各有神君居之。大约出于东晋时期的《洞真太上道君元丹上经》称："两眉间上，却入三分为守寸双田，却入一寸为明堂宫，却入二寸为洞房宫，却入三寸为丹田宫，却入四寸为流珠宫，却入五寸为玉帝宫。明堂上一寸，为天庭宫。洞房上一寸，为极真宫。丹田上一寸，为玄丹宫。流珠宫上一寸，为太皇宫。凡一头中有九宫也。"

这是太素经脉医学对脑内部区域的划分，九宫之中各有神君居之。比巴普洛夫对大脑的功能划分至少早了1500年。所以不管什么理论，我们还是一句话，理论总是灰色的，生命之树长青，要按实实在在的东西去研究、完善，不要抱残守缺。

道经中对大脑九宫的阐释还有很多，不妨列举如下：

《道枢·平都篇》称："夫脑者一身之灵也，百神之命窟，津液之山源，魂精之玉室也。夫能脑中圆虚以灌真，万穴直立，千孔生烟，德备天地，混同大方，故曰泥丸。泥丸者，形之上神也。"

《修真十书·存守九宫诀》称："头有九宫，上象九天，下法九地。"并分别列出了九宫的名称：明堂宫、洞房宫、丹田宫、流珠宫、玉帝宫、天庭宫、极真宫、玄丹宫和天皇宫。

《修真十书·谷神不死论》称："头有九宫，上应九天。中间一宫，谓之泥丸，又曰黄庭，又曰昆仑，又名天谷，其名颇多。"

《太上黄庭中景经》李千乘注引《二十四神行事诀》称："脑神在头九宫正九，当顶内脑膏之中，形长一寸一分，高五分半，向前面外坐，守丹田神是也。"

（4）脑主元神论

《太上老君内观经》谈道："太一帝君在头，曰泥丸君，总众神也。照生识神，人之魂也。司命处心，纳生元也。无英居左，制三魂也。白元居右，拘七魄也。桃孩住脐，深精根也。照诸百节，生百神也。"对大脑总理一身之神的功能，谈得非常清楚。

曾慥《道枢·神景篇》称："天谷者，泥丸之宫也。上赤下玄，左青右白，其中有黄焉，斯元神之府也，谷神真一之至灵者也。其为吾之性欤，而心为其用焉。"明确提出了脑主元神、脑为体心为用的观念。

《修真十书》收白玉蟾《谷神不死论》称："谷者，天谷也，神者，一身之元神也。天之谷，含造化，容虚空；地之谷，容万物，载山川。人与天地同所禀也，亦有谷焉。其谷藏真一，宅元神。是以头有九宫，上应九天。中间一宫，谓之泥丸，亦曰黄庭，又名昆仑，又名天谷，其名颇多。乃元神所住之宫，其空如谷，而神居之，故谓之谷神。神存则生，神去则死。日则接于物，夜则栖于梦，神不能安其居也。"

张征：那么对于脊柱这一腑，太素经脉医学有什么说法？

云鹤师父：太素经脉医学认为生命在于脊柱，因为七脏九腑都是悬挂在脊柱上，靠脊柱支撑。中枢神经也是由脊柱为管道发散出去的，人体的脊髓是借助椎管运送到大脑。道家提倡的坎水逆流、还精补脑也是要靠椎管上至大脑。一旦脊柱受损，中枢神经会受到影响，七脏九腑都要受到影响。如胸五椎有问题，心脏就会受到影响。颈椎如出现问题，就会头昏脑涨，大脑和思维就会受到影响。若颈椎出现问题压迫了血管长期影响脑供血，还会出现脑萎缩，甚至引发失智症。所以脊椎直接关系到我们的生活质量，生命在于脊柱。

2. 肺—大肠

张征：肺的生理功能是怎样的呢？

云鹤师父：肺位于胸腔之中，分左右两叶。肺体通过气管与咽喉、口腔、鼻腔相连，直接与外界相通。肺为魄之处、气之主。肺的生理功能主要是主气司呼吸，通调水道，宣卫肃浊，肺朝百脉。《素问·五脏生成》说："诸气者皆属于肺。"《素问·经脉别论》说："饮入于胃，游溢精气，上输于脾，脾气散精，上归于肺，通调水道，下输膀胱，水精四布，五经并行。"中又有"经气归于肺，肺朝百脉"的记载。概括来说，肺的生理功能主要反映在对气、血、水有调节的作用。

张征：《素问·灵兰秘典论》还记载到："肺者，相傅之官，治节出焉。"形象地将肺比喻为古代朝廷中的丞相。

云鹤师父：太素经脉医学通中论认为，修炼的时候也要注意这个问题，不能老是把阳炁运到肺部，阳炁一到这里就把肺上的水蒸干了。肺有一个作用，叫炁化，它能把液体水转化为气体。当水受到加热时，它会由液体变为气体，所以我们呼出去的不仅是二氧化碳，还有水分，人体很多水分都是通过肺呼出来的。

张征：但如果肺脏不好的人呢？

云鹤师父：就失去了运化功能嘛，运化功能失去以后体内湿气就开始积累，如果肺部再受风寒，很有可能就发生咳嗽，形成支气管炎、哮喘。所以我们在调理身体的时候就要掌握肺的这个运化功能，肺阳不足的人，这种功能就不足，导致尿多、湿气重。

张征：怎么解决这个问题呢？

云鹤师父：补命门火，补肺。

张征：那大肠呢，有什么说法？

云鹤师父：大肠位于腹腔之中下部，为一腔性器官。其上口在阑门处与小肠相接，下端即肛门。另外，在大肠的起始部有一庞大的盲端，称为盲肠。在盲肠末端有一较细小而短的肠体，称为阑尾。

大肠的生理功能主要是吸收从小肠传下来的食物残渣中的水分，使之转化为大便而成形，并在大肠的传导作用下，最终通过肛门被排泄到体外。大肠传导排泄糟粕的作用受胃、肺、肾等脏腑功能的影响。胃气一降则腑气得通，大便才能正常排泄。肺与大肠相为表里，肺气的肃降作用也有助于大肠的传导排泄。

关于大肠的吸收和排泄问题，太素经脉医学通中论认为，人体有"一个中心，两个基本点"，就是以肠胃为中心，以左肾和右肾为两个基本点，右肾分管大肠的吸收和排泄。因此，太素经脉医学通中论认为，大肠吸收和排泄出现问题，以调理右肾为主。

张征："一个中心，两个基本点"，也就是说不管这个人得了什么病，一定要先调理这个人的肠胃，还得兼顾左右两肾。

云鹤师父：是哦。

3. 心—小肠

张征：那心脏和小肠呢？

云鹤师父：心脏位于胸腔之内，两肺叶之间。心外有心包络裹护。心与脉管相连通，其内有多个腔室。心的生理功能主要是主血脉，全身的血液与脉管都由心所主，清代医家何梦瑶在其著作《医碥》中曾经提出，血色为什么独红？这是因为血为心火所化、为心火所成，所以说心生血。心主藏神，对于神的认识，中医历来就有"心神说"与"脑神说"之争。如《素问·灵兰秘典论》说："心者，君主之官，神明出焉。"《灵枢·卫气》说："神生于五脏，舍于五脏，主导于心。"《灵枢·邪客》记载："心者，五脏六腑之大主也，精神之所舍也。"

小肠位于腹腔中下部，为一管状腔道器官，其上口在幽门处与胃下口相接通，其下口在阑门处与大肠相通连。小肠的生理功能主要是接受从胃传下来的食糜，将其进一步消化成水谷精微营养物质与食物残渣，并吸收营养中的精微物质，将食物残渣下传大肠。

4. 肝—胆

张征："肝胆相照"一词，是不是来源于此？

云鹤师父：确实是来源于医学，"肝胆相照"及"披肝沥胆"都形容对人忠诚，最初的意思是说肝与胆互为表里，生理关系非常密切，胆汁之所以能正常发挥作用，要依靠肝的疏泄功能。反之，胆汁排泄不畅也会影响到肝。

《黄帝内经》中说："肝者，将军之官，谋虑出焉。胆者，中正之官，决断出焉。"足厥阴肝经在里，负责谋虑；足少阳胆经在表，负责决断。只有肝经和胆经相表里，肝胆相照，人的健康才有保证。

肝位于腹腔中，右胁内。肝的生理功能主要是主疏泄，调畅气机，促进津血运行，促进脾胃消化，调畅情志，调节生殖机能。《格致余论》言："主闭藏者，肾也；司疏泄者，肝也。"另外肝还有贮藏血液、调节血供量的功能。

胆位于右胁内，附于肝之短叶间。胆为一形态中空的腔囊状器官，一端为盲端，另一端开口于胆总管，并通过此与肝、十二指肠相连。胆的生理功能主要是贮藏排泄胆汁帮助消化，胆还主决断果敢，如《素问·灵兰秘典论》称："胆者，中正之官，决断出焉。"

中国大部分医生，把胆病当成胃病来治。因为《黄帝内经》讲脾胃属土，在颜色上属黄，脸色一发黄很多人认为就是脾胃出了问题。我们在摸脉时一摸，是胆火，胆火出来了，胆汁反流到胃，引起胆汁返流性胃炎，影响消化吸收和睡眠，表现在脸上，脸色就发黄，所以治疗胃肠一定要考虑到胆的问题。治肝胆必治肠胃，治肠胃必治肝胆，同时调理左右二肾。

5. 脾—胃、胰腺

张征：《素问·灵兰秘典论》："脾胃者，仓廪之官，五味出焉。"它们的生理功能有哪些？

云鹤师父：脾位于中焦，横膈下方。关于脾的位置、形态，自古以来就有多种说法。《医贯》说："膈膜之下，有胃盛受饮食，而腐熟之。其左有脾，与胃同膜，而附其上。其色如马肝赤紫，其形如刀镰。"《医学入门》记载：扁似马蹄又如刀镰。根据古人的记载，可知古文献中的脾相当于现代解剖学中的脾与胰腺。脾的生理功能主要是运化水谷、水液，主升清，将水谷精微向上升至心肺以化生气血，又可升提内脏，不致下垂。脾还能统摄血液，使其在脉内正常运行而不溢出脉外。如《难经·四十二难》说脾："主裹血，温五脏。"沈目南在《沈注金匮要略》

中说："五脏六腑之血，全赖脾气统摄。"

胃居中焦，中上腹部，是一个呈囊状的肌性器官，前人又称之为"脘"。胃上口通过贲门与食管相连，胃下部通过幽门与十二指肠相接。胃的腔面附有一层黏膜，称胃黏膜，具有保护胃体、分泌胃液以行消化的作用。胃的功能主要是接受与容纳从食管传下的食物，并通过腐熟将其消化成食糜。另外胃主通降，在胃气的作用下不断地向下排送食糜以及使整个消化道保持气机下行而通畅。

胃气的通降作用不仅对胃本身的功能起作用，而且整个胃肠消化道都在胃气的通降作用下传化水谷，排泄糟粕，以保持其通畅，从而为食物代谢的顺利进行创造了条件。

我们的牙齿是把固体咀嚼成糊状，经过口中分泌的液体把糊状物变成浆液，在胃里面进行消化变为液体，然后才能吸收，变成液体之后还要把它变成气体，把它呼出去，不然人身上的水就太多了。

过去人们往往把胃叫作酒囊饭袋，西医外科更是敢对胃进行"大刀阔斧"地切除四分之三。其实胃对食物的运化、转运，对炁机的升降开合，绝对是不可或缺的。胃一旦被痰黏住（我们称为痰迷心窍），或者被食物堵住，那么人的情绪、血压及其他脏腑会受到很大的影响。

胃还有很神奇的地方，胃神经元对食物可以做出天然的选择，一般以偏食为表现。对人体有害的食物进入体内，胃神经元会有排异作用，一般以呕吐的方式排斥。所以，我们通常说胃肠是人体的第二大脑。

另外，胃的经络不畅往往会影响到心脏，胃不好的人心脏也经常莫名其妙地隐痛，而查不出原因。所以太素经脉医学通中论认为，调理亚健康，治疗疾病，首先必须把胃肠调理好，正所谓：大道通，小道才通。

游宗发道长认为，不能把胃病治好的太素经脉医学，就不能称之为太素经脉医学。赵学健老师更是强调，治病先从胃开始。我在实践当中进一步把胃肠作为中心来看待，有了"以肠胃为中心"的提法，所有的疾病都应以肠胃为中心来调理。

另外，胃酸、胃疼、胃胀、萎缩性胃炎、胃水肿、胃幽门螺旋杆菌、胃幽门水肿等很多问题，都是由胆汁返流引起的，因此在调理胃的时候，一定要考虑到肝胆的问题。若胆有问题，胃必定有问题，胆的问题，往往表现在胃上，这在我的切脉生涯中不断得到验证。所以，调胃必调肝胆。

6. 肾—膀胱

张征：对于肾—膀胱应该怎么理解？

云鹤师父：肾位于腰部，脊柱两侧左右各一，外形椭圆而一侧稍弯曲，状如豇豆。肾通过输尿管直接与膀胱相通连。肾的生理功能是主藏精，具有生精、化精、藏精、泄精以使机体进行生殖繁衍的作用。肾主水，具有主持调节人体水液代谢的功能。《素问·逆调论》说："肾者，水脏，主津液，主卧与喘。"肾主纳气，协调肺以摄纳清气，保持呼吸的一定深度，具有防止呼吸浅表的作用。清代医家林佩琴在《类证治裁》中说，肺为气之主，肾为气之根。肺主出气，肾主纳气，阴阳相交，呼吸乃和。

膀胱在下腹部中央，在上端有输尿管的开口，下有尿道的开口而通于前阴，成为溺窍。膀胱的功能主要是贮存和排泄尿液。

左肾属阴，分管人的内分泌和小便；右肾属阳，分管精神、能量、消化、吸收和大便。

用药时，有的药走左肾，有的走右肾。补肾是补左肾还是右肾，内肾（左右两肾）还是外肾（睾丸），需要分清。

肾好，肺的功能才好，才能把液体转化为气体排出体外。肾为先天之根，所以历代医家无论是养生还是治病都非常重视肾的作用。

道家通过修炼得出：肾水在卦为坎，要想肾好，要想坎水逆流，就必须把肾阳、肾阴补足。肾水逆流入脊髓，灌注大脑，这是还精补脑。这个精是什么精呢？在今天科技看来就是成人干细胞，成人干细胞是原始细胞，可以转化为脑细胞，从而修复我们的大脑；转化为心脏细胞，可以修复心脏；转化为骨细胞，可以修复骨骼系统；转化为血管细胞，可以修复血管；还有可以转化为皮细胞，可以修复皮肤；等等。所以只要打通了脊髓，达到坎水逆流、还精补脑的修炼者，从外表上看较年轻，记忆力超常，所以道家强调肾为先天之本、先天之根。

7. 睾丸—精囊、前列腺

张征： 太素经脉医学是怎么来认识睾丸的呢？

云鹤师父： 还是源于内丹修炼，男性修炼内丹术，首先要"降白虎"——锁住精关，炼精化炁；女子则要"斩赤龙"——断除经血，合称"降龙伏虎"。张伯端《悟真篇》提道："举世漫求铅汞伏，何时得见龙虎降？劝君穷取生身处，返本还元是药王。"（据王沐及刘一明《金丹四百字解》，龙虎为"铅""汞"，"木性""金情"）。

张三丰《无根树》称："屠龙剑，缚虎绦，运转天罡斡斗梢。"（刘一明注龙虎为"气性""妄情"，李涵虚解龙虎为"性""情"）要真正达到降龙伏虎，达到丹家所说"男子修成不漏精，女子修成不漏经"的目的，就离不开对男子睾丸、女子卵巢的认识。

丹经中最早提到龙虎，在《周易参同契·龙虎两弦章》中："偃月法炉鼎，白虎为熬枢。汞日为流珠，青龙与之俱。"这就说明，修炼丹道，要深知龙虎之害，必须先降伏龙虎。据说，魏伯阳著《周易参同契》，得自古文《龙虎经》。丹道中的"龙虎"，喻意有多种，有的指元神与元气，有的指肝与肺，有的指外丹中的水与火。而在内丹修炼中，龙虎首先是比喻女子卵巢分泌卵子导致的经血，以及男子睾丸分泌精子而流出的精液。

《黄庭经》没有借用隐语，直接阐述了保精的重要性。《黄庭外景经》云："玄膺气管受精符，急固子精以自持。""弃捐淫俗专子精，寸田尺宅可治生。"《黄庭内景经》讲得就更加清楚：

"长生至慎房中急，何为死作令神泣，忽之祸乡三灵殁，但当吸气录子精。"

"留胎止精可长生，三气右回九道明。"

"寸田尺宅可治生，若当决海百渎倾。叶去树枯失青青，气亡液漏非己形。"

"急守精室勿妄泄，闭而宝之可长活。"

"仙人道士非有神，积精累气以为真。"

隋唐以后内丹学盛行，钟吕金丹派的经典《钟吕传道集》提出："炼精生真气，炼气合阳神，炼神合大道。"从采药而致神仙，简要论及称："既以采药为添汞，添汞须抽铅，所以抽添非在外也。自下田入上田，名曰肘后飞金晶，又曰起河车而走龙虎，又曰还精补脑而长生不死。铅既后抽，汞自中降，以中田还下田。始以龙虎交媾而变黄芽，是五行颠倒，此以抽铅添汞而养胎仙，是三田返复。五行不颠倒，龙虎不交媾。三田不返复，胎仙不气足。抽铅添汞，一百日药力全，一百日圣胎坚，三百日胎仙完而真气生。真气既生，炼气成神。功满忘形而胎仙自化，乃曰神仙。"

张征： 怎样才能不漏丹，不遗精，进而还精补脑、运转河车？

云鹤师父： 把这个问题讲清楚，就必须对睾丸有很清楚的认识。

钟吕金丹派的另一部经典《灵宝毕法》称："又于日入当用乾卦之时，以聚元气。当入室静坐，咽气搐外肾。咽气者是纳心火于下，搐外肾者是收膀胱之气于内。使上下相合肾气之火，三火聚而为一，以补暖下田。""心为君火，膀胱民火，咽气搐外肾，故心与外肾气聚而为一，故曰'和会'。""乾卦阳气散，故咽心气，搐外肾，以合肾气，使三火聚而为一，以聚元气，故曰'聚散水火'。"

这里提到的"搐外肾"，就是用手兜住睾丸，进而按摩的养生方法。在上面，《灵宝毕法》对搐外肾的功用也讲得很清楚。可见，至少在唐代以前，道教对睾丸的生理功能已经有了比较清楚的认识。王重阳《五篇灵文》论述了受胎时睾丸产生的时间："人自父母胞胎，一身之精粹，其连如环，其白如练。先生三元，后生两肾；两肾既生，渐生两目；后生两外肾，三才既全，五脏六腑，四肢百骸，渐次而生。"

明清以后传世丹经中，对外肾的论述更加丰富。清代内丹家柳华阴《大成捷要》收录了《蜇龙秘诀》，论述了睡功中养外肾的方法：

"诀曰：道在守本命，真火暖外肾，回光内视，神住丹田，先向左边侧身而眠，左手托肋，右手紧握外肾，左腿全屈，右腿半屈半伸。神凝下田，默数呼吸出入之数，三百六十息。心息相依，不得外驰，绵绵密密，不即不离，正身仰卧。两手紧握外肾，着力往前，挣十二下，两腿往前用力伸。闭气腾身，玉枕脚根，手掌着床，一气一次，连腾三次，还虚休息。再向右边侧身，照前行动一周，仍正身仰卧，两手紧抱外肾，照前行功，着力十二下，向上闭息腾空三次，还虚休息。然后侧身用手紧抱肾囊，蜇神下田，若存若亡，一丝不挂，主静立极，先存后亡，入于混沌，此陈希夷蛰龙之法。"

并称："安寝睡醒时，有一阳发生，即行调药功夫，炼精化气之口诀。临明时，再照前行上数息，暖外肾，腾身运气之功。至此则一宿之功毕矣。"最后总结："养得肾囊如火热，就是神仙真妙诀。"书中还称："脐门内号生门，中有七窍，下通外肾，外肾乃精气走之处。"这就直接对睾丸产生精子的生理功能有了明确阐述。

8. 卵巢—子宫、乳房

张征：那女性生殖器官呢？

云鹤师父：子宫位于腹部中央，外形似一倒置的梨，上大下小。下端开口于阴道上端，成为子宫颈，上端称子宫底，宫底两侧衍伸变细为输卵管。子宫的功能主要是产生与排放月经，主孕育、分娩胎儿。

太素经脉医学在女丹修炼中，除童女外，都须断除经血——"斩赤龙"，所以历代太素经脉医学在女丹修炼中，实际上积累了对女性卵巢生理功能的认识。

王重阳《金关玉琐诀》对女丹有一些阐述，如称："男子养精，女子定血。"定血即是斩赤龙。

张征：为什么要斩赤龙呢？

云鹤师父：王重阳说："男子损却精，女人损却血炁，三宝走却元阳，故乃人有疾病无常也。"女性经血流失，导致自身能量耗散，加速老化的进程。那么修炼时，"大炼九转还丹之法……有玉女摸身之法""女子运宝，前安乳香，频进真火，如行此功，一年令妇人如童男""女子炼形如童女"。也就是说，女性斩赤龙之后，经血不再流失，停止人体老化的进程，返老还童，皮肤光泽，生理上呈现童男童女的相貌。

北宗丹法属于清修，需要独身修炼。《金关玉琐诀》称："女子清静四十九日，血炁满，物极者则返。清为浊返，静为动返。心意散失，九窍走却真气，炁浊令女子月水多。"王重阳认为持守清静，才能够防止体窍走失真气，流失经血。

张征：女性斩赤龙是怎样的一个情景？成功后又会怎样？

云鹤师父：王重阳的女弟子孙不二，女丹修炼有成，她著有《孙不二元君法语》，该书收有《女功内丹次第诗》，是女丹丹诀的代表之作。诗中第四首内容如下：

> 静极能生动，阴阳相与模。风中擒玉虎，月里捉金乌。
>
> 着眼氤氲候，留心顺逆途。鹊桥重过处，丹炁复归炉。

描述的就是斩赤龙时身体内景的状况。最后由顺而逆，由下鹊桥返还上鹊桥，经血不再产生，两乳缩如处子。正如《女工炼己还丹图说》对斩赤龙效果的描述："面如桃花肤似雪，到此赤龙永断绝。清静法身本无尘，功满飞升朝玉阙。"

清代贺龙骧辑《女丹合编》，收入明清时期重要女丹著作近 20 种。这一时期女丹经对于不同年龄段女性的修炼都有所阐述，反映了太素经脉医学对女性随年龄变化，卵巢生理功能变化的认识。例如《女功炼己还丹图说》称：

少年血气旺者，心地静者，三月之久，便可斩赤龙而复还童体，面如桃花。

中年妇女修炼，须用太阴炼形之法。夫行此法者，须除思去欲，忘情绝虑，方行此道。算定某日某时月信至，未至前二三日，即宜静养。待至信到，于静室内调息端坐，两手放膝前，用食指掐子午上如拳，闭目存神，调息内观，由乳房照血海，候至真阴之气发动，乃行锻炼之功。若此段工夫。要分真假清浊，如炼假阴浊气，必成疾病，医药罔效。果然真阴发动，周身如绵，醉汉相似。此时，血海中如鱼吸水一般，其乐景有不可以言语形容者。斯为真阴发现之真境也。此景一到，即用真意引过夹脊，上玉枕，透泥丸，过鹊桥，下重楼，入乳房，而仍归于中极血海也。

倘若体衰气弱，二三月之久，真阴毫无动机，无可如何，方用作为之功：先将右乳揉转十二次，后揉左乳十二次，摩脐腹三十六次，口中咽津液三次，咽毕仍照前回光返照，虚极静笃以守之。如此，每日子午二时行持不息，不上一月，自有动机，则可采炼。至真阴尽化为阳气，乳头缩而赤龙斩，变成男体，则真阴炼形之功毕矣。

斩赤龙是一个过程，要反复经过"索龙头""擒虎尾"的过程，也就是在月经将至和月经将净的两个时间段运功修炼，将阴血化为阳炁的功夫。《西王母女修正途十则》还描述了女子内炼时，月经由红转白的现象，称："若欲化血返白，莫如意注溪房，口齿紧咬，加意虚寂心念，炁自归溪达房。加用两掌分揉两乳，先缓后急，先轻后重，共行百四零四，炁聚倍旺，加意后退，分注两腰。更以目神分率炁旋左右，共成七十有二息，必得炁烘若炙。要以意导绕轮，不计其数，必得下极若沸。则此赤化新白，必自化气，穿间升脊、逾枕透谷。"

总之，太素经脉医学通过内丹实践而认识到的卵巢功能，是有生机的，可以逆转的，可以延缓、阻止衰老进程的。

我们从睾丸和卵巢的功能可以看出，生命的延续靠的是睾丸产生的精子和卵巢产生的卵子。我们之所以有青春活力，有创造力，就是因为我们生命体当中睾丸不断产生雄性激素，卵巢不断产生雌性激素。我不得不跳起来，大吼一声："要改变啊，必须要重视生命的睾丸和卵巢，应该把它们立为一脏！"

第五节　血、精、津、液

崔天齐：恁我是明白了，关于血、精、津、液该怎么理解？

云鹤师父：血大家都知道，我就不说了，来自水谷肉食的消化。关于液，我们喝下去的水和茶就称为水。其实在地球上70%多都是水，只有剩下的不到30%才是山脉、陆地等。在人体中仍然是这样的，70%多是液体，不到30%才是骨骼肌肉。

崔天齐：那剩下的精和津又是怎么回事呢？

云鹤师父：那么我们喝下去的水，在命门火的恁化下，上升到华盖，华盖就是肺，通过肺呼出了许多水液，同时也产生了精。因为肺为金，金生水，肾水来源于肺，肾水又通过睾丸产生精，通过卵巢产生卵。同时这些上升的恁，又在肺的凝聚作用下产生了一些津。有些中医认为膀胱起恁化作用，而真正起恁化作用的其实是命门火。命门火衰，不能恁化水液上升予肺，多余的气体不得呼出，而肾不能直接地利用这些水液通过睾丸化精，所以尿自然就变频变多。

关于精的问题，上面谈的是狭隘的精。广义的精，其实还有精微物质的意思。精其实还包含了人体内产生的各种激素、各种微量元素，我们人体是缺一不可的。

第六节　无形系统—经络管道—能量生命

一、炁的本质探讨

刘玉超：师父，对于中医、道家修炼而言，弄清楚炁的本质非常重要，可是我一直都没弄明白，为此我查阅了历史上不少相关名家的论述，但遗憾的是，发现他们也没有讲清楚。后来，我也请教过各大中医院校的教授们，他们都说讲不清楚。那您既是修炼家又是太素经脉医学的集大成者，而且您还学习过现代物理学、化学、生物学、生物物理学、生物化学等，那您是怎么理解炁的？炁的本质到底是什么？

云鹤师父：你这个问题问得太好了！《高上玉皇心印妙经》开宗明义就告诉你：人之三宝，神与炁精。炁是承上启下三宝之一，因此关于炁的本质问题，无论是对太素经脉医学还是中医来说都是非常重要的，是必须要弄明白的首要问题。如果说炁、血是中医、太素经脉医学和修炼者的两个基石，那么可以说我们现在明白了血及其组成部分，而炁这个基石的本质我们还未明了，但必须要弄明白，如果道不明炁的本质问题，它将永远是中医、太素经脉医学和修炼者的硬伤。这里，我先给你说说关于炁的本质现存的几种比较具有代表性的观点。

刘玉超：请讲。

云鹤师父：目前学界和医界运用现代科学理论和方法，对于炁的本质进行了广泛研究，所得出的观点大致有如下几种：

第一种观点可以称为"力能说"，他们认为炁的本质是"力""能量"

或者"能量代谢"，也有人归结为红细胞膜的 ATP 酶性。

第二种观点可以称为"活细胞说"，例如林功铮先生认为生命结构形态和生命活动的基本单位即是细胞——元炁，从而更加深了对于作为"人之根本"的炁的本质即为细胞生命的认识。

第三种观点可以称为"核酸说"，认为炁就是生命整体的物质基础，这物质基础就是核酸。从分子生物学角度看，元炁可能是指生殖细胞中的 DNA（脱氧核糖核酸），而有些补药具有提高细胞 DNA 能量的作用。

第四种观点可以称为"人体场说"。上海交通大学"人体场"小组（1979）应用 AGA750 型热象仪研究内功者的"放炁"时，认为人体能发射某些能量，他们把这种能量称为"人体场"。

第五种观点可以称为"信息说"，认为炁的概念是不同历史条件下的"信息"的同义语，因此，炁的运动形式也是一种信息传输过程。

第六种观点可以称为"带电粒子说"，认为带电粒子的运动实际上就好比炁，因为当具有一定能量的带电粒子在电场或浓度、温度等梯度推动下运动时，就可以与磁场作用产生力学效应。

总的来说，对于炁本质的研究所得出的结论中，核酸说、活细胞说、带电粒子说、信息说、人体场说等观点是从炁的物质概念角度得出的；认为炁与神经系统功能、消化系统功能，以及与造血功能、免疫功能有关等观点是从炁的功能而论的；认为炁的本质是能量的观点，虽然比较普遍，但过于泛化，因为能量这个概念太笼统。你看，热也是能量，冷也是能量，电也是能量，光也是能量，但这些都不是炁的本质。当然，认为炁是粒子，也不够准确。因为在炁这个层面上，还没有把原子核打开，只是把分子给分开了，如 NaCl 进入体内就成为钠离子和氯离子（进入体内的 Na、Cl 的原子核并没有打开），所以说炁还不可能是粒子（粒子是指能够以自由状态存在的最小物质组成部分），也就更不可能是带电粒子。

刘玉超：那您的看法呢？

云鹤师父：我认为，炁就是离子，炁流就是带电离子流或中性离子流。

刘玉超：为什么说是离子？

云鹤师父：目前物理学研究，物质一般有四种形态：固态、液态、气态、离子态。离子态也是一种物质的基本形态，在人体内，离子是物质的，如钠离子、钾离子、钙离子、氯离子、铁离子、镁离子、锌离子等。

刘玉超：可是，炁不是无形的吗？炁若是离子，那不成了有形的了？

云鹤师父：所谓无形是相对于有形而言。我们把肉眼看不见、摸不着的称为"无形"，请问你能看得见、摸得到离子吗？

刘玉超：我可看不见、摸不着。但你说炁就是离子，有证据吗？炁有来源吗？

云鹤师父：当然有证据，当然有来源。

刘玉超：那么您能给我们讲讲炁的来源吗？您认为炁来自哪儿？

云鹤师父：炁来自细胞。

刘玉超：来自细胞？

云鹤师父：是的。1925 年，著名生物学家 E.B.Wilson（1856—1939）曾说："许久以来，大家就明确，一切生物学问题的答案最终都要到细胞中去寻找。因为所有生物体都是，或曾经是一个细胞。"我玩味这句话很久，后来觉得对炁的研究，也应该从细胞开始着手研究。

刘玉超：那您是从细胞的哪些方面开始研究的呢？

云鹤师父：从细胞的结构和功能。首先我们看看细胞的结构，细胞是生物生命的最基本的单位。现代生物学告诉我们：细胞是由细胞膜、细胞质、细胞核构成的，在电子显微镜下观察，细胞的结构又可分为膜相（细胞膜、内质网、高尔基体、线粒体、溶酶体和核膜）和非膜相（核糖体、核仁、染色质、中心体、细胞质基质和核基质等）两大类。

刘玉超：这些都很简单嘛。

刘玉超：这么说来，细胞内不就是"一锅浓汤"，各种分子做做随机热运动，要么扩散，要么渗透，一下子就完了。

云鹤师父：当然不是，你这都是以前的看法了，现代生物学借助物理和化学的发展，进入到分子细胞生物学阶段，发现细胞内部还有更复杂的结构，例如细胞骨架（微丝、微管及中间纤维）、分子马达和离子泵等。

刘玉超：细胞骨架？细胞里面也长骨头了？真好玩哈。

云鹤师父：确实好玩，不过这种"好玩"是经历了艰苦研究而认识到的，直到1963年先进观察手段采用后，人们才广泛观察到各种细胞骨架纤维的存在，称其为"骨架"是一种形象的比喻，骨架中的微管本来就是一种管道。"通中论"中讲人体是由各种管道组成的，其中的"超微管道"指的就是细胞内部结构中的管道。

刘玉超：这些骨架，或者说这些骨架里的微管道有什么作用呢？

云鹤师父：说白了，它们就是细胞这个"生化工厂"的管道嘛，你说化工厂里面的管道有什么作用？就是在反应釜内把一种物质变为两种或两种以上的物质，或者把两种或两种以上的物质变成另一种物质，再通过管道进行输送。

刘玉超：细胞还有这么神奇的功能？

云鹤师父：细胞的功能岂止这一点神奇！生物表现出来的所有生命特征，都是由细胞完成的，细胞的功能造就了生命的多姿多彩，细胞的种类太多了，每种都分化出不同的功能，例如视觉细胞有光线感受功能，神经细胞有传导功能，血细胞有运输功能，等等。这都是细胞功能的外在整体表现。

刘玉超：那细胞的内在功能是什么？

云鹤师父：为了说清楚炁的本质，我们还是稍微科普一下。

细胞的内在功能就是细胞内各部分的分工。从现代生物学来看，细胞膜是细胞和外界环境之间的屏障、物质进出的门户，它配备了各种各样的受体，可以识别细胞内外的各种信号，参与细胞间的识别和通信。细胞膜上具有各种离子通道，细胞能调控膜对特定离子的通透性，也能快速而精巧地改变这种通透性。

细胞质基质在细胞的物质代谢中起着重要作用，许多中间代谢均发生在细胞质基质中。内质网对多种重要蛋白的合成、修饰加工，转运和输出细胞以及对几乎全部脂类的合成起重要作用。高尔基体参加细胞的分泌过程。线粒体是"动力工厂"，通过氧化磷酸化作用，将生物体所摄取的糖、蛋白质、脂肪等营养物质氧化分解，并进一步将食物中储藏的能量转化为化学能，不断供给生理活动的需要。溶酶体是细胞的"消化器官"，不仅有营养防卫的功能，对细胞的生长发育、代谢调节也有重要作用。核仁是一个高度动态的结构，是核糖体的合成、加工、装配等过程的重要场所。

细胞核是真核细胞内最大、最明显、最重要的细胞器，是遗传物质的集中区，对细胞的结构、遗传与代谢等生命活动具有调控作用。

刘玉超：这下我明白了，细胞真是一个微型的、复杂的、自动化的、全能的生化工厂，生命活动所需的一切，都要在细胞中产生。师父能不能再详细讲讲呢？

云鹤师父：更详细的基因问题你去跟细胞生物学家、生物物理学家和生物化学家探讨吧，那是研究细胞的专家们的课题，我知道这些问题他们已经研究得很清楚了。我这里只是要清楚地告诉你一点：离子即炁，是在细胞这个工厂内产生的，换言之，离子——炁，来源于细胞。

刘玉超：离子是如何运输的？

云鹤师父：离子在细胞内产生以后，是通过离子泵经由离子通道运输到细胞外的。搞清楚这一点，不得不感谢现代科技的进步。

刘玉超：离子通道研究清楚了吗？

云鹤师父：据我所知，目前现代生物学只研究清楚了一部分，而且还在初级阶段。从研究历史看，1955 年，A.Hodgkin 和 R.Keynes 曾提出膜上存在着离子通道的推断，通道可以允许专一性离子通过。直至 20 世纪 80 年代，B.Sakmann 和 E.Neher 发明了膜片钳记录技术，这时才有方法检测单个离子通道的离子流。这里你要注意，他们检测到了离子流，但是没有把离子流与太素经脉医学和中医的"炁流"结合起来研究，也没有把离子通道和经络结合起来研究，他们错过了一个重大发现的机会。据我对太素经脉医学的研究，我认为离子流就是"炁流"，离子通道就是孙络、浮络、别络和经络，你注意去研究一下。

刘玉超：那现代生物学对离子功能和作用是怎么认识的？

云鹤师父：关于这个问题，现代生物学虽然有很深入的研究，但认识水平却一般。总结一下，就是生命活动是一个错综复杂的反应过程，离子在调控许多生理活动中起着重要作用，如神经冲动的传导、肌肉收缩、细胞体积的收缩等。离子的缺乏或过剩都会影响生物体正常功能的运行。

刘玉超：那么，太素经脉医学对炁的功能和作用有什么认识？

云鹤师父：首先，炁是构成和维持人体生命活动的基本物质。其次，炁具有十大特性：阴阳性、流动性、储存性、能量性、信息性、场性、周期性、吸收和发放性、阴阳互动性、色彩性。炁的这些特性都很具体，在中医太素经脉医学的诊断和治疗中都有运用。我认为，炁的最大特性是人体无形系统与有形系统的结合点。太素经脉医学对炁和经络在人体中所起作用的认识，与现代生物学对离子和离子通道在生命活动中的认识，具有高度的一致性。太素经脉医学对炁的运用和经络疾病的治疗，已经进行了几千年，非常成熟。

刘玉超：师父，炁的十大特性我明白了。我还想知道，在体内的离子都有哪些呢？

云鹤师父：哈哈，你问得很细！好嘛，我们再科普一下。

首先我们要知道，哪些是我们所必需的元素。从18世纪后叶开始，化学家对生命物质的化学组成才逐渐有所了解。到了今天，我们才知道，有30种化学元素是生物必需的，我们将这30种元素称为生命元素。

刘玉超：哦，我明白了。那这些离子与炁是什么关系？

云鹤师父：离子从血中离开，通过细胞进入离子通道，也就是进入孙络、浮络、别络、经络，我们就称为炁。或者营养成分经过细胞代谢成为离子进入离子通道，这个也称作炁。

刘玉超：那在细胞内的离子，能不能称为炁呢？

云鹤师父：也叫炁。

刘玉超：那当炁进入经络后，经络怎么理解呢？

云鹤师父：经络就是离子通道（现在所谓的离子通道病就是经络病），如果用管道解释，也就是炁的管道。

刘玉超：既然现代生物学、生物化学、生物物理学已经研究了细胞的结构、细胞的功能，近代还知道了细胞骨架（微丝、微管及中间纤维）、分子马达和离子泵等，那他们为什么不深入研究离子的功能和去向呢？

云鹤师父：他们到了这里就难以进步了，他们只知其一不知其二，这是他们的思维方式决定的。他们不知道人还有一个更高级的系统——无形系统，这个系统是以炁为基础的，以经络为通道和连接的。

刘玉超：那离子究竟到哪里去了呢？

云鹤师父：到经络里面去了。首先通过孙络到浮络、别络、经络去了，然后进入了奇经十一脉，进入了无形系统。

刘玉超：原来是这样的。

云鹤师父：我再告诉你，离子一旦离开细胞膜，就进入了孙络、浮络、别络，再进入了经络，开始了一炁周流。

刘玉超：炁滞血瘀，那是不是说炁的流动性不够呢？

云鹤师父：那是肯定的！因为长期以来，中医、太素经脉医学、修炼家、中医粉、太素经脉医学粉、修炼粉都没有找到炁的本质，不能自圆其说，这就容易被那些别有用心的人说三道四，诋毁传统医学。

刘玉超：这是给中医、太素经脉医学、修炼家、中医粉、太素经脉医学粉找到了合理的、科学的解释。

云鹤师父：我不敢说这就一定正确，但我敢说这是能够自圆其说的一种观点。我也是在抛砖引玉，也许这个砖抛出来，能够引来更多的玉，尤其是对那些研究生命科学的专家学者，有一个新的研究方向。不过我也是"打酱油"的，也不要完全相信我，只是我坚持不懈"打了几十年的老酱油"。

刘玉超：那么"血为炁之母"又是怎么理解呢？

云鹤师父：血液为细胞提供了营养物质（包含各种离子，如钠离子、钾离子、钙离子、铁离子、镁离子、锌离子、氯离子等），细胞还有一个功能就是将部分营养物质代谢为各种离子（也许还有待进一步研究），也就是炁。因为血是炁的来源，没有新鲜血液供应的营养物质和离子，细胞内就不会有炁的产生，所以说：炁来源于血，血为炁之母。这就是我对"血为炁之母"的理解和解释。

刘玉超：解释得非常完美！

云鹤师父：太素经脉医学、中医是一个非常完整的系统，我在通中论里面已经讲过，人是由两个系统构成的，一个是有形系统，一个是无形系统。有形系统是系统、器官、组织、细胞，这是以细胞为基础构成的生物系统，我们称之为生物生命；无形系统是由三魂七魄、奇经十一脉、十二经络、别络、浮络、孙络、穴位、炁构成的能量系统，我们称之为能量生命。太素经脉医学、中医不但研究了有形系统，更重要的是研究了无形系统——能量生命。

现代生物学虽然对细胞的研究达到了分子水平，研究了离子、离子通道，在此基础上现代医学研究了离子通道病，但两者都没有触及无形系统的整体，还不知道离子就是炁，不知道离子通道就是经络，还没有将离子通道与经络联系起来，还不知道离子通道病就是经络病，更没有深入到无形系统，对无形系统中很多疾病的发生、发展还一无所知；对无形系统与有形系统互相影响产生的疾病和治疗，更是一无所知。他们对搞不清楚的疾病就取了个名字——综合征。

刘玉超：师父，也就是说以细胞为基础构成了有形系统，以炁为基础构成了无形系统。对了师父，根据你刚才解释的"血为炁之母"，那么大脑又是怎样消耗血液的呢？

云鹤师父：我们就根据"血为炁之母"来解释这个过程，我们以大脑如何消耗血液为例来说明这个问题。大脑是人体中最高级的器官，由近 150 亿左右的大脑细胞构成，每秒处理多达 10 万种化学反应，每天记录 8000 多万条信息。你说，大脑如果满负荷工作，得消耗多少能量？而我们常人的大脑才用了 7% 左右（据说天才只用到了 15%），就消耗了人体 25% 的血液。

当血液进入大脑，脑细胞既能直接运用血液中的各种离子，又能把血液中营养成分代谢为离子——炁，大脑的思维才有了能量。同时，想象才有了图像，大脑运算才有了能量支撑，血液中的离子就是这样被大脑消耗掉的。血液提供的营养物质一旦进入脑细胞过后就被转化为了各种离子，经过离子通道就变成了炁，血液中的营养物质就是这样被大脑消耗掉的。总而言之，血液就是这样被大脑消耗的。

如果测量的话，大脑思维激烈的时候，无论是脑电波还是炁场，都可以测到比平常更强。记住大脑的炁化功能是非常强的，大脑要消耗大量的炁（离子）血（液）。你说大脑对血液的需要量是不是很多呢？

刘玉超：炁的来源、炁的消耗我也知道了，那么炁可以储存吗？

云鹤师父：可以，丹田就是用来储存炁的。

刘玉超：炁可以运动吗？

云鹤师父：炁当然可以运动，如果炁不能运动，人就死亡了。

刘玉超：那炁是怎样运动的？

云鹤师父：炁是通过离子通道运动的，也就是通过经络运动的。这个问题我会在讲经络的本质时详细解答，这个地方我们就不展开讲了。

刘玉超：炁可以形成场吗？

云鹤师父：现代物理学研究的结果，离子是可以形成场的，我们很多时候说"这个人的气场很强"，或者说"这个人的气场很弱"，就是在说其离子场的强弱。

刘玉超：炁可以发放吗？

云鹤师父：道教有个特有的修炼方法，叫"画符水"，就是用手上的炁来画。我的师父游宗法道长当年将此法传授给我的时候，教我左手用"三山诀"顶着一碗水，右手掐"剑诀"在水里画符，一个月过后，我就感觉有一股强大的炁流从我指尖射出。我问师父：这个是什么？师父告诉我，这就是炁。离子当然可以发放，不但可以发放，还可以吸收，每个人都可以发放，只要五分钟，就可以感觉到炁的存在，只是"百姓日用而不知"。

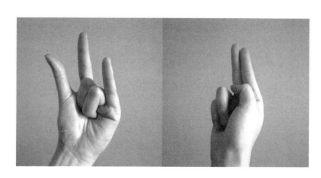

左手"三山诀"   右手"剑诀"

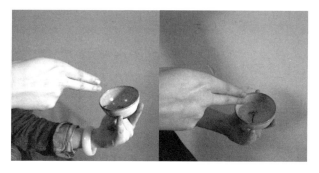

左手"三山诀"顶住一个碗（或杯） 右手"剑诀"指向水碗（或杯）画符

刘玉超：那炁的发放有什么作用吗？

云鹤师父：当然有用，可以用来治病，可以用来疏通经络，可以用来调理自己的身体和别人的身体。我当年的体会是，劳宫穴发出来的炁是热的，手指发出来的炁是凉的。热炁可以用来调理阴寒的身体，凉气可以调理燥热的身体。

刘玉超：原来炁不但可以调理身体，还有冷暖之分。

云鹤师父：炁的作用多着呢，你以后慢慢修炼，时候到了，就会知道炁的作用有多少，说不定你还会有更神奇的发现呢。

刘玉超：关于炁的这个问题已经清楚了，那还有再进一步研究的必要吗？

云鹤师父：哪里，尽管我已经提出"炁的本质就是离子"，但对"炁"的研究才刚刚开始，我只是在抛砖引玉。因为对炁的研究，涉及生命的另一部分——无形系统，要揭示"生命的本质是什么"还有很长的路要走。其实，薛定谔于1943年在爱尔兰都柏林的著名演讲中，就提出"生命是什么"等三个重要思想。

刘玉超：哪三个？

云鹤师父：薛定谔认为：第一，由外界摄入"负熵"的生物体为处于非平衡的系统；第二，生物遗传性状以密码形式通过染色体传递；第三，生物体内存在量子跃迁现象。我认为，对这三个问题的研究才刚刚开始，路途还很漫长。在这漫长的研究之旅途中，应该把古道教对无形系统的研究和西方对有形系统的研究结合起来，如此才能真正解决"生命是什么"的问题。我认为，研究者必须是修炼者，否则站在岸上，怎么知道水的冷暖呢？这里我还要顺便提下：古道教中的神仙道（广成派的内丹术）对生命的研究，其中关于"生物体内存在量子跃迁现象"，早在八千年前就开始了研究。

刘玉超：师父，我记得您教我们要"瓜站瓜坐"，这跟炁有关系吗？

云鹤师父：当然要"瓜站瓜坐"，因为"瓜站瓜坐"是基础。只有"瓜站瓜坐"，你才能感觉到炁的存在，才能开始了解、认识"炁"，才有可能知道炁的各种特性，包括流动性、阴阳性、信息性、场性、色彩性、残留性等特征。有了对炁的感知和认识，才可能进入对无形系统的研究。这些都要通过瓜站瓜坐开始，你已经知道炁的本质了，只要坚持下去，持之以恒，就可能成功，祝你成功！

刘玉超：师父，我还想知道，炁有什么样的信息呢？

云鹤师父：举例来说，病炁就是一例。每次把脉后你都会感到不舒服，其实是病炁上身，都需要排除病炁。医生中的很多肺病专家死于肺癌，肝病专家死于肝癌，胃病专家死于胃癌，心脏病专家死于心脏病，等等。这些情况在中医、西医中时有发生，究其原因是未能明白病炁的致病原理。

刘玉超：那我们学习太素脉法是否要学习排病炁？

云鹤师父：当然，这是必须的。首先要站桩静坐把炁炼出来，有了炁的感觉你的灵敏度就会提高，一方面帮助你提高把脉的准确度，另一方面能感知病炁的进入，知道了病炁的进入就知道如何将病炁排出。

刘玉超：炁的信息性我明白了，我以后把脉后或从医院出来也要重视排病炁了。那炁也分阴阳吗？

云鹤师父：当然要分，有的是阴炁，有的是阳炁。阴炁就是阴离子，阳炁就是阳离子。

刘玉超：炁的行走路线是一样的吗？

云鹤师父：阴阳离子走的路线是一样的，都是离子通道，进一步讲就是经络。

刘玉超：那么阴炁和阳炁碰到一起会怎么样？

云鹤师父：在细胞里产生的时候，他们就是两极，是阴阳二炁互抱，是细胞内的太极。在丹田内阴阳二炁也是互抱的，也是丹田内的太极。

刘玉超：太绝妙了，真是万物皆有太极！过去我们对炁的本质一直搞不清楚是什么，现在终于明白了，炁就是离子，离子通道就是孙络、浮络、别络、经络。

今后在养生、治病方面都将有据可说了！无论这个观点将来什么时候被证实，起码在我看来是合情合理的，能够自圆其说。

云鹤师父：如果我这个观点对你们在养生、治病方面有用，帮助中医、太素经脉医学和修炼者找到了物质基础，帮中医粉、太素经脉医学粉、修炼粉们坚定了信心，对中医、太素经脉医学的传承有好处，那我这 28 年就没有白费，那我就感到欣慰了。但是，是否以后研究的结果真如我所说，我也不敢肯定。不过，起码我提出了一个观点。

二、经络的本质探讨

李晶：这经络虽发现于远古，却还服务当下，对今天的传统医学很重要，同时对现代医学也非常重要，那上古之人究竟是如何发现人体经络的存在的？

云鹤师父：学术界有这么几种看法：

1. 经络学起源于劳动人民经验的逐步积累，今天发现一条，明天又发现一条……从低级到高级，从简单到复杂。

2. 经络起源于龟板烧裂后的类推：古人遇事无论大小，都要用占卜的方法征询冥冥中神的意见。当时流行的主要的占卜方法是龟占，即用烧裂龟甲、辨认纹路的方法进行预测。有时烧裂的龟甲纹路很像一个人形，久而久之，人们从烧裂的纹路中，终于悟出了经络学。

3. 经络源于水利工程的启发：认为中华民族是个农业民族，它特别重视水利工程的修建，在漫长的历史中，在中原大地上修建了许多纵横交错的输水网，这些网线启发了古人的智慧，由此发明了经络学说。

4. 经络起源于偶尔的撞击：即认为古人先发现了经络线，然后又发现了这些线上的点，那就是穴位。但也有一种假设认为，古代人是先发现了点，即首先发现了穴位，由于发现得越来越多，将这些点连接起来就成了线。

5. 经络源自解剖学：《灵枢·经水》中记载："若夫八尺之士……其死可解剖而视之，其脏之坚脆，腑之大小，谷之多少，脉之长短，血之清浊，气之多少，十二经之多血少气……皆有大数。"

6. 经络起源于内丹术：经络来自内丹术，李时珍的《奇经八脉考》："内景隧道，唯返观者能照察之。"

我本人认为第六种说法可信，我们道家的内丹术修炼确实可以观察到经络的走向。

李晶：在前面我已经明白了炁就是离子，我想请问一下，经络的本质又是什么呢？

云鹤师父：你问得太好了，我要回答你的问题，你可以知道一点现代对经络的观点。国内外对经络的本质做了很多研究，归纳起来有几个大的方面：

一是经络的神经学说、神经节段学说、神经体液学说、中枢神经学说，这些观点主要是说明经络属于神经传导；

二是经穴的电阻电位说、生物场力聚集学说、人体经穴的高发光说、电磁传导通路说、液晶说、超导说、声信息说、生物电磁场说等，这些观点主要是说明经络的声、光、电等物理属性；

三是经络的微循环学说、经络链说、肌肉学说、淋巴管系统学说、线粒体—腺三磷学说、经络高钙说，这些观点主要说明经络与肌肉、血管、生化代谢等的联系；

四是经络的特殊结构学说、第三平衡学说、经络立体结构系统学说，这些观点主要说明经络是一种新物质或者结构。

我们看了这么多种说法，都没谈到无形系统，都不是本质的解释。

李晶：以上是他们的观点，那你的观点是什么呢？

云鹤师父：因为他们没解释清楚炁的本质是什么，以及炁的来源等问题。我们在前面谈到细胞内有离子管道存在，我的观点就是：离子通道就是经络，反过来说经络就是离子通道。经络里面走的是炁，炁的本质是离子，所以经络就是离子管道。

李晶：所以他们在解剖里找不到，所以他们就认为经络不存在。

云鹤师父：天大的笑话，经络是无形系统，它是离子通道，手术刀怎么能找到，如果没有看到就说不存在，这岂不可笑？在没有显微镜之前，他们看不到细胞、细菌、病毒，难道他们也不承认吗？

李晶：经络里只是炁的通道吗？传统中医认为经络不光是人体全身炁运行的通道，而且还是血的通道。

云鹤师父：不对，经络不是血液的通道，但经络可以帮助血液的运行，血管才是血液的通道，这一点是需要纠正的。

李晶：为什么？

云鹤师父：血是液体，炁是能量，炁是离子，血液有血液的管道，我们称之为血管，炁有炁的管道，我们称之为经络，这二者虽然各行其道，但血液提供的营养物质是在细胞内转化为炁的，其中有一部分炁是血液当中就存在的（如钠离子、钾离子、氯离子等），所以血液不可能在经络里通行，这是需要进一步说明的。

我们再看看现代科学对血液的研究，认为血液由四种成分组成：血浆、红细胞、白细胞、血小板；血浆约占血液的55%，是水、糖、脂肪、蛋白质、钾盐和钙盐等混合物，也包含了许多止血必需的血凝块形成的化学物质，血细胞和血小板组成血液的另外45%。

总之，从以上看来，血液是物质，在这个层面上是分子，还根本达不到离子层面，所以它不可能进入经络这个离子通道，一句话它进不去。

再说，经络是无形管道，是离子运行的通道，血液是有形的物质，是想进而进不去的。

李晶：有道理。说了这么多，经络是离子管道，那么经络的构成又是什么呢？

云鹤师父：你真是步步紧逼啊！好，我现在就告诉你，经络（离子通道）的构成类似离子管道的构成，是蛋白质，一种特殊的蛋白质——成孔蛋白。

李晶：能不能再详细地说明一下呢？

云鹤师父：我们先谈一谈什么是蛋白质。现代细胞生物学告诉我们：

1. 蛋白质是一种复杂的有机化合物，是生命的物质基础，没有蛋白质就没有生命。因此，它是与生命及与各种形式的生命活动紧密联系在一起的物质。机体中的每一个细胞和所有重要组成部分都有蛋白质参与。蛋白质占人体重量的16%~20%，即一个60kg重的成年人其体内有蛋白质9.6~12kg。

2. 蛋白质是由 C（碳）、H（氢）、O（氧）、N（氮）组成，一般蛋白质可能还会含有 P（磷）、S（硫）、Fe（铁）、Zn（锌）、Cu（铜）、B（硼）、Mn（锰）、I（碘）、Mo（钼）等。这些元素在蛋白质中的组成百分比约为：碳 50%，氢 7%，氧 23%，氮 16%，硫 0~3%。

3. 人体内蛋白质的种类很多，性质、功能各异，但都是由 20 多种氨基酸按不同比例组合而成的，并在体内不断进行代谢与更新。氨基酸是组成蛋白质的基本单位，氨基酸通过脱水缩合连成肽链。蛋白质是由一条或多条多肽链组成的生物大分子，每一条多肽链有二十至数百个氨基酸残基（-R）不等，各种氨基酸残基按一定的顺序排列。蛋白质的氨基酸序列是由对应基因所编码。

除了遗传密码所编码的 20 种基本氨基酸，在蛋白质中某些氨基酸残基还可以被翻译后修饰而发生化学结构的变化，从而对蛋白质进行激活或调控。多个蛋白质可以一起，往往是通过结合在一起形成稳定的蛋白质复合物，折叠或螺旋构成一定的空间结构，从而发挥某一特定功能。合成多肽的细胞器是细胞质中糙面型内质网上的核糖体。蛋白质的不同在于其氨基酸的种类、数目、排列顺序和肽链空间结构的不同。

李晶：人体有很多种形态、功能各异的蛋白质，那离子通道蛋白是什么呢？

云鹤师父：离子通道是一种成孔蛋白，它通过允许某种特定类型的离子依靠电化学梯度穿过该通道，来帮助细胞建立和控制质膜间的微弱电压压差。这些离子通道存在于几乎所有的细胞膜以及细胞内的许多细胞器中，所有的细胞都是通过离子通道来控制穿越细胞膜的离子流的。

李晶：那这种离子通道蛋白的结构是怎样的？

云鹤师父：结构上，离子通道是由若干蛋白组装而成的。

1.这种多个蛋白质亚基结构通常由同一或者同源蛋白紧密结合并形成一个补水孔，并且穿透双层脂膜。这种成孔亚基单元被称为 α 单元，而其他辅助亚基单元则被标注为 β 、 γ 等。

2.通常来说，这些通道最窄处的宽度为 1 到 2 个原子的直径大小。一个通道通常仅负责一种离子，如钠离子、钾离子等，然而有些通道可以允许多种带有同种电荷的不同类型离子通过：正电荷（阳离子）或负电荷（阴离子）。传输离子通过细胞膜的过程通常相当快，如同跟随一个自由流体流过一般。

三、三魂七魄

崔天齐：神是什么呢？

云鹤师父：神在中医学中也是一个含义非常广泛的概念，概括而言有广义和狭义之分。广义之神，是指整个人体生命活动的外在表现；狭义之神，是指人体的精神意识活动。

崔天齐：中医也有魂魄说，三魂七魄这个学说是怎么来的？

云鹤师父：中医的认识主要来源于《黄帝内经》。中医认为，魂魄藏于脏，《灵枢·经水》就讲道："五脏者，合神气魂魄而藏之。"

《素问·宣明五气篇》又讲："肝藏魂。"《素问·六节藏象论》称："肝者，罢极之本，魂之居也。"《黄帝内经》认为魂是在肝上，肝脏可以使人承受疲劳，藏魂。肺呢？《素问·宣明五气论》讲"肺藏魄"，《素问·六节藏象论》谈道："肺者，气之本，魄之处也。"《黄帝内经》认为魄在肺中。

崔天齐：太素经脉医学是怎么认识的？

云鹤师父：上面我们了解了中医的魂魄学说，下面我们再来看看太素经脉医学通中论之魂魄学说，出处还是在《云笈七签》中。前面我们已经多次引用《云笈七签》了，有必要把这部书的来历跟大家介绍一下。在北宋编《道藏》的时候，内容太多了，几千卷的书，一般人也没法使用，张君房就把《道藏》中精华的部分整理出来，取名《云笈七签》。宋代的《道藏》没有保存下来，但《云笈七签》这部"小道藏"却一直流传于世。这部书它是怎么来谈这个魂魄的呢？

《云笈七签》卷五十四《魂神部·说魂魄》记载：

"正一真人居鹤鸣山洞，告赵升曰：夫人身有三魂，一名胎光，太清阳和之气也；一名爽灵，阴气之变也；一名幽精，阴气之杂也。若阴气制阳，则人心不清净；阴杂之气，则人心昏暗，神气阙少，肾气不续，脾胃五脉不通，四大疾病系体，大期将至焉。旦夕常为尸卧之形，将其奄忽而谢，得不伤哉！夫人常欲得清阳气，不为三魂所制，则神清气爽，五行不拘，百邪不侵，疾病不萦，长生可学。"

崔天齐：三魂各有什么特点呢？

云鹤师父：正一真人继续讲：

"夫三魂者：第一魂胎光，属之于天。常欲得人清静，欲与生人延益寿算，绝秽乱之想。久居人身中，则生道备矣。第二魂爽灵，属之于五行，常欲人机谋万物，摇役百神，多生祸福灾衰刑害之事。第三魂幽精，属之于地。常欲人好色、嗜欲、秽乱昏暗、耽著睡眠。爽灵欲人生机，生机则心劳，心劳则役百神，役百神则气散，气散则太清一气不居，人将丧矣。幽精欲人合杂，合杂则厚于色欲，厚于色欲则精华竭，精华竭则名生黑簿鬼录，罪著，死将至矣！"

崔天齐：还请师父您帮我们解释一下这两段话。

云鹤师父：没问题，意思是说张道陵祖师告诉赵升，人身上有三魂，这三魂都有名字，一个叫"胎光"，一个叫"爽灵"，还有一个叫"幽精"。这个胎光，它主要是什么炁呢？我们现在看起来就是元炁，或者说阳炁、元阳之炁；还有一个爽灵，它就是阴炁；最后一个，就是幽精，就是阴杂之炁。

如果人的阴炁战胜了阳炁，比阳炁还多的话，那么人心就不清净，整天东想西想，想这想那。还有这个阴杂之炁太多了过后，就会导致人心昏暗，神气缺少，肾气又不足，脾胃五脉不通，四大疾病系体。这里讲的"四大疾病"，我们现在无法考察具体是哪四种，反正肾伤了以后所得的疾病，就有四五种，它们就会上人的身体上来，那人的生命就要走到尽头了。所谓"旦夕常为尸卧之行，将其奄忽而谢，得不伤哉"，这个样子就很麻烦了。所以，人常得清阳之气，则不为三魂所制，就会"神气清爽，五行不拘，百病不侵，疾病不萦"。

三魂还与人的阳神有关，《太清中黄真经》中黄真人注引《洞神经》称："当呼三魂名，一曰爽灵，二曰胎光，三曰幽精。得此三魂，阳神领脑宫神，引子元神游于上天。"

崔天齐：七魄又是什么？

云鹤师父：关于七魄，《云笈七签》中的记载："其第一魄名尸狗，其第二魄名伏矢，其第三魄名雀阴，其第四魄名吞贼，其第五魄名非毒，其第六魄名除秽，其第七魄名臭肺。"

除《云笈七签》外，《修真十书·杂著捷径》收录制三魂七魄的简便方法，关于制三魂神，该书称：三魂"每月初三、十三、二十三日，离人身上天曹，言人善事，其夜欲卧时，叩齿三通，呼其名曰：爽灵益禄，胎光延生，幽精却死。太上老君急急如律令。常依此言，即获长生矣"。而七魄"每月朔望晦日，离人身上天，奏人恶事。其夜欲卧时，叩齿呼其名，即与赦罪。其名曰：尸狗、伏矢、雀阴、非毒、吞贼、除秽、臭肺"。
七魄呈黑色，动物形。

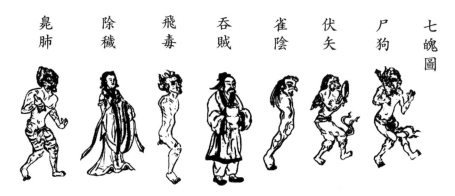

飛肺　除穢　飛毒　吞賊　雀陰　伏矢　尸狗　七魄圖

《道藏》本《太上除三尸九虫保生经》

崔天齐：七魄的具体作用是什么？

云鹤师父：吞贼，主夜间消除身体有害物质，对应肝。

尸狗，主人体睡眠时候的警觉性，对应大脑。

除秽，主清除身体代谢物，对应肾。

臭肺，主呼吸调节，对应肺。

雀阴，主生殖功能的调节，对应睾丸等。

非毒，主散邪气淤积，如肿瘤等，对应心。

伏矢，主分散身体毒素，对应脾。

上阳子陈致虚还解释了三魂七魄的关系，他在注《度人经》时称："七
魄使人昏淫，三魂喜人为善。……魂属阳，魄为阴。阴阳相和，道气内
降，命根坚固，身体清安。若以酒色昏乱形体，魂归一见，去身七步之
远，取合不能，秽恶冲射，魂乃复去。七魄因魂不能来合，则其阴气愈
盛，鼓舞得志，肆情恣欲矣。若三度昏乱，魂不得合魄者，则阳衰阴旺，
七魄与阴鬼交通，但思淫乱。夫七魄各有名，曰尸狗、伏矢、雀阴、吞贼、

非毒、除秽、臭肺。尸狗主贪，伏矢主食，雀阴主淫，吞贼主偷，非毒妄想，除秽败善，臭肺主一切烦恼。以其不善，故名亦恶。”

通中论中三魂七魄的概念

崔天齐：通中论中的三魂七魄与太素经脉医学中的三魂七魄有什么不同吗？

云鹤师父：前面谈到的是太素经脉医学过去公开的一些魂魄观念，今天呢，我要把太素经脉医学秘传的魂魄学拿出一些。实在讲，如果对三魂七魄没有非常清楚的认识，那么，在分析心理问题、治疗心理疾病上，我们就会遇到很多没办法解决的问题。

什么是三魂七魄呢？三魂七魄是一个完整的隐形系统，具有七脏九腑的隐形功能。魂守内，属阴；魄，与魂在体内互动，属阳。三魂包括精魂、炁魂、神魂，七魄包括心魄、肝魄、脾魄、肺魄、肾魄、祖魄（藏于脑）、宗魄（藏于男子睾丸或女子卵巢）。

三魂七魄的位置

（1）三魂

崔天齐：精炁神三魂所居的位置在哪里？

云鹤师父：这个在《黄庭经》里面讲得很清楚：

神魂位于上丹田，对应印堂处；

炁魂位于中丹田，对应膻中处；

精魂位于下丹田，对应脐下处。

精炁神三魂分别位于三丹田，在人体中脉之上。

（2）七魄

崔天齐：那七魄之位呢？

云鹤师父：七魄分别在七脏中，七魄与现代医学内分泌系统有关。

松果体分泌入祖魄，脑垂体分泌入肺魄，甲状腺分泌入肝魄，胸腺分泌入心魄，肾上腺分泌入肾魄，睾丸、卵巢分泌入宗魄。可以说，七魄强则生理功能强，免疫功能强，则百毒不侵，百病不生。

七魄中，祖魄是阳炁之根，管脑；宗魄是阴炁之本，管睾丸和卵巢。

崔天齐：三昧真火与七魄中三魄的关系如何？

云鹤师父：下昧火由宗魄（睾丸、卵巢）产生，即民火；

中昧火由肾魄（肾上腺）产生，即相火；

上昧火由肝魄（甲状腺）产生，即君火。

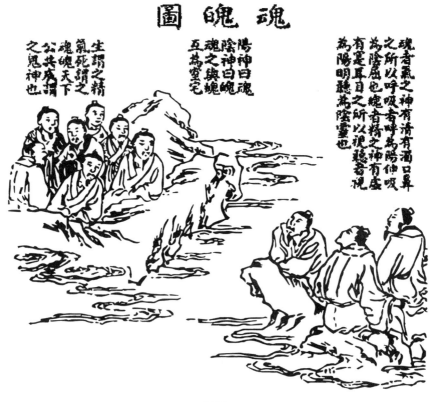

魂魄图

三魂七魄的互动

崔天齐：它们之间如何互动?

云鹤师父：(1)三魂七魄还要进行有序互动，进行能量交换，一旦中脉不通，互动失序就会造成三魂失所，七魄失养，造成内分泌紊乱，从而引起情绪波动，甚至精神分裂、错乱。另外，从日周期上讲：早上，精魂和炁魂入血；晚上，血入精魂和炁魂。

(2)三魂入七魄，七魄返三魂。

精魂入肝魄叫肝精，精魂入心魄叫心精，精魂入肺魄叫肺精，精魂入肾魄叫肾精，精魂入脾魄叫脾精，精魂入祖魄叫祖精，精魂入宗魄叫宗精。

炁魂入肝魄叫肝炁，炁魂入心魄叫心炁，炁魂入肺魄叫肺炁，炁魂入肾魄叫肾炁，炁魂入脾魄叫脾炁，炁魂入祖魄叫祖炁，炁魂入宗魄叫宗炁。

神魂入肝魄叫肝神，神魂入心魄叫心神，神魂入肺魄叫肺神，神魂入肾魄叫肾神，神魂入脾魄叫脾神，神魂入祖魄叫祖神，神魂入宗魄叫宗神。

七魄返回精魂叫元精。

七魄返回炁魂叫元炁。

七魄返回神魂叫元神。

三魂与七魄的互动主导了十二经络的子午流注，主导了奇经十一脉精炁的流通。

三魂七魄与人的性本能

崔天齐：我们都知道人有这个性本能，古人讲"食色，性也"，本能的反应嘛。

云鹤师父：对，这个性本能总是要蠢蠢欲动，总是要做一些事情，有时候它不以人的意志为转移。不行也好，行也好，它反正要按照自己的一套来。人在白天有所思，晚上就有所梦，男子梦遗，女子梦交，这个是性本能的作用。

我们知道，弗洛伊德的精神分析，把人的心理分成本我、自我、超我这三个层次。"自我"呢，就像一个哨兵，白天就在站岗；"本我"呢，就像贼一样，被看守住，出不来。一旦晚上哨兵睡觉了，这个"本我"的贼就跑出来，把白天的事情全部干完。这就是为什么男子要遗精，女子要梦交，就这样来的，它实际上就是性本能。"本我"实际上就是道家魂魄学说里的这个"幽精"。

崔天齐：性本能是怎么产生的，是受谁的影响？

云鹤师父：弗洛伊德就找到一个东西——"力比多"。这个"力比多"是什么东西？实际上现在我们看来，就是荷尔蒙。一个是雄性荷尔蒙，一个是雌性荷尔蒙，这两个东西就使得性本能的本来面目呈现。那么怎么解决这个问题呢？道家就有整整一套的方法。内丹修炼里面叫降白虎和斩赤龙，我只要把这个激素作为原材料，把它提起来，把它放在人体的丹炉里面炼化掉，把它化作一种能量，就是道家修炼者讲的"炼精化炁"。没有火，你就没有这些想法了。

它每天产生我每天把它化掉，就是一个能量产生的过程。所以说中国人这个修炼，实在是太伟大了，太奇妙了，太不寻常了。我有次开会的时候问一个法国的道教学者："你们的'力比多'的问题怎么解决？"他说解决不了。弗洛伊德一辈子都想解决这个问题，但他也没有解决。我就说修炼就把它解决掉了。他说真的吗，我说真的，就给他讲这套原理。所以，这把认识自己、提高自己、完善自己、超越自己的金钥匙在炎黄子孙的手上。

另外，我们经常说一个人神魂颠倒、魂不守舍。而小孩也很容易掉魂，魂跑了过后就要喊魂，一喊，这个病就好了。游师父曾经告诉我，有些人的病是药医不了的，他是魂魄出了问题，只能用调理魂魄的方法，用请神、送神的科仪。

所以，张道陵祖师提出的三魂学说与后世西方的精神分析心理学非常类似。因此，我就在想，到底是张道陵祖师受弗洛伊德的启发，还是弗洛伊德受张道陵祖师的启发，还是两者不谋而合？我不明白了，你说呢？现在心理学在研究上也好，治疗上也好，如果不把魂魄这个理论引进来，恐怕很多问题还是不能解决。

四、奇经十一脉

李晶： 能不能讲一下奇经八脉？

云鹤师父： 我们太素经脉医学可不是仅讲奇经八脉，而是奇经十一脉。

李晶： 怎么又多出来三条脉呢？分别是哪奇经十一脉呢？

云鹤师父： 多出来的三条脉是修炼太素丹法的人才能知道的，一条是中柱脉，一条是天脉，另外一条是地脉，所以叫奇经十一脉。

李晶： 我还想知道中柱脉的位置在哪里。我站桩静坐的时候，偶尔也会感觉到有炁往百会走。

云鹤师父： 当然，这种感觉是正常的，因为由百会到会阴这条脉就是中柱脉。

李晶： 天脉又是怎么回事呢？天脉的位置又在什么地方？

云鹤师父： 天脉是从睾丸或卵巢起上行到前额右侧。

李晶： 地脉呢？

云鹤师父： 地脉是从前额的左侧向下行，到左侧的卵巢或睾丸。

奇经八脉

任脉	督脉
冲脉	带脉
阴跷脉	阳跷脉
阴维脉	阳维脉

五、天脉、人脉、地脉

李晶： 你把我整糊涂了，一会儿奇经八脉，一会儿又奇经十一脉，现在又出现一个天脉、地脉、人脉，麻烦你给我讲一下。

云鹤师父： 这正是道门的奥妙所在，所谓天脉、人脉、地脉是在把脉上的说法。天脉就是督脉，属阳脉，主管一身之阳炁；人脉就是血脉，属半阴半阳；地脉为任脉，属阴脉。

第七节　九行炁

一、上行炁、下行炁

崔天齐： 师父你经常说九行炁，到底是哪九行炁？

云鹤师父： 首先是上行炁、下行炁。

崔天齐： 那上行炁是哪些？下行炁又是哪些呢？

云鹤师父： 所谓上行炁，就是由下往上行的炁；所谓下行炁，就是由上往下走的炁。

比如，由胸走手的炁如手三阴经：手少阴心经、手厥阴心包经、手太阴肺经，就是下行炁；由手走头的炁如手三阳经：手太阳小肠经、手阳明大肠经、手少阳三焦经，就是上行炁。

由头走足的炁如足三阳经：足太阳膀胱经、足少阳胆经、足阳明胃经，就是下行炁；由足走胸的炁如足三阴经：足少阴肾经、足太阴脾经、足厥阴肝经，就是上行炁。

另外在传统的奇经八脉中，督脉为上行炁，任脉为下行炁；阳维脉、阳跷脉向上为上行炁，阴维脉、阴跷脉向下为下行炁。

冲脉起于胞中，下出会阴，既有上行炁，又有下行炁，调节阴阳二炁。

带脉为缠绕炁，是调节炁，有约束诸经的作用。

上行炁		下行炁	
手三阳经	手太阳小肠经	手三阴经	手少阴心经
	手阳明大肠经		手厥阴心包经
	手少阳三焦经		手太阴肺经
足三阴经	足少阴肾经	足三阳经	足太阳膀胱经
	足太阴脾经		足阳明胃经
	足厥阴肝经		足少阳胆经
督脉		任脉	
阳维脉		阴维脉	
阳跷脉		阴跷脉	
冲脉			
缠绕炁			
带脉			

二、龙行炁、虎行炁

崔天齐：龙行炁是什么炁？

云鹤师父：龙行炁的位置在任脉的右边，男性是由睾丸向上，走到前额右侧；女性是由卵巢向上，走到前额右侧。龙行炁属于上行炁的一种。

崔天齐： 那为什么叫龙行炁？

云鹤师父： 那是因为肝的五分之四在人体的右边，肝为青龙，肝胆之炁向上走；另外升结肠也在右边，所以右边的炁往上走；右肾在右边，右肾属阳，右侧睾丸、卵巢属阳，主升，所以这一在右边的炁称为龙行炁。

崔天齐： 那虎行炁是什么炁？

云鹤师父： 虎行炁的位置在任脉的左边，男性由左额头走向睾丸，女性由左额头走向卵巢。虎行炁属于下行炁的一种。

崔天齐： 为什么叫虎行炁？

云鹤师父： 左肺属阴，右肺属阳。肺属金，白色，称为白虎，其炁向下行；另外胃的五分之四在左边，胃炁向下；降结肠在左，左肾属阳，左侧睾丸、卵巢属阴，主降，炁向下。所以称为虎行炁，为下行炁。

三、外行炁、内行炁

崔天齐： 外行炁是什么炁？内行炁是什么炁？

云鹤师父： 外行炁是由内到外的炁，为外行炁；反过来说，由外向内的炁为内行炁。

四、中柱炁

崔天齐： 中柱炁是什么炁？

云鹤师父： 首先我们要了解中柱脉在什么地方。从百会到会阴的脉称为中柱脉，唯独此脉可以走炁、走精、走神，三魂七魄都在这个中柱脉里。中柱炁是由上到下、由下到上主管人一身的上行炁和下行炁，稳定调节上行炁与下行炁的正常运动。如：低血压直接扎百会，立马所有的炁就上行；扎会阴，立马所有的炁就下行。

五、祖炁和宗炁

崔天齐：祖炁是什么炁？宗炁又是什么炁？

云鹤师父：所谓祖炁，就是祖魄，即头所产生的炁；所谓宗炁，就是宗魄，即睾丸和卵巢所产生的炁。祖炁为纯阳之炁，宗炁为纯阴之炁。平常这两股炁是要相交的，人才能够入睡。如果说祖宗二炁不交，那么人体的睡眠就会受到极大的影响，甚至失眠。

第八节　丹田、命门、命门火与
三焦在人体内的位置与功能

刘玉超：师父，我们已经知道什么是无形系统了，但是还有一些不清楚的，历代医家对丹田、命门及三焦位置颇有争议，太素经脉医学是怎么看这个问题的？

云鹤师父：那我就来给你讲讲。

一、丹田

丹田是道教内丹修炼的术语，是指人体内储藏精炁神的处所，一般讲有三丹田，上丹田藏神，中丹田藏炁，下丹田藏精。《钟吕传道集》称："上田神会、中田炁府、下田精区。精中生炁，炁在中丹。炁中生神，神在上丹。真水真炁合而成精，精在下丹。"

"丹田"一词，最早见于《黄庭经》。《黄庭外景经》称："呼吸虚无

入丹田，玉池清水灌灵根。"又称："幽阙使（侠）之高巍巍，丹田之中精炁微。"据务成子的注释，这里的"丹田"其实是指脐下三寸处的下丹田。《黄庭内景经》又有"三丹田"的说法，如："三田之中精炁微""三寸异室有上下"。"三寸"就是指三丹田方圆各一寸。

刘玉超：三丹田的位置应该在什么地方？

云鹤师父：最早的记载见于东晋道医葛洪的《抱朴子·内篇》，其中称，脐下二寸四分为下丹田，心下绛宫为中丹田，人两眉间入三寸为上丹田。

前面谈太素经脉医学大脑九宫学说时，已经指出脑部丹田宫即上丹田的位置，这个位置大致没有异议。关于中丹田和下丹田，还有不同看法。对于中丹田，葛洪认为是在心下，也就是我们说的心窝处。也有道书认为中丹田在心内，如《洞真太上素灵洞元大有妙经》称："心为中丹田，号为绛宫，镇心之中央。"下丹田，还有脐下一寸二分、脐下一寸三分、脐下三寸、会阴内等说法。

道教内丹修炼，是以三丹田为中心。据《太清中黄真经》注称："下丹田炁足，脏腑不饥；中丹田满者，炁满体无虚羸；上丹田满者，凝结容色殊光，肌肤充盛，三焦平实，永无所思，神凝体清，方晓是非。下丹田满者，神炁不泄。中丹田满者，行步超越。上丹田满者，容色殊丽。"而《钟吕传道集》更称内丹修成："炼成大药，永镇丹田，浩劫不死，而寿齐天地。"丹经中的记述甚详。

下丹田就在脐内一寸三分，脐下一寸三分是玄关。

二、命门

刘玉超：命门是人体气化的本源、生命的根本，其部位至今尚无定论。师父您是怎么看的？

云鹤师父：命门学说是中医基础理论和中医各家学说的重要组成部分。从中医理论形成之初，《黄帝内经》和《难经》分别对命门的部位和功能作过不同论述，此后，命门又数度成为学术界讨论和争鸣的热点。

对命门的详细释义主要有以下几类：

①生命之门，先天之气蕴藏所在，人体生化的来源，生命的根本。命门之火体现肾阳的功能。关于命门概念，古人有数种观点：

1）右肾为命门说。《难经·三十九难》："其左为肾，右为命门。命门者，精神之所舍也，男子以藏精，女子以系胞。" 2）两肾俱为命门说。《医学正传》："两肾总号命门。"《类经附翼》中说："故水象外暗而内明，坎卦内奇而外偶，肾两者，坎外之偶也；命门一者，坎中之奇也。以一统两，两而包一。是命门总主乎两肾，而两肾皆属于命门。故命门者，为水火之府，为阴阳之宅，为精气之海，为死生之窦。" 3）两肾之间为命门学说。《医贯》说："命门在人身之中，对脐附脊骨，自上数下，则为十四椎；自下而数上，则为七椎。" 4）肾间动气为命门说。《医旨绪余·命门图说》说："命门乃两肾中间之动气，非水非火，乃造化之枢纽，阴阳之根蒂，即先天之太极，五行由此而生，脏腑以继而成。"

②指眼睛。《灵枢·根结》："太阳根于至阴，结于命门。命门者，目也。"

③经穴名。出《针灸甲乙经》。属督脉，位于第二、第三腰椎棘突间。

④石门穴别名。出《针灸甲乙经》。属任脉，位于脐下二寸。

关于命门的部位，历代医家多有争论，提出种种见解。如有认为右肾为命门者，有将两肾俱称命门者，有认为两肾之间独立存在命门者，等等，尚无定论。对于其形态，存在有形和无形两种说法。前一种说法认为命门是一个具有形质的脏器，后一种说法认为命门没有经脉与它直接联系，不是一个具有形质的脏器，只是存在于两肾中间的一种原气发动之机。尽管历代诸家对命门的形态和位置见解不一，但对其在人体生命活动中的作用却都十分重视。认为命门是人身阳气的根本，生命活动的动力，对男子所藏生殖之精和女子胞宫的生殖功能有重要影响，对各脏腑的生理活动起着温煦、激发和推动作用，对食物的消化、吸收与运输，以及水液代谢等都具有促进作用。近代的观点，多倾向于命门是藏真火，而称之为命门火。临床上，命门火衰（见命门火衰证）主要表现为四肢清冷，下利清谷，或五更泄，男子阳痿、早泄，女子宫寒不孕、舌质淡、脉沉迟等虚寒之象。

《黄庭经》提及命门的地方很多。《黄庭外景经》称："上有黄庭下关元，后有幽阙前命门。"实际上暗示了命门位于与幽阙（肚脐）相对之处。《黄庭内景经》也提道："方圆一寸命门中""七玄英华开命门""闭塞命门保玉都"，等等。对于这些经文，后世的注解争议很大，明确指出命门位置的见于《胎息根旨要诀》，其中称："所谓根本者，正对脐第十九椎，两脊相夹脊中空处，膀胱下近脊是也，名曰命蒂，亦曰命门，亦曰命根，亦曰精室。"

刘玉超：命门到底在哪里呢？

云鹤师父：在我看来，命门就是丹田，在中柱脉上，是精魂的所在地。

刘玉超：那命门火从何而来呢？

云鹤师父：自然是从丹田里面来的，丹田阳炁上升，到了两肾之间、脊柱前面，称之为命门火。历史上很多人把命门火当成了命门，甚至把右肾当成命门，这都是需要纠正的。

刘玉超：关于命门火，有人认为就是肾阳，又称命火、真火、真阳、元阳、元气、先天之火等，是人体生命活动力的本元，是性机能和生殖能力的根本。与肾阴相对而言，对人体的生长、发育、衰老有密切关系，温煦和推动脏腑的生理活动。《类经附翼》："命门之火，谓之元气；命门之水，谓之元精。"

云鹤师父：首先这种说法把命门的位置搞错了。命门的位置我们已经说过了，在下丹田，命门火的位置在脊柱前、两肾间。命门火是真火上焰形成，功能与命门真火相同。

刘玉超：你这样说，有没有依据呢？

云鹤师父：从内经图上可以看得很清楚，丹田有个鼎炉，是修炼产生火的地方。而上方靠近两肾之间、脊柱之前是一团火，那就是命门火，这是两个位置不同的概念，我们必须弄清楚，否则一误再误。游道长在传我修炼的时候，就明确地告诉我，丹田就是命门。

刘玉超：能不能具体讲讲缘由呢？

云鹤师父：因为丹田在肚脐以内，胎儿在母体时靠脐带与母体相连，所有的营养物质靠脐带输送，氧气靠脐带输送，体内所产生的废物和毒素也靠脐带输送，这是人的先天情况，所以肚脐就是人的先天命门。

当瓜熟蒂落，胎儿从母体出来后，先天呼吸顿断，后天肺呼吸开启。这时，命门开始往下移到肚脐以下一寸三分，也就是下丹田的位置，这里称之为后天命门。

我们修炼胎息要从后天返回先天，也要从下丹田开始，将后天肺的呼吸断开返还为用肚脐呼吸，你说丹田是不是命门？

在修炼中，我们安炉立鼎也是从后天命门（下丹田）开始，炼精化炁必须在此完成。当丹田修炼发暖发热时，炼精化炁才有希望。

弄清楚了先天命门和后天命门的位置变化及命门和命门火的关系后，把脉、用药时才能有的放矢。

刘玉超：道长，命门和命门火有什么功能呢？

云鹤师父：你先看看历代医家都是怎么阐释命门功能的。

刘玉超：我百度了一下，明代以前，在《难经·三十九难》"命门者……其气与肾通"[1]之说的影响下，把命门的功能笼统地包括在"肾气"概念之中，认为命门的功能与肾的功能有相同之处。直到明代，命门学说得到进一步发展。综合前人的论述，对命门的功能有以下几种认识。

1. 命门为原气所系，是人体生命活动的原动力："命门者，诸神精之所舍，原气之所系也。"[2]

2. 命门藏精舍神，与生殖功能有密切关系："命门者，精神之所舍也；男子以藏精，女子以系胞。"[3]说明命门是人体藏精舍神之处，男子以贮藏精气，女子以联系子宫。命门藏精舍神的功能，实为肾主生殖的一部分功能。陈修园则明确指出："凡称之曰门，皆指出入之处而言也。况身形未生之初，父母交会之际，男子施由此门而出，女子受由此门而入，及胎元既定，复由此门而生。故于八门（即飞门、户门、吸门、贲门、幽门、阑门、魄门等七冲门，加上溺窍空门）之外，重之曰命门也。"[4]认为命门在女为产门，在男为精关。

3. 命门为水火之宅，包括肾阴、肾阳的功能："命门为元气之根，水火之宅，五脏之阴非此不能滋，五脏之阳气，非此不能发。"[5]"命门之火，

---

[1][2][3]　尚志均，翟双庆，等.中医八大经典全注·难经·三十九难［M］.北京：华夏出版社，1994.147页

[4]　林慧光.陈修园医学全书·医学实在易［M］.北京：中国中医药出版社，1999.546页

[5]《景岳全书·传忠录·命门余义》

谓之元气，命门之水，谓之元精。"[1] 可见，张景岳认为命门的功能包括了肾阴、肾阳两方面的作用。

4.命门内寓真火，为人身阳气之根本："命门者，先天之火也……心得命门而神明有主。如可以应物：肝得命门而谋虑，胆得命门而决断，胃得命门而受纳，脾得命门而转输，肺得命门而治节，大肠得命门而传导，小肠得命门而布化，肾得命门而作强，三焦得命门而决渎，膀胱得命门而收藏，无不借命门之火而温养也。"[2] 这种观点把命门的功能，称为命门真火或命火，也就是肾阳，是各脏腑功能活动的根本。所以周省吾则进一步强调："命门者，人身之真阳，肾中之元阳是已，非另是一物。"[3]

师父，你怎么看命门功能呢？

云鹤师父：命门是真水、真火、元炁的所在地，命门真火温煦人体七脏九腑并提供人体的一切能量，命门真水濡养、滋润七脏九腑。命门中的元炁推动命门真火、真水的全身输送。根据七脏九腑理论和阴阳的划分，命门真水首先入左肾，命门真火首先入右肾。

三、命门真水与命门真火

刘玉超：什么是命门真水？第一次听说命门真水和命门真火。

云鹤师父：命门真水是由肺金生水，当水降到左右二肾后，再从左右二肾出来进入脊髓，此水称之为命门真水，这也是肾主骨的一个佐证！

刘玉超：什么是命门真火呢？

---

[1] 《类经附翼·求正录》

[2] 《石室秘录》

[3] 《吴医汇讲》

云鹤师父：命门真火是纯阳之炁，纯阳之炁的来源是卵巢／睾丸所产生的荷尔蒙在肺的呼吸之下炼化而成。

刘玉超：我明白了，那是不是每个人都有命门真水和真火呢？

云鹤师父：每个人都有，只是大与小的问题，通常炼养之人可以有意识地去强化。

四、三焦

刘玉超：关于三焦，也是公说公有理，婆说婆有理。

云鹤师父：三焦是上焦、中焦、下焦的合称。有关三焦的问题，从古至今都是存在争议的，其焦点是三焦形质的有无，以《难经》《中藏经》为代表的认为三焦有名而无形，对三焦的认识主要从功能的角度加以阐发。另一种观点认为三焦是既有名又有形，但其形为何物又各说不一。有认为三焦是人体体腔者，如张介宾认为三焦是脏腑之外，躯体之内，包罗诸脏，一腔之大府也；有认为三焦是人体油网膜者，如唐宗海、张锡纯等；有认为三焦是胸膈腹腔之空廓间隙者，如张杲等；更有认为三焦为淋巴系统者，如章太炎。三焦的生理功能主要有两方面，一是机体气化的场所，主持人体诸气，总司气机气化。三焦作为人体一腔之大府，包罗诸脏。脏腑之功能，气血津精的生化代谢，气机之升降出入，气化之聚散离合，均在这一腔中完成。如《中藏经》称三焦："总领五脏六腑，荣卫经络，内外左右上下之气也。三焦通，则内外左右上下皆通也。其于周身灌体，和内调外，荣左养右，导上宣下，莫大于此者也。"二是人体元气与水液运行的通道。如《素问·灵兰秘典论》说："三焦者，决渎之官，水道出焉。"《难经·三十八难》称："三焦者，有原气之别焉，主持诸气，有名而无形。"

刘玉超：道教怎么认为？

云鹤师父：在道教中，看法也有不同，两种《黄庭经》都有"上合三焦下玉浆""肺之为气三焦起"两句。《修真十书·杂著捷径》记载："心以上至泥丸，上焦；心下至脐，中焦；脐至涌泉，下焦。"《云笈七签·诸家气法·元气论》对三焦的位置和功能有自己的看法，其中认为三焦分别效法天地水三元之气，又分别号为三丹田，"以养身形，以生神气，有三位而无正藏，寄在一身，主司三务"。

"上焦法天元，号上丹田也，其分野自胃口之上，心下膈已上至泥丸，上丹田之位受天元阳炁，治于膻中，膻中穴在胸，主温于皮肤肌肉之间，若雾露之溉焉"

"中焦法地元，号中丹田也，其分野自心下膈至脐，中丹田之位受地元阴炁，治于胃管，胃管穴在心下，主腐谷熟水，变化胃中水谷之味，出血以营脏腑身形，如地气之蒸焉"

"下焦法水元，号下丹田也。其分野自脐中下膀胱囊及漏泉，下丹田之位受水元阳气，治于气海（在脐下一寸），府于气街。气街者，气之道路也。三焦都是行气之主，故府于气街。街，乃四通八达之大道也。下焦主运行气血，流通经脉，聚神集精，动静阴阳，如水流就湿（湿即源湿，言水行赴下也），浇注以时，云气上腾，降而雨焉！"[1]

其他一些看法，在注释《上清黄庭内景经》时，唐代梁丘子白履忠讲道："《中黄经》曰：肺首为三焦。肺之为气谓气嗽，气嗽起自三焦，故言三焦起。说三焦者多未中其的，其实今以五脏之上系管为三焦。焦者，

---

[1] 张君房. 云笈七签（卷56《诸家气法》）[M]. 李永晟点校. 北京：中华书局，2003：1224-1225.

热也，言肝心肺头热之义也。"而《三元延寿参赞书》记载了一种将三焦分别视为心、脾、肾的说法。

另外，游宗法师父说三焦就是胰腺，他的说法与以上观点都不一样。

刘玉超: 那您的答案是?

云鹤师父: 太素通中秘传三焦其实都是在龙虎二脉上，具体位置如下。

青春期以前:

上焦: 甲状腺以上;

中焦: 胸腺以上甲状腺以下;

下焦: 肾上腺以上胸腺以下。

青春期以后:

上焦: 甲状腺以上;

中焦: 肾上腺以上甲状腺以下;

下焦: 睾丸、卵巢性腺以上肾上腺以下。这里睾丸、卵巢归属到下焦，是根据修炼者和道门当中七脏九腑的理论得来的。

刘玉超: 听起来有点迷糊，怎么青春期前后三焦位置会有变化呢?

云鹤师父: 其实是这样，人在青春期以前，中焦以胸腺为主。青春期后，性腺开始发育，胸腺开始退化，所以这时三焦的位置就发生了变化，因此人的精炁神也在发生变化。

三焦的连接是靠龙虎二脉，它的能量交换也是经过龙虎二脉。虽然三焦在龙虎二脉上，但与中柱脉上的神魂系统、炁魂系统、精魂系统有必然联系。也就是说神魂系统、炁魂系统和精魂系统分别对应上焦、中焦和下焦，具体位置也是分别对应到上丹田、中丹田、下丹田。这也是道家的特点，这个跟内丹术的修炼有关系，我们就不展开说了。

刘玉超: 三焦的位置我们清楚了，它有什么样的功能呢? 我查到的有这么几种说法：

①通行元炁之说，首见于《难经》。如三十一难说："三焦者，水谷之道路，气之所终始也。"三十八难说："所以腑有六者，谓三焦也，有原气之别焉，主持诸气。"六十六难说："三焦者，原气之别使也，主通行三气，经历于五脏六腑。"原文明确地说明三焦是人体元炁升降出入的道路，人体元炁是通过三焦而到达五脏六腑和全身各处的。

元炁，为人体最根本的炁，是生命活动的原动力。元炁根于肾，通过三焦别入十二经脉而达于五脏六腑，故称三焦为元炁之别使。《中藏经·论三焦虚实寒热生死逆顺脉证之法》对三焦通行元炁的生理作用作了更为具体的描述："三焦者，人之三元之气也，号曰中清之府，总领五脏六腑、营卫、经络、内外、左右、上下之气也。三焦通，则内外左右上下皆通也，其于周身灌体，和内调外，营左养右，导上宣下，莫大于此也。"因为三焦通行元炁于全身，是人体之炁升降出入的通道，亦是气化的场所，故称三焦有主持诸炁，总司全身气机和气化的功能。如果元炁虚弱，三焦通道运行不畅或衰退，就会导致全身或某部位的气虚现象。

②运行水谷。《素问·金匮真言论》称三焦为六腑之一，《素问·五脏别论》称三焦为传化之府，其具有传化水谷的功能。《素问·六节藏象论》说："三焦……仓廪之本，营之居也，名曰器，能化糟粕，转味而入出者也。"指出三焦具有对水谷的精微变化为营炁，以及传化糟粕的作用。《难经·三十一难》明确提出三焦的运行水谷作用："三焦者，水谷之道路，气之所终始也。上焦者，在心下，下膈，在胃上口，主内而不出。……中焦者，在胃中脘，不上不下，主腐熟水谷。……下焦者，当膀胱上口，主分别清浊，主出而不纳。"水谷在人体运行道路及气之所

终始，包括饮食的消化、精微物质的吸收、糟粕的排泄全部过程，用"三焦者，水谷之道路"来概括，并根据上、中、下三焦所处部位不同，对水谷运行过程中所起的作用也就不同，而有上焦主纳，中焦主腐熟，下焦主分别清浊、主出的具体描述。这是以三焦运行水谷来概括饮食的消化、吸收及排泄的功能。

③运行水液三焦为人体水液运行的主要通道，这在《黄帝内经》中有多处论述，如《素问·灵兰秘典论》说："三焦者，决渎之官，水道出焉。"《灵枢·本输》说："三焦者，中渎之腑也，水道出焉，属膀胱，是孤之腑也。"说明三焦是人体管理水液的器官，有疏通水道、运行水液的作用。

云鹤师父：我比较认同第三种说法，根据我们上面讲的三焦的位置，同时还应加上内分泌系统，包括甲状腺、胸腺、胰腺、肾上腺、性腺。《黄帝内经》认为三焦是"决渎之官，水道出焉"，也是有道理的，也就是说三焦掌管人体的水液和内分泌系统。

第九节　有形系统与无形系统的关系

张征：前面两节分别谈到了有形系统与无形系统，那么我们该如何来综合看这两个系统呢？

云鹤师父：有形系统是西方医学研究得比较清楚的、相对而言看得见的以细胞为基础的神经、骨骼、肌肉及内脏（消化、呼吸、循环等）系统；无形系统以炁为基础，包括三魂七魄、十二经络、奇经十一脉，是一个完整的龙形系统。无形系统是目前现代科技没有研究清楚的，而太素经脉医学、中医对无形系统的认识程度更高，使用更早，效果更好。

可以这样说，有形系统构成了生物生命，而无形系统构成了能量生命。有形系统与无形系统一定是相互联系与相互影响的，物质在这两套系统都存在，并且是变化流动的，只不过两套系统的物质状态或者说能量级别是不一样的。但是有一句话叫"神以形生"，如果我们说有形系统是硬件，那么无形系统就是软件。

张征：那具体如何描述有形系统与无形系统的这种关系呢？

云鹤师父：这个问题问得好！本质上，有形系统与无形系统的关系就是阴阳的关系：无形系统的能量级别高于有形系统，有形系统（生物生命）为阴，无形系统（能量生命）为阳。

在本书的前面章节我们谈到了阴阳的关系，概括而言包括以下几点。

1. 阴阳对立统一：阴阳相互依赖又相互排斥的关系；

2. 阴阳互根互用：阴阳交感相错，互根互用，相互转化，各以对方的存在作为自己存在的前提；

3. 阴阳消长转化：这种转化是天地的规律，太极图中阴阳的运转变化就是其形象表达；

4. 阴阳各具阴阳：阴阳体现的是能量级别的差异，因此阴阳是相对的。比如，无形系统中的三魂七魄、经络依据能量级别的不同又可分阴阳。同时，位置的高低、里外也可分阴阳；

5. 阴阳的分离。

张征：那用阴阳理论怎么来描述有形系统与无形系统呢？

云鹤师父：太素通中论从本质上把有形系统与无形系统的关系概括为以下5点：

互根互生；

相互制约；

相互消耗；

相互冲克；

相互分离。

张征：愿闻其详。

（一）有形系统与无形系统互根互生

云鹤师父：我们先谈有形系统与无形系统的互根互生，指的是有形系统与无形系统的存在都要以对方的存在作为基础。在前面我们讲太极的时候讲到，阴中有阳，阳中有阴，且阴阳又可互相转换，即阴消阳长，阳消阴长，互根互生，有形系统与无形系统的关系也符合太极的理论。

为了更加直观和形象，我以食物在人体消化、吸收、转化的过程来说明这个道理。

究其本质，这些食物不外乎蛋白质、脂肪和碳水化合物三大类。但是，由于这些大分子聚合物无法穿过细胞膜进入细胞内，而且人类需要用单体来合成自身身体所需的聚合物，因此人类需要借由消化作用将食物中的大分子分解成单体。所以，食物第一步需要先经过我们的消化系统。

张征，你还记得书上对消化系统是如何介绍的吗？

张征：嗯，当然记得，书上是这样写的：

1.人体的消化系统主要由消化道和消化腺组成，消化道是一条连接口腔和肛门的管道，由许多负责处理食物的构造组成。一个正常成人的消化道大约长 6.5 米，由上消化道和下消化道组成。

消化腺能分泌消化液以消化食物，人类消化腺又分为小消化腺和大消化腺两种。小消化腺是散在于消化管各部分的管壁内的小腺体，这类腺体数量甚多，如胃腺、肠腺等。大消化腺位于消化道外，它们主要通过导管将分泌物排入消化道内。大消化腺主要有：三对唾液腺（腮腺、下颌下腺、舌下腺）、肝脏和胰脏。

2. 人类的上消化道由口、咽、食道和胃组成，口包含口腔黏膜、唾液腺、舌头和牙齿，在口后面是咽，咽连接着一条由肌肉组成的中空管道，即食道。食道通过肌肉的收缩和放松，把食物向下推，穿过横膈膜到达胃。

3. 下消化道包括肠和肛门。肠是消化系统中由胃至肛门之间的消化管道，为大部分化学消化过程的所在地，将食物的营养吸收。

小肠有环状褶及绒毛，可以增加肠道的表面积。空肠可吸收像糖、氨基酸及脂肪酸等的养分。

回肠有肠绒毛可以吸收维生素 B_{12} 及胆汁酸，也可以吸收其他养分。大肠有盲肠，连接着阑尾。

结肠，包括升结肠、横结肠、降结肠和乙状结肠。结肠的作用是吸收水分，但其中也有一些可以生成维生素 K 的细菌。

直肠，是人的消化系统的一部分，它是肠的最后一部分，位于肛门的前面，其作用是积累粪便。当直肠中的粪便积累到一定程度后就会向大脑通知这个状态，以便排便，最后由肛门排出粪便。

云鹤师父：好，那我们来看看吃了的食物在我们体内是如何变化的。食物进入嘴巴咀嚼之后，就会开始进行消化过程。食物从胃被送入小肠后，各种各样的酶就开始消化碳水化合物、蛋白质和脂肪，例如将蛋白质分解为氨基酸，多糖及双糖分解为单糖，脂肪分解为甘油及脂肪酸等。消化作用分为两个阶段，首先借由机械性的作用将食物碎裂成小裂片，其次是化学性的作用，经由酵素的催化，将大分子水解成小分子单体。而无法消化的残渣则会被排出体外，消化的食物养分透过肠壁被吸收，但这还只是第一步。

张征：那之后还有什么变化？

云鹤师父：养分进入血液被输送到各种各样的组织细胞之中，之后由细胞这个奇特的生化工厂在各种酶的催化下进行各种各样的生化反应，合成人体必需的物质，也产生各种各样能量级别不同的离子（即炁）。炁（即离子）通过细胞进入离子通道，也就是进入孙络、浮络、别络，乃至十二经络、奇经十一脉、三魂七魄等。

至此，食物就从有形系统转化成无形物质进入到无形系统，只不过食物的存在形式和状态发生了变化，其由之前在有形系统存在的化合态转变成为在无形系统中的、能量级别更高的离子态，乃至等离子态、量子态等。

张征：我明白了，无形系统的炁都是由食物经有形系统转化而来，所谓"血为炁之母"。我对吃饭和饮水的重要性又有了重新的认识。我们知道呼吸对人也是很重要的，您能不能也顺带讲讲呢？

云鹤师父：人体细胞需要氧进行呼吸作用，过程中产生二氧化碳，若二氧化碳累积在体内会对细胞造成伤害。为确保有充足的氧运到细胞，二氧化碳带出身体，细胞与外在环境之间必须不断地进行气体交换。对于细小的生物如变形虫，气体交换只需经身体表面的扩散进行，过程比较简单。可是，对于身形较大的生物如人类，大多细胞都远离外界，因为人体需要透过呼吸系统才能有效地进行气体交换。

人的呼吸过程包括三个互相联系的环节：外呼吸，包括肺通气和肺换气；气体在血液中的运输；内呼吸，指组织细胞与血液间的气体交换。

具体而言，呼吸系统是执行机体和外界进行气体交换的系统，由呼吸道和肺两部分组成。呼吸道包括鼻腔、咽、喉、气管和支气管。肺主要由支气管反复分支及其末端形成的肺泡共同构成，气体进入肺泡内，在此与肺泡周围的毛细血管内的血液进行气体交换。吸入空气中的氧气，透过肺泡进入毛细血管，通过血液循环，输送到全身各个器官组织，供给各器官氧化过程的所需，各器官组织产生的代谢产物，如二氧化碳再经过血液循环运送到肺，然后经呼吸道呼出体外。健康的成年人安静时每分钟 16 至 18 次，儿童每分钟 20 至 30 次，每次吸入和呼出气体约各为 500 毫升。

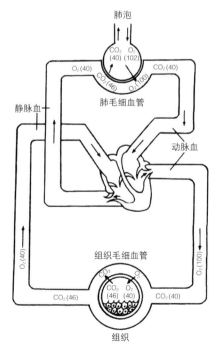

气体交换过程

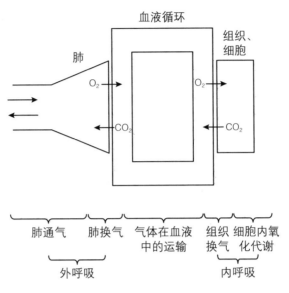

呼吸过程

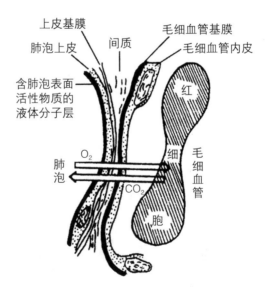

气体在肺泡与毛细血管处的交换

张征：概括之，呼吸的目的就是进行气体交换。

云鹤师父：可不要小看了呼吸。

仔细看，吸入空气中的氧分压比血液内的氧分压高，所以氧从肺泡进入血液，而血液内的二氧化碳分压高于肺泡的二氧化碳分压，所以二氧化碳由血液进入肺泡。

而我们看空气成分的对比就更有意思了。

吸入的气体中，体积比例如下：氮气占78%，氧气占21%，氩气占0.96%，二氧化碳占0.03%，氦气、水蒸气及其他气体占0.01%；呼出的气体成分：氮气小于78%，氧气占13%~16%，二氧化碳占4%~5.3%，氩气及其他气体占1%，呼出的气体中水蒸气约占5%。

张征：我有点不大明白。

云鹤师父：呼出的气体中水蒸气约占5%意味着什么？是不是意味着通过呼吸我们可以排出血液中一定的水分？《素问·五脏生成篇》云："诸气者，皆属于肺。"肺通调水道，体内水液的通畅与调节，有赖于肺气宣散、肃降的作用。

张征：那夜尿增多不仅要考虑肾脏、膀胱的作用，还要考虑肺的气化功能？

云鹤师父：说得太对了。《庄子·逍遥游》有云："藐姑射之山，有神人居焉；肌肤若冰雪，淖约若处子，不食五谷，吸风饮露……"

张征：吸风饮露？辟谷？

云鹤师父：我们早上的站桩借助的就是肺的作用，自然而然到达肺朝百脉、金生水的作用，从而最终达到后天返先天。随着能量级别的提高，吸风饮露和辟谷实际是借助肺的呼吸作用对物质能量进行转换。所以，你看肺的呼吸作用是不是很重要、很神奇？

张征：真是太神奇了，而且更进一步看，有形系统对无形系统真是太重要了。

云鹤师父：那是必然的，并且我还要告诉你：无形系统对有形系统的维持也是非常重要的。

张征：愿闻其详。

云鹤师父：我们知道无形系统以炁为基础，包括三魂七魄、十二经络、奇经十一脉，是一个完整的隐形系统。我们在前面"无形系统"一节中曾经详细谈到三魂七魄要进行有序互动，进行能量交换。正常情况下，三魂在白天入七魄，对我们的脏腑进行精炁神的输布；七魄在夜晚入三魂，是脏腑精炁神的归元。三魂与七魄的互动主导了十二经络的子午流注，主导了奇经十一脉精炁的流通。如果三魂七魄的互动出现问题，就会影响脏腑精炁神的输布，出现炁血的瘀滞，从而影响脏腑功能。如果三魂七魄出现更严重的互动失序就会造成三魂失所，七魄失养，造成内分泌紊乱，从而引起情绪波动，甚至精神分裂、错乱。

（二）有形系统与无形系统的相互制约

张征：嗯，看来我们的无形系统也非常重要。那如何来看有形系统与无形系统的相互制约呢？

云鹤师父：有形系统与无形系统的相互制约一方面可以从炁血的相互影响得到充分体现。

张征：这一点我明白，"血为炁之母，炁为血之帅"嘛。血液为细胞提供了营养物质用来产生离子（即炁），离子从血中离开，通过细胞进入离子通道，也就是进入孙络、浮络、别络、经络，所以说炁来源于血，血为炁之母。另外，炁又能够在局部主导微循环的开放，从而带动血的运动，所以说炁为血之帅。

云鹤师父：嗯，有进步。不仅如此，但是有形系统与无形系统的相互制约也可以从内因、外因、不内不外因、本因对管道的影响来体现，具体有四点。

1. 情绪（七情）等内因影响无形系统炁的运行，从而影响血的运行，进而影响有形系统。比如，情绪低落引起的食欲减退、食欲亢进、消化不良等。

2. 风、寒、暑、湿、燥、火（六淫），包括天体运行的变化等外因影响无形系统（三魂七魄、经络）从而影响炁的运行，进而影响血的运行，影响有形系统，并且还可能影响人的情绪。比如，有的人在满月时会出现情绪上大的波动，可表现为高兴或者抑郁；还有前面第一章谈到的五星配五脏，行星运动也能影响人体的健康。

3. 饮食不当、劳倦过度等不内不外因的影响。比如饮食不当，影响有形系统的消化管道出现堵塞，影响食物的吸收，进而影响血的产生，从而影响炁的产生、运行。又比如劳倦过度，影响无形系统炁的运行，就会影响消化、内分泌、泌尿等一系列有形系统的功能。

4. 本因——遗传、转世。（在此不讨论）

张征：嗯，这一节谈的内容真是太有意思了。看来有形系统与无形系统的关系不仅体现在互根互生，还存在着相互制约。人体真是奇妙啊！

（三）有形系统与无形系统的相互消耗

云鹤师父：是啊，而且有形系统和无形系统也要相互消耗。

张征：哦？

云鹤师父： 关于有形系统和无形系统的相互消耗，太素通中论认为可以分为四个层次。

1. 精竭

通过前面章节的讲述，我们明白精分为：

（1）广义之精——广义的精，是指精气，泛指人体所需的一切精微物质，如气、血、津液、水谷营养物质、自然清气等都可以称作精气；是指人体从食物、水、空气中吸收的以及人体内部产生的一切精微物质，如蛋白质、脂肪、维生素、矿物质、微量元素、内分泌物等。

（2）狭义之精——狭义的精，主要是指肾所闭藏的精，即肾精。精的生理功能是具有生殖作用，促进生长发育，维持机体生命运动的正常进行，生髓养脑，化气生血。人体内各种细胞，如生殖之精卵子精子、成人干细胞、脑细胞、心脏细胞、骨细胞等。

精竭意味着体内精微物质的减少，意味着人体干细胞的减少，新陈代谢的下降，是衰老的开始。常言道"人老脚先衰"，其实这个概念是错误的。精竭预示着干细胞的减少，首先受到影响的是脑，应为"人老脑先衰"。

2. 血枯

血液中的细胞在不断地新陈代谢，体内各种血细胞由存在于骨髓、外周血、脐带血的造血干细胞分化而来。精竭也意味着人体造血干细胞的减少，造血能力的下降会导致血细胞的产生数量少于死亡数量，从宏观上表现为血枯。

3. 炁衰

"血为炁之母"，血枯则炁衰。在细胞层面，血枯意味着为细胞提供的营养物质的减少，进而影响细胞产生离子（即炁）。

4. 神弱

炁衰则神弱。通过前面章节的论述，我们明白无形系统（包括三魂七魄、十二经络、奇经十一脉）是以炁为基础构建的。其中，炁是离子态，而神是量子态，神由炁而产生，且神的能量级别高于炁。所以不难理解，形将死亡的生命（生物生命），能量生命就很微弱。同时，我还可以告诉你，我们修炼的目的就是要强大我们的生物生命和能量生命，最终使得能量生命能够带动生物生命飞升。

张征：嗯。我有一点明白了，有形系统与无形系统每时每刻都在相互消耗。而精竭、血枯、炁衰、神弱是几个重要的分水岭，预示着我们的生命在时时刻刻的消耗中走向衰老。

云鹤师父：是的。但是，在这里我也要提醒广大的朋友，一定要避免一种消耗，那就是手淫。

张征：愿闻其详。

云鹤师父：我还是先讲一个真实的精竭的故事吧：2012 年，有一个 35 岁的朋友来找我把脉，我用太素脉法给他把完脉后，发现其前列腺有炎症且肾气很衰，左关脉有寒湿，右关脉胆囊有湿热，右寸脉有寒，整体脉象虚寒。我直接告诉他：你有手淫史。他自述，结婚后都还有这个习惯，现在精子存活率只有百分之二十。我告诉他，这是典型的精竭，你的身体完全是因为手淫而搞垮的，你现在吃什么拉什么都是因为手淫导致肾虚造成的。

张征：那这个问题最后如何解决的呢？

云鹤师父：首先是戒除手淫习惯，其次要清肝热、清心热，他吃了大量的固中丸、固本丸，现在已经生了个女儿。

张征：经典的说法是手淫之症乃相火妄动。

云鹤师父：说得对。而且，手淫对我们精炁神的消耗是非常大的，可以说大伤元精、元炁。很多小孩的注意力不集中，记忆力严重衰退，学习成绩直线下降，皮肤发黄，消瘦，双眼闪烁不定，这些都是长期手淫造成的，并且长此以往还会影响心理健康。

张征：那些宣传手淫无害的人真是可恶。

云鹤师父：是的，现在的网络环境太乱了，色情文化泛滥，还有个别的所谓专家鼓吹"手淫无害论"，这种不负责任的论调严重损害了青少年的身心健康。

（四）有形系统与无形系统的相互冲克

张征：嗯，不断提升能量级别，真好。不过，对于普通人而言，有形系统与无形系统相互制约关系能够达到一种平衡、和谐就是很好的事了，我们就能保持身心的健康。师父，假设有形系统与无形系统的制约关系失衡怎么办呢？

云鹤师父：这就是我马上要谈到的有形系统与无形系统的相互冲克。太素通中论认为，有形系统与无形系统的关系就是阴与阳的关系，它们互根互生、相互制约、相互消耗，在正常状况下保持着一种和谐的、动态平衡的关系。然而，在外因、内因以及不内不外因和本因的作用下，有形系统与无形系统的制约关系失衡，这种和谐就会被破坏。

具体而言，有形系统的血瘀导致无形系统的炁滞，无形系统的炁滞也会导致有形系统的血瘀，会进而演变成病理状况下的相互冲克，这也就是人生病的原因。

张征：那这算不算是太素经脉医学治病的理论依据呢？

云鹤师父：那是当然的。太素通中论认为，要把有形系统和无形系统作为一个共同的、有机的整体来看待，治疗思路亦然。长期以来，西医对有形系统研究得比较清楚，但缺乏对无形系统的认识，因此西医对病因的认识只有一半，是残缺的，因而西医对有形系统的疾病有一定办法，却治不了一些无形系统的疾病。

而中医对有形系统有一定的认识，对无形系统也有一定认识，所以中医对于经络病有一定的办法，然而对一些有形系统的疾病办法不多。这不能不说是一个遗憾。

张征：那能不能举例说明一下有形系统与无形系统的相互冲克呢？

云鹤师父：这方面例子就太多了，那我就举一些例子说明一下。

张征：洗耳恭听。

云鹤师父：我先讲一个胆汁返流引起人睡眠的梦比较多的例子。

我们知道胆囊有浓缩和储存胆汁之用。肝细胞中进行的生化作用会制造出大量的副产品，其中一种就是胆汁。肝会不断分泌胆汁，流进胆囊中储存。当小肠进行消化作用时，便会释放胆汁，经胆囊管和胆总管在肝胰壶腹与胰汁混合，并排到十二指肠。胆囊内的单层柱状上皮细胞会分泌出黏液，保护胆囊内壁免受胆汁腐蚀。

正常生理条件下，机体存在十二指肠胃返流，而返流物不对胃黏膜造成伤害。但在胃—幽门—十二指肠运动障碍时，胆汁返流入胃，在胃酸作用下，破坏胃黏膜屏障，造成胃黏膜慢性炎症、糜烂甚至溃疡。而胃的炎症刺激会产生病炁，病炁在足阳明胃经中运行，到达心包络，而心包住着心神，心神受到影响，上扰大脑，在睡眠时就会产生梦境；另外，胆汁返流入胃，刺激胃黏膜，引起胃的炎症，胃上有一条别络直接与心包相连，扰动心包内住的灵。灵受扰则上扰大脑，睡眠时就会梦境不断，甚至像演连续剧一样，不断上演。醒来后便会觉得异常疲惫，那是因为你的神没有休息，你的灵没有休息，你的大脑没有休息的缘故。更惨的是，甚至整夜无法入眠，思绪乱飞！

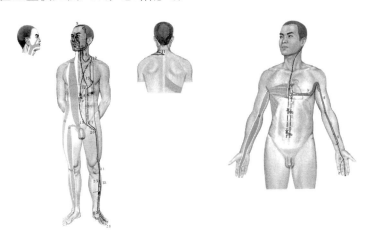

足阳明胃经　　　　　　　　　　手厥阴心包经

张征：嗯，我有一点明白了：胆汁返流刺激胃产生病氖，从而依次影响足阳明胃经、心包，进而影响心神，心神上扰大脑，产生梦境。

云鹤师父：对，这就是胆汁返流引起的梦境的由来。所以，你看这是不是有形系统与无形系统的互克呢？

张征：嗯，有道理，很生动。

云鹤师父：我再给你讲一个故事：有一次我碰到一个久咳不愈的患者，这个患者曾经看过西医、中医，但是咳嗽仍然没有治好。当然，我给他一把脉，就发现他的膀胱上有湿热，我开了清除他膀胱热的中药让他服用，最后他竟然痊愈了。

通过这个膀胱咳的例子我们要说明什么问题？

我们知道膀胱是有气化作用的，《黄帝内经》云"膀胱者，州都之官，津液藏焉，气化则能出矣"，可见膀胱是藏津液的，而且津液"气化则出"。

那么当膀胱有热，会出现什么样的反应呢？

原来膀胱气化过强，一方面病朲会通过任脉直上咽喉（本来任脉的朲正常流动应该是自上而下行的），可见有形的膀胱湿热的病朲影响了无形系统的任脉到了咽喉；另一方面，足太阳膀胱经与足少阴肾经相表里，从而病朲又可以经足太阳膀胱经到达足少阴肾经，进而直达咽喉。病朲通过以上两个不同的路线到达咽喉而引起咳嗽。

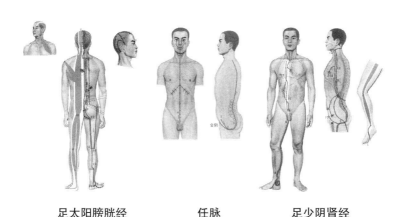

足太阳膀胱经　　　　　任脉　　　　　足少阴肾经

　　张征：嗯，分析病症的时候我们往往看不到无形系统与有形系统的联系。

　　云鹤师父：那是因为没有对有形系统与无形系统全面、系统的认识，更没有对这两个系统互克作用的理解。

　　张征（兴奋地说）：真是太生动，太有趣了。师父，可否再举一个例子。

　　云鹤师父（慢悠悠地说）：那再举一个痛风的例子。

　　西医认为痛风是人体嘌呤代谢异常所致的一组综合征，高尿酸血症是其病变发展中的一个阶段，而痛风往往会引起局部关节滑膜、滑囊、软骨及其他组织的尿酸盐结晶的沉积，最具有特征且多见的症状是急性痛风性关节炎，以足部第一跖趾为最好发部位。而中医认为痛风是"风寒湿之气杂至合而为痹"。

张征：那太素通中论如何看痛风呢？

云鹤师父：这个问题我在后面会专门讲解痛风的病症，现在我也问你一个问题：为什么急性痛风性关节炎是以足部第一跖趾为最好发部位？

张征：这个我还真没有想过。

云鹤师父：你看经络图。足厥阴肝经起于足大趾爪甲后丛毛处（大敦穴），明白些什么了吧？

张征：难道急性痛风性关节炎的尿酸盐沉积与足厥阴肝经有关系？

云鹤师父：别忘了炁是什么？炁是离子。炁在经络中运动，那炁滞能不能变成结石呢？

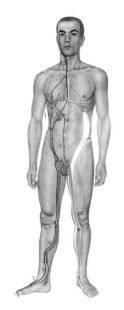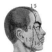

足厥阴肝经

张征：之前我们认识的结石主要是从有形管道的堵塞来看的，现在看来无形管道的堵塞引起炁的瘀滞也是结石形成的因素。师父，按这趋势，讲到后面这是不是要毁我的三观啊？

云鹤师父：那倒不会。这些理论终归要用于指导实践，反过来说理论也是由实践总结而来，所以不存在"毁三观"的说法。

顺便再提一点，肾结石的主要原因是，炁的本质是离子，炁的运动失调导致炁滞淤积在肾脏，遇到各种酸性物如碳酸、草酸则形成碳酸钙、草酸钙的晶体，进而形成结石。

张征：嗯，师父，我听说一些中药治疗结石很有疗效，是不是某些中药有利于有形管道排出结石，而某些中药有利于无形管道化解结石呢？

云鹤师父：你很有悟性，懂得逆向思考。你讲得对，具体的在以后的课我们会谈到。

张征：现在很多女性都面临着各种女性病的困扰，卵巢囊肿就是其中之一，按照太素通中论如何解释这个病的病因呢？

云鹤师父：卵巢囊肿是指卵巢内有囊性的肿物形成，是一种常见的、多发的、具有反复性的疾病，多在 20~50 岁女性中发生。患有卵巢囊肿的女性，大多数都会引起乳腺小叶增生，并且脸上生有瘀斑，如果是肝郁型的卵巢囊肿，胆囊还会发炎，脸色就会发黄。所以多数是肝郁型。

太素通中论认为，人体正常的运行需要人体内的各种管道输送能量和养分，一旦管道受到风、寒、湿、热、积、畸、逆的影响，就会导致人体的大管道、中管道、小管道、微管道、超微管道和经络通道阻塞，从而产生疾病。以下将分五点详细讲述。

第一，寒凉引起管道收缩，产生痰瘀、血瘀、炁滞、湿瘀。由于痰饮停聚而阻滞炁机，湿聚水肿，血瘀和产后及人工流产后身体受寒引起管道收缩导致的炁滞血瘀四种情况交织在一起，就形成了包块，也就形成卵巢囊肿。

第二，由于体内的积（炎症）阻碍管道的通畅，会导致痰瘀、血瘀、氘滞、湿瘀。由于受积的阻碍，使积进一步扩散，产生血瘀；湿聚水肿。由于产后和人工流产后身体内有积，引起管道阻塞，从而导致氘滞血瘀、水肿。这四种情况交织在一起也会形成包块，即卵巢囊肿。

第三，湿在体内某一部位和某一管道聚集，将会形成水肿。若受热的影响，将产生湿热性水肿；若受寒的影响，将产生寒湿性水肿；若卵巢受热或受寒都会引起管道阻塞，同样导致氘滞血瘀，形成包块。

第四，畸胎瘤。它是先天氘血凝滞长期而未分化的畸胎卵巢囊肿。

第五，逆。它是氘滞七情内伤，内伤情志，抑郁伤肝，内热生火。内伤情志，胆囊必定发炎，胆汁返流，引起植物神经紊乱，失眠多梦，脸色发黄，心肾不交，免疫功能降低；抑郁伤肝，肝风内动，引起雄性激素不平衡，或者叫阴阳不平衡；内热生火，阻碍氘的运行。以上三个问题交织缠绕在一起，很容易引起经期紊乱，经量减少、停经、闭经，从而导致氘滞血瘀，阻碍输卵管畅通，形成卵巢囊肿。

张征：这就是内因、外因、不内不外因、本因对有形系统与无形系统管道的影响。

云鹤师父：是的。从以上几个问题看来，风寒湿热积畸逆都可引起卵巢囊肿。患有卵巢囊肿者大多伴有乳腺小叶增生，脸颧骨附近多有瘀斑，同时还会引起脸色发黄。如果再加上心肾不交，睡眠多梦，那脸上就会表现出黄底瘀斑加"熊猫眼"，这个疾病让很多女士非常痛苦，因为它具有多发性，用手术的方法解决又容易复发，所以有的是"二进宫，三进宫"，最后不得已把卵巢切掉，这是全世界最笨的方法。

张征：是的，认识决定思路和出路。我们认识自身和疾病，离开了无形系统，注定认识是残缺的。

云鹤师父：反过来说，用有形系统与无形系统的阴阳理论去研究一些疑难杂症，也许还有新的认识和方法。

张征：比如癌症，目前是危害人类健康最严重、死亡率高、难治愈的一类疾病，并且发病率逐年上升且呈现年轻化的趋势。

西医从有形系统层面对癌症有着系统而深刻的研究，认为癌症是在各种致癌因素下，局部的细胞在基因水平上失去对生长的正常调控而引起的异常增殖。

中医认识癌症从三因（内因、外因、不内不外因）致病理论入手，认为癌症是由于上述原因造成阴阳失衡、日积月累而产生，比如炁滞、血瘀、痰饮日久就可能产生癌变。

师父，太素通中论对于癌症怎么看呢？

云鹤师父：这次的功课做得还真足，有进步。

太素通中论认为癌症也是有形系统与无形系统互克的结果，本质就是管道堵塞与阴阳失衡。具体而言，分为四个层面。

就微观而言，细胞内离子通道的堵塞或者功能异常，会造成炁的瘀滞，进而引起基因突变，产生癌细胞。又由于阴阳失衡，免疫功能下降，人体不能正常清除癌细胞，癌细胞就发展壮大，最终成为癌症。

就中层而言，是经络发生拥堵，炁不能进行正常流通和代谢，造成细胞和组织病变。

就宏观而言，人体的大管道如血管、淋巴管、输卵管、输精管、输尿管等拥堵，造成内分泌失常、血液不能畅通，引起器官发生病变发展成癌症。

从玄学本因的角度讲，有些癌症是遗传病是因果病，也许是前世有意无意地做恶事太多往往就有恶果，是冤魂债主上身影响无形系统，从而影响有形系统的病变发展成癌症。

总结起来，癌症的产生就太素通中论而言先是由无形系统影响到有形系统，有形系统再影响无形系统，最终形成病变发展而来。

（五）有形系统与无形系统的相互分离

张征：嗯。从有形系统与无形系统的相互冲克的角度来解释肿瘤的发生发展，的确很神奇、很精彩。前面讲到了有形系统与无形系统的互根互生、相互制约、相互消耗、相互冲克，那关于阴阳分离呢？

云鹤师父：呵呵，莫要急，这正是太素通中论关于有形系统与无形系统的关系论述的第五大点——阴阳分离。这里的理论依据来自我们前面所讲的关于"太极""阴阳"的内容。

根据前面对太素通中论的论述，我们了解人体是由有形系统和无形系统构成的，有形系统是由器官构成的，器官是由组织构成的，组织是由细胞构成的。在系统与系统之间，器官内部、器官与器官之间，组织与组织之间，组织与细胞之间都是由管道连接，这是有形管道，是看得见摸得着的，它们之间传递的是血、津、液、炁、食物残渣、糟粕。我们再看无形的系统，无形系统是由灵、元神、三魂七魄、奇经十一脉、十二经络、炁穴位等构成，三魂之间、七魄之间、魂魄之间都是靠无形的管道连接，这些管道你是看不见摸不到的，他们之间传递的是炁，是能量。这两个系统构成了人体。

然而，以细胞为基础的有形系统生命毕竟是有限的，而以炁为基础的能量生命是无限的。因此，有形系统与无形系统，即生物生命和能量生命终将会分离，那就是死亡，这也是自然规律。

张征：嗯，那有形系统与无形系统分离之后分别去哪里了呢？

云鹤师父：我们来于自然，也要归于自然，从哪里来回到哪里去，这就是我们生物生命和能量生命所要经历的生命历程；而我们的能量生命将永恒。

张征：那如果要达到长生是不是需要通过修炼强大我们的有形与无形系统呢？

云鹤师父：修炼对于生物生命、能量生命有重要的意义，可提升生命质量。

张征：嗯，真是太神奇了。

云鹤师父：关于有形系统与无形系统的阴阳分离，我还要告诉你，由于能量级别的不同无形系统内部也分阴阳：魄为阴，魂为阳。所以，在病理状况下，还有可能发生魂魄分离。

张征：哦？那会是什么情况呢？

云鹤师父：魂飞魄留，就是植物人。

张征：西医认为植物人是由于急性损伤、变性及代谢性疾病等引起的大脑皮层严重受损，与植物生存状态相似的特殊的人体状态。除保留一些本能性的神经反射和进行物质及能量的代谢能力外，认知能力已完全丧失，无任何主动活动。

云鹤师父：那是因为西医没有对无形系统的认识。太素通中论认为，人有三魂七魄，由于外伤等原因导致神魂离开主魄，造成魂飞魄留的阴阳分离状态，就是植物人的状态。再进一步讲，人的大脑是由脑细胞构成的，是进行思维活动的场所，请问是谁在掌控大脑？是谁在思维？难道细胞和脑神经会进行思维？这些都不是，是人的灵掌控着人的大脑在进行思维活动。灵住在我们的心包经里面，一旦灵与三魂离开了我们的身体，人就不能思维了，没有意识了，成了植物人。

张征：嗯，那植物人有救吗？

云鹤师父：这个会在后面的章节谈到。本章节的精华与重点就是要认识到人是由有形系统与无形系统共同构成的，因此治病也要从有形系统和无形系统两个方面来考虑。

当然首先还要学习太素脉法，练习道家的内功，有了这些基础之后，学习理解太素通中论会相对容易一些。相关的内容我会在后面的章节一一谈到。

第五章
怎么办？——太素治法

第一节　太素用药

一、中柱脉常见病症用药

（一）大脑（祖魄）

1. 脑瘫

张征： 中柱脉上的疾病自上而下从大脑说起吧。

云鹤师父： 要得，你找找有哪些常见脑病。

张征： 先说说脑瘫。

云鹤师父： 你先看看西医和中医是怎么看待这个病的，怎么用药的，这样先对脑瘫有个大致的了解。

张征： 好的。西医讲，脑瘫是由各种原因引起的非进行性脑损伤或脑发育异常所导致的中枢性运动障碍。临床上以姿势与肌张力异常、肌无力、不自主运动和共济失调等为特征，常伴有感觉、认知、交流、行为等障碍和继发性骨骼肌肉异常，并可有癫痫发作。西医多用手术治疗。

脑瘫在中医里属于中医学"五迟""五软""五硬""痿证""痴呆"等范畴，认为是先天不足，肝肾虚损，痰瘀互阻，多用滋补肝肾、活血化瘀、补肾壮骨的药，同时以针灸外治。太素经脉医学是怎么看待脑瘫这个病的呢？

云鹤师父： 脑瘫主要是先天不足，除先天原因，后天引起脑瘫的原因是肾气虚弱，经络不通，氕血无法上达于脑。

张征：用太素脉法给脑瘫患者把脉会有什么样的脉象呢？

云鹤师父：中柱脉寸脉的前三分之一，寸脉小九宫数字4、9、2处往上再增加一指脉象偏弱，氕血不足。

4	9	2
3	5	7
8	1	6

增加一指脑部小九宫图

4	9	2
3	5	7
8	1	6

寸脉小九宫图

（为防止读者盲目自诊或给他人诊断用药造成不良后果，故只作此一处小九宫图示例）

张征：太素经脉医学的治疗思路是什么呢？

云鹤师父：补肾，活血化瘀，通经活络。

张征：通常会用到哪些药呢？

云鹤师父：天麻、桃仁、红花、大活络丹、小活络丹、金匮肾气丸。

外治：针灸百会穴等穴。可以在头部、颈椎使用深度祛寒法。

2. 脑萎缩、失智症

张征："老年性痴呆"西医又叫阿尔茨海默病（Alzheimer's disease，AD），是一种中枢神经系统变性病，起病隐匿，病程呈慢性进行性，主要表现为渐进性记忆障碍、认知功能障碍、人格改变及语言障碍等神经精神症状，严重影响社交、职业与生活功能。西医中此病的病因及发病机制尚未阐明，且认为是不可治的。

中医则认为病因有脾肾两虚、痰浊阻窍、肝阳上亢，多用地黄、五味子、山茱萸、丹皮、附子、人参、半夏、桃仁、红花等药物。太素经脉医学是怎么看这个病症的呢？

云鹤师父：太素经脉医学认为，脑萎缩、失智症由多种原因引起：颈椎病引起气血不能上达于大脑；肠胃管道长期拥堵，大便不畅，引起毒素侵害脑细胞；肾阴虚、肾阳虚不能坎水逆流还精补脑，使脑缺乏营养、成人干细胞，出现脑萎缩，引起失智症。

张征：从肠胃和两肾入手，这不就是通中论所讲的"一个中心，两个基本点"。

云鹤师父：聪明。

张征：脉象上是怎样的呢？

云鹤师父：寸脉、关脉上有疾点。尺脉脉沉、脉弱，气血不足。治疗思路就是要补肾填髓、调理颈椎、补气血、保持肠胃管道畅通。

张征：如何用药呢？

云鹤师父：①右归丸、左归丸加天麻，九味羌活丸，补中益气丸，抵当汤。

②脑神丹。

外治：针灸、拔罐，按摩颈椎、腰椎，整个脊柱进行深度祛寒。

张征：脑神丹？这是什么？没听过呢。

云鹤师父：你当然没听过，这是本门秘方，可补肾填髓，促进坎水逆流还精补脑，促使脑细胞增长。

3. 脑瘤

张征: 再来说说脑瘤吧,西医发病原因不明确,有关病因学调查归纳起来分环境因素与宿主因素两类。环境致病源包括物理因素,如离子射线与非离子射线,化学因素如亚硝酸化合物、杀虫剂、石油产品等,感染因素如致瘤病毒和其他感染。

中医认为脑肿瘤的形成是由于内伤七情,使脏腑功能失调,加之外邪侵入,寒热相搏,痰浊内停,长期聚于身体某一部位而成。主要为肾虚不充,肝风内动,邪毒上扰清窍,痰蒙浊闭,阻塞脑络,血瘀凝滞。常用夏枯草、三棱、莪术、石见穿、牡蛎、赤芍、桃仁、生南星、蜈蚣、王不留行、蜂房等药物。

云鹤师父: 太素经脉医学认为,脑瘤主要是因为左肾虚,右肾能量不足,造成髓海失养、瘀化功能弱、代谢不畅所致。用太素脉法把脉时,要在寸脉之上增加一指,在各个点上都有可能摸到软泡即是脑瘤。

张征: 那如何治疗呢?

云鹤师父: 治疗思路是活血化瘀,补左右二肾,增加血液含氧量。

用药:

(1)固本丸(本门秘方)。

(2)固中丸(本门秘方)。

(3)肝胆有瘀堵者用沥肝丸(本门秘方)。

(4)毒龙丹加减。

(5)每天定时吸氧。

张征: 定时吸氧,这个方法很独特。

4. 大脑无形病:神不守舍、夜游症、神魂颠倒、心神不安、失魂落魄

云鹤师父: 你提出来的都是大脑的有形系统的病症,依太素经脉医

学看，其实还有很多是无形系统病。

张征：让我想想看，夜游症这个是吧？

云鹤师父：算一个，中文里有很多跟神、心有关的词都是描述无形系统产生问题后的状态，比如神不守舍、神魂颠倒、心神不安、失魂落魄。

张征：这些在西医上属于意识内容障碍，是心理或者神经系统的问题吧；中医多从肝胆和脾胃入手。师父，太素经脉医学是不是有什么秘法？

云鹤师父：太素经脉医学看来，这些病的原因是三魂流离、七魄失所造成的魂不安、神不宁。

5. 植物人

张征：对于"植物人"太素经脉医学是怎么看的？是不是也跟无形系统有关？

云鹤师父：西医是怎么描述植物人的？

张征：由于急性损伤、变性及代谢性疾病等引起的大脑皮层严重受损，与植物生存状态相似的特殊的人体状态。除保留一些本能性的神经反射和进行物质及能量的代谢能力外，认知能力已完全丧失，无任何主动活动。目前西医没有特别有效的治疗方法，中医多用针灸治疗，但是效果都不明显，能被治好的植物人都被称为"创造奇迹"。

云鹤师父：仅仅对有形系统进行治疗效果自然不好，植物人还有无形系统的问题。太素经脉医学认为，人有三魂七魄，由于外伤等原因导致神的魂离开主魄，就会造成植物人的状态。

6. 人格分裂

张征：那人格分裂这个病应该也属于无形系统的问题咯？西医给的定义是一种严重的心理障碍：一个人具有两个以上的、相对独特的并相互分开的亚人格，是多重人格。不良的生活事件、经济状况、病前性格等社会心理学因素起到了诱发和促进作用。中医认为是阴阳不调，气浊而气滞，故神不能自畅。

云鹤师父：人格分裂这个问题就复杂了，有的患者是因为受到外界刺激或者身体原因有了人格分裂的病征，但是有一部分人格分裂的并没有病。

张征：没有病？那为什么会人格分裂呢？

云鹤师父：人有两套系统——有形系统与无形系统，无形系统中的三魂七魄、元精、元炁、元神和元婴对人的思维起着控制作用。道家通过修炼发现，元婴是存在于人体内的强大的生命能量体，包含着转世的信息。常人的元婴是沉睡的，通过道家的修炼可以唤醒元婴。而一小部分人的元婴会由于各种原因自然苏醒，于是这部分人发现了自己的前世，前世带有的各种信息（人格）在这一世的人身上体现出来，形成了人格分裂。

当然，也有部分人格分裂与元婴无关，有的是癔症和幻觉，需加以分辨。若是由于元婴苏醒造成的人格分裂，需要通过后天识神的训练对其加以控制，不要给自己和旁人造成麻烦。

（二）肺（肺魄）

1. 哮喘

张征：西医认为哮喘与多基因遗传有关，同时受环境因素的影响。环境因素主要包括某些激发因素：①吸入物；②感染；③食物；④药物；⑤其他因素，如剧烈运动、气候骤然变化、妊娠、月经、精神因素，接触工业染料、农药等也可诱发哮喘。

中医认为哮喘是寒气瘀塞引起的，肺失宣降，呼吸不利而致喘促，或使肺气虚衰，气失所主而喘促。

哮喘似乎很难根治，太素经脉医学是怎么看的呢？

云鹤师父：要想治疗，首先要诊断清楚，弄明白是什么问题，由什么原因引起。太素经脉医学认为哮喘分两种——寒哮和热哮。

（1）寒哮

肾阳虚弱，卫炁不足，所以易感风寒，风寒风湿入经络引起气管收缩，肺泡闭塞，使炁机不得升降，呼吸困难。有的表现在左肺，有的在右肺，有的在双肺。

此时的脉象是：若在右肺则右寸复合脉，脉浮，浮中带风、带寒、带湿。若在左肺则左寸脉脉象同上。若在双肺，左右寸脉皆有此脉象。

寸脉整体急促、浮中带寒、风、湿；右尺脉有寒，两肾间命门火不足造成右肾能量不足。

张征：如何用药呢？

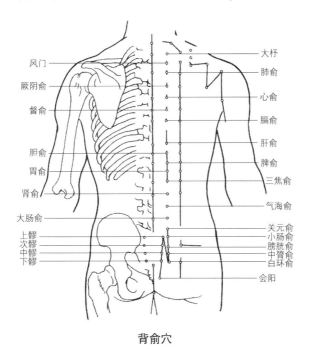

背俞穴

云鹤师父：

①以姜（干姜）、附（附子）、桂（肉桂）为基础，若有湿，加茯苓、白术、泽泻、猪苓、土茯苓；若有风，加防风、荆芥、羌活。

②金匮肾气丸。

③迎仙酒：专治寒哮（本门传承秘方）。

④小柴胡汤：柴胡、黄芩、人参、甘草、半夏、生姜、大枣。

⑤半夏厚朴汤：半夏、厚朴、茯苓、生姜、紫苏。

外治：背部使用太素贴，在肺俞穴贴风湿膏药。

（2）热哮

张征：热哮的病因又是什么呢？

云鹤师父：左肾肾炁与肺炁不接，肾不纳炁，肺热炽盛，痰壅气升，气管受热，缺乏收缩。

此时的脉象：左寸脉整体浮、大、虚、热，有湿。若在右边肺则右寸脉脉象同上。

治疗思路：清肺泄热，顺气化痰，清热解毒，消炎补肾。目的是使气管产生收缩。

张征：热哮可以用哪些药呢？

云鹤师父：

①金银花、侧柏叶、黄芩、佛手、陈皮、枳壳、紫菀、鱼腥草、杜仲、菟丝子、八角金盘。

②麻杏石甘汤：麻黄、杏仁、甘草、生石膏。

③生麻黄、杏仁、生甘草、生石膏。

2. 外感风寒发烧咳嗽

张征：外感风寒发烧算是最常见的病了，西医总体上分为普通外感风寒和流行外感风寒。普通外感风寒，是由多种病毒引起的一种呼吸道常见病，其中30%~50%是由某种血清型的鼻病毒引起。流行外感风寒，是由流感病毒引起的急性呼吸道传染病。

中医认为主要是外感风寒引起的，你有没有什么不同的见解？

云鹤师父：太素经脉医学认为，是外感风、寒、邪引起。

张征：有何脉象？

云鹤师父：左寸脉整体浮、快。

张征：有没有简单有效的方法呢？

云鹤师父：这个简单。

（1）防风通圣散：防风、荆芥、薄荷、麻黄、大黄、芒硝、栀子、滑石、桔梗、石膏、川芎、当归、白芍、黄芩、连翘、甘草、白术。

（2）九味羌活丸：羌活、防风、苍术、细辛、川芎、白芷、黄芩、地黄、甘草。

（3）通宣理肺丸：紫苏叶、前胡、桔梗、苦杏仁、麻黄、甘草、陈皮、半夏（制）、茯苓、枳壳（炒）、黄芩。

将这三种丸药用开水煮服，不停地小口喝，喝到身体出汗。需要特别注意的是，若滥用抗生素，后期病毒进入心包经，造成心慌、心累，不能负重，严重的造成病毒性心肌炎，需用丹皮、瞿麦、车前草、猪苓从血液中进行排毒。

（三）心—心包（心魄）

1.病毒性心脏病

张征：你说外感风寒会引起病毒性心肌炎，我查了下它属于病毒性心脏病，西医认为是多种病毒引起的一组器质性心脏病，就病毒侵袭心脏的部位而言，嗜心性病毒不仅可引起急、慢性心肌炎，而且还可以伴发心包炎、心内膜炎、心瓣膜炎等；就病种而言，许多病毒株还可以引起冠状动脉炎、动脉粥样硬化、急性心肌梗死、各种瓣膜病变、原发性心肌。

云鹤师父：你看这些病毒多厉害。太素经脉医学认为，外感风寒后身体发软无力，爬坡上坎都累，这是因为病毒性外感风寒后病毒留在心包经没有排出。

张征：这个太素脉法能摸出来吗？

云鹤师父：当然能！寸脉中柱脉有块状物，整体脉快、脉浮、肾脉弱、左关脉胃上有积点。

治疗思路："敌人"从哪里来，就从哪里赶出去，既然是外感风寒带来的病毒，就要从外感风寒来治。病毒无法排出是因为肾气虚弱，因此从三方面入手：1. 排病毒；2. 调肠胃；3. 补肾气。

张征：可以用哪些药呢？

云鹤师父：

（1）经方小柴胡汤：柴胡、黄芩、人参、甘草、半夏、生姜、大枣。

（2）经方大青龙汤：生麻黄、肉桂、桂枝、生甘草、杏仁、生姜、大枣、生石膏。

（3）防风通圣散：防风、荆芥、薄荷、麻黄、大黄、芒硝、栀子、滑石、桔梗、石膏、川芎、当归、白芍、黄芩、连翘、甘草、白术。

（4）九味羌活丸：羌活、防风、苍术、细辛、川芎、白芷、黄芩、地黄、甘草。

（5）通宣理肺丸：紫苏叶、前胡、桔梗、苦杏仁、麻黄、甘草、陈皮、半夏（制）、茯苓、枳壳、黄芩。

（6）时方：防风、荆芥、黄芩、羌活、麻黄、细辛、枳壳、丹皮、瞿麦、车前子。

2.心肌缺血

张征：师父，西医讲心肌缺血是由于心脏的血液灌注减少，导致心脏的供氧减少，心肌能量代谢不正常，不能支持心脏正常工作的一种病理状态。可是心脏为什么会出现这样的问题呢？中医从活血化瘀、芳香开窍上入手，你怎么看？

云鹤师父：引起的原因是气血弱或心血管道瘀堵。若气血不足则是由于肠胃的消化吸收功能差，肾阳虚。

用太素脉法诊断，可以摸到寸脉中柱脉有块状物，整体脉慢、脉沉、右肾脉弱、左关脉十二指肠球部有密集的小积点。

太素经脉医学的治疗思路还是活血化瘀、通经活络、消炎，解决十二指肠球部溃疡。若是肾阳虚，应补右肾。

用药：

（1）大活络丹：蕲蛇、乌梢蛇、威灵仙、两头尖、麻黄、贯众、甘草、羌活、肉桂、广藿香、乌药、黄连、熟地黄、大黄、沉香、细辛、赤芍、木香、没药、丁香、乳香、僵蚕、天南星、青皮、骨碎补、豆蔻、安息香、黄芩、香附、玄参、白术、防风、龟板、葛根、虎骨、当归、血竭、地龙、犀角、麝香、松香、牛黄、冰片、红参、制草乌、天麻、全蝎、何首乌。

（2）小活络丹：川乌、草乌、地龙、天南星、乳香、没药。

（3）时方：丹参、菖蒲、川芎、地龙、桃仁、红花、黄芪、当归、杜仲、菟丝子、土鳖虫、三棱、莪术。

（4）香蔻胶囊。（本门传承秘方）

（四）肝（肝魄）

1. 乙肝

张征：乙肝由乙型肝炎病毒（HBV）感染机体后所引起。乙型肝炎病毒是一种嗜肝病毒，主要存在于肝细胞内并损害肝细胞，引起肝细胞炎症、坏死、纤维化。中医通常采用扶正祛邪的方法，增强机体自身的抵抗力和清除、抑制邪毒的能力，如清热解毒、疏肝理气、活血化瘀、益气养阴、健脾化湿、补肾柔肝等。

云鹤师父：乙肝就是感染外邪，邪毒客于肝，引起肝木不舒，四肢乏力。脉象：右关脉沉取中柱脉有细小积点，中取中柱脉有浮点，说明有胆囊胆壁毛躁，有慢性胆囊炎。左关脉胃大弯有积点，右尺脉、左尺脉偏弱，阴阳皆虚。太素经脉医学的治疗思路也是清热解毒，但关键的是和胃补肾，还是我们通中论的内容——"一个中心，两个基本点。"

药方：

（1）枳壳、砂仁、露蜂房、紫草、白蔻、龙胆草、槟榔、当归、白术、柴胡、茯苓、虎杖、茵陈、白花蛇舌草、甘草。

（2）柴胡、枳壳、川芎、香附、郁金、太子参、茯苓、陈皮、半夏、白术、黄芩。

（3）金钱草、车前子、泽泻、薏苡仁、陈皮、砂仁、草决明、山楂、丹皮、丹参、白花蛇舌草、草河车、桑枝、生黄芪、何首乌、当归、大黄炭、生地、桃仁、黄精。

（4）柴胡、黄芩、人参、清半夏、炙甘草、大枣、虎杖、平地木、半枝莲、土茯苓、垂盆草、赤芍、片姜、黑料豆、枳壳、砂仁、陈皮、白蔻、生大黄。

（5）虎杖、露蜂房、龙胆草、茵陈、金钱草、郁金、台乌、三棱、莪术、田基黄、紫杉树皮或树根、虫草、黄精、九香虫、杜仲、菟丝子、补骨脂、黄芩、蟑螂、丹皮、车前子、瞿麦。

2.肝硬化、肝腹水

张征：有一些乙肝患者没有接受良好的治疗，最后转化成肝硬化、肝腹水，这时候该如何医治呢？西医通常把肝硬化、肝腹水列为不治之症，腹水越抽越多，得不到控制。中医认为气滞湿阻、气滞血瘀、湿热蕴结、寒湿困脾、脾肾阳虚、肝肾阴虚都是该病症的病因，你怎么看呢？

云鹤师父：外邪内郁，肝魄受到侵扰，使精魂之液不能顺利到达肝脏，炁魂不能通过经络输布肝脏，神魂不能通透调理肝脏。

疫毒时疫外染或纵酒无节，郁而不达，中焦受阻，脾胃运化失常，或湿从寒化或湿从热化，湿壅肝胆，郁结肝炁而致肋疼，胆汁外溢致疸，脾炁受伤运转无力，日久则炁血凝滞，络脉瘀阻，痰湿互结，炁血凝滞而成积块，积块日久，水停炁壅，发为鼓胀，积瘀胆腑，结成沙石，演化为鼓胀积块。

张征：原来是这样，那此时脉象如何？

云鹤师父：右关脉沉取中柱脉有硬块，越硬病越重。如果硬化在肝左叶，则在左关脉摸到硬块。

治疗应活血化瘀，软肝散结，排毒保肝，使精魂、炁魂、神魂顺利通达肝脏，对肝脏进行补精补炁安神。

用药可考虑：

（1）专方专药：太素秘方青龙散，专治肝硬化引起的肝腹水。

（2）柴胡、黄连、厚朴、川椒、炙甘草、莪术、昆布、人参、茯苓、川乌、干姜、鳖甲、茵陈、郁金、红花、丹参、制川乌、金银花、蒲公英、板蓝根、龙胆草、苦参、五味子、甘草、三七、红花、泽兰、当归。

（3）巴豆、瓦楞子、砂仁、白蔻、鳖甲、陈皮、醋大黄、龟甲、柴胡、甲珠、三七、夏枯草、一支箭、桑黄、三棱、莪术、车前子、泽泻、泽兰。

（4）浣花、萹蓄、半边莲、车前草、泽兰、金银花、白蒺藜、姜片、附子、上桂、地龙。

3.脂肪肝

张征：脂肪肝是肝细胞内脂肪堆积过多的病变，其实就是过食油腻引起的吧？

云鹤师父：过食油腻、碳水化合物，炁魂不达肝魄，肝脏运转失调，造成脂肪堆积。痰湿蕴阻，或饥饱失常，损伤脾胃，脾失健运，水湿不化，聚湿生痰，痰浊入络，随气运行，停滞于肝。

张征：西医上讲，脂肪肝临床表现轻者无症状，重者病情凶猛。早期发现早日治疗很有必要，早期脉象上可有体现吗？

云鹤师父：右关脉沉取中柱脉有软块。若肝左叶有脂肪肝，则在左关脉也可摸到软块。

张征：那么如何治疗呢？

云鹤师父：活血化瘀，降脂减肥，除湿化脂，加强运动。

张征：可以用哪些药物呢？

云鹤师父：

（1）山楂、丹参、三七、白术、茯苓。

（2）决明子、陈皮、茵陈、焦山楂、厚朴、生大黄、黑丑、泽兰。

（3）荷叶、金钱草、竹茹、砂仁、干姜、附子、肉桂。

（4）三七、当归、黄芪、川芎、枳壳、生大黄、厚朴、台乌、郁金。

（五）肾（肾魄）

1. 肾结石

张征：来看看肾脏的疾病吧，这可是你的"两个基本点"。

云鹤师父：对啊，非常重要，第一个讲什么病呢？

张征：从肾结石开始吧。西医认为肾结石的病因很多，有遗传性因素、代谢性因素、感染性因素、环境因素、饮食因素、解剖因素、药物因素等。

中医认为结石的形成主要是饮食不节、情志内伤、服药不当形成的。

云鹤师父：太素经脉医学认为肾结石的主要原因是炁魂不达肾魄。炁的本质是离子，炁的运动失调产生炁滞淤积在肾脏，遇到各种酸性物如碳酸、草酸则形成碳酸钙、草酸钙的晶体，进而形成结石。

张征：这个在脉象上应该很明显吧？

云鹤师父：右尺脉中柱脉处有尖点。

张征：会用到哪些中药呢？

云鹤师父：

（1）砂仁、琥珀；金钱草、益母草、冬葵子、滑石、芦根、赤小豆、陈皮、地龙、甘草、海金沙、杜仲、肉桂。

（2）党参、茯苓、生地、泽泻、陈皮、牛膝、白术、知母、杜仲、菟丝子、白茅根、甘草、金钱草、左转藤、桃仁、红花。

（3）石韦、瞿麦、滑石、山甲、王不留行、牛膝、金钱草、海金沙、内金、三棱、莪术、皂角刺、牛膝、青皮、枳壳、薏苡仁、金钱草、车前子、冬葵子。

2. 肾炎

张征：再来看看肾炎，这是一种免疫性疾病，是肾免疫介导的炎性反应，是不同的抗原微生物感染人体后，产生不同的抗体，结合成不同的免疫复合物沉积在肾脏的不同部位造成的病理损伤。

中医认为是劳倦太甚、饮食不节、情志不遂等引起肺脾肾三脏功能受损、气血阴阳不足，又因外感风、寒、湿、热之邪而发病。

云鹤师父：我认为有以下原因：

（1）肾魄不接炁魂，造成肾脏炁机不畅，使水湿寒不能实时排出，造成水肿。

（2）久病喘、咳、疟、痢，或误服凉药。饥饿、劳役、营养不良，脾胃元气损伤，土不制水或房劳色欲太过，真元暗损，命门火衰，不制阴寒，水邪泛滥，产生水肿。

（3）水湿浸渍居处卑湿，涉水冒雨，冲犯雾露，衣着冷湿，汗出渍衣，以致水湿渗注经络，壅塞三焦，浸淫腑脏，脾受湿困，不能制水输布，水气独归于肾，肾失渗泄，水溢肌肤，产生水肿。

张征：那脉象如何？如何用药呢？

云鹤师父：左或右尺脉中柱脉有小积点和湿、寒的复合脉。

治疗思路应宣肺利水，清热化气，补肾阳。

用药：

（1）防风、麻黄、杏仁、甘草、生石膏、知母、黄柏、五加皮、连翘、鲜白茅根、车前子、生肉桂、茯苓、猪苓、泽泻、白术、陈皮、大腹皮、益母草。

（2）麻黄、桑白皮、白术、防风、防己、陈皮、云苓皮、大腹皮、紫苏、黄芪、赤小豆、熟附子、紫皮大蒜、黄精、玄参、桑椹子、川芎、黄芩、炙龟板、知母、黄柏、青木香、杜仲、桑寄生、龙骨、牡蛎。

（3）金匮肾气丸加减：地黄、山药、山茱萸、茯苓、牡丹皮、泽泻、附子、肉桂。

（4）六味地黄丸加减：熟地黄、山茱萸、牡丹皮、山药、茯苓、泽泻。

（5）水黄连一味，煮水频服代茶饮，半月显效。

（6）黄连、刺梨根、榆白皮，按一比一的比例，煮服显效。

3. 肾囊肿

张征：肾脏比较常见的疾病还有肾囊肿，西医认为是肾脏先天发育不良、基因突变、各种感染引起的肾脏内出现与外界不相通的囊性病变的总称。

中医认为是肾络瘀堵，水湿内停所致，常用补肾、利湿的药物。

云鹤师父：这个地方要考虑肾魄接纳精魂、炁魂不足，导致精炁不足，肾的发育不全。又因炁魂输布不足，造成基因突变，因此肾脏水湿淤积肾内，阻碍炁机，炁滞血瘀，炁血水互结为患。用太素脉法诊断时会发现，左或右尺脉中柱脉有水泡状物。

张征：治疗思路是什么呢？

云鹤师父：活血化瘀，扶正固本，软尖消肿，补肾理炁。

用药：

（1）海藻、白芥子、三棱、薏苡仁、桃仁、夏枯草、天南星、赤芍药、白术、猪苓、茯苓、泽泻、丹参、白花蛇舌草、半边莲、车前草、云苓、莪术、川芎、枳壳、当归、党参、浙贝。

（2）白花蛇舌草、半边莲、紫花地丁、赤芍、丹参、桃仁、白毛藤、败酱草、木香、云苓、蒲公英、枳壳、砂仁、白蔻、白术、莪术、炒山甲、皂角刺、柴胡、郁金。

（3）三棱、莪术、桃仁、红花、土鳖虫、土茯苓、地龙、血竭、芙蓉花、败酱草、紫花地丁、陈皮、枳壳、砂仁、白蔻、生大黄、蒲公英根、刺梨根、盐鳖甲、盐甲珠。

4. 左肾、右肾、外肾（睾丸）、卵巢的不同用药

云鹤师父： 由于肾脏是我们的两个"基本点"，特别重要，所以这里我多说几句。肾对于太素经脉医学而言，分成了左肾、右肾还有外肾（睾丸）三个部分，不同部分用药也不一样。

左肾用药：石斛、枸杞、黄精、生地、龟甲、鳖甲、龙骨、牡蛎、桑葚。

右肾用药：肉苁蓉、锁阳、补骨脂、淫羊藿、肉桂、巴戟天、附子。

双肾用药：杜仲、菟丝子、冬虫夏草。

外肾用药：鹿肾、海狗肾、黄狗肾、双肾草、（雄性）雄海马、雄海龙、鹿茸、雄蚕蛾、雄金龟子、雄红蜻蜓、蛇床子（天然雄性激素）。

卵巢用药：（雌性）雌海马、雌海龙、鹿茸、雌蚕蛾、雌金龟子、雌红蜻蜓、益母草（天然雌性激素）。

张征： 分得可真细，这也是用对药则见效快的原因吧。

云鹤师父： 那当然，用药要在诊断精准的基础上直指病灶，这样才能见效。

（六）脾胃肠

1. 十二指肠球部溃疡

张征： 师父，胃炎分很多种，幽门溃疡是由于幽门螺旋杆菌入侵，导致管道溃烂，病情容易反复。中医认为当从脾胃虚寒挟瘀、食滞痰阻着手，健脾益气，降逆和胃，益气生津。

云鹤师父： 太素经脉医学认为，是胃阳不振或胃阴不足，失其和降而成本虚标实证。多由饮食不当，饥饱不常或食生冷，损及脾阳；或忧思伤脾，致中焦虚寒，不能承受水谷，水谷精微不能化生气血，寒浊中

阻，聚而成饮成痰，饮食停留，终至吐尽为快。痰湿与气血搏结，日渐增大，聚久，脏腑失和，正虚瘀凝而成积。反胃日久，肾阳亦虚，下焦火衰，釜底无薪，不能腐熟水谷，血失生化之源。用太素脉法诊断，可以摸到左尺脉中柱脉有一积点。

张征：那如何治疗呢？

云鹤师父：驱除消灭幽门螺旋杆菌，修复十二指肠管道。治疗以补虚为根本，病浅兼以祛邪，病深阴阳俱虚者宜救阴兼以温阳固脱。

用药：

（1）枯黄芩、槟榔、黑丑、厚朴、海螵蛸。

（2）枯黄芩、杜仲、肉桂、附片、干姜、菟丝子、白术、茯苓、紫花地丁、败酱草。

（3）人参、白术、干姜、五灵脂、蒲黄、甘草、檀香、砂仁、陈皮、半夏、香附、丁香、麦芽、木香、神曲、炙甘草。

这个地方太素经脉医学还有一个比较独特的思路，就是把肠胃病当成皮肤病来治。

张征：怎么能当成皮肤病呢？

云鹤师父：前面我们在讲"一个中心，两个基本点"的时候讲过，人体有内皮肤和外皮肤，肠胃管道属于人体的内皮肤，面积展开超过人体的外皮肤。我们在治疗胃、肠上的溃疡、炎症、痈的时候，可以把它看成内皮肤的溃疡，当成湿性皮肤病来治。

2. 胆汁反流性胃炎

张征：西医认为，胆汁反流性胃炎是由于幽门功能丧失或幽门关闭不全，胆汁返流入胃所引起的上腹痛、呕吐胆汁、腹胀等病症。中医认为此症虚实寒热夹杂，肝脾不和，气机不畅，应当攻补兼施，益气健脾，疏肝利胆。您怎么看？

云鹤师父：肝胆湿热，导致胆囊发炎，胆汁通过胆管影响幽门，使幽门水肿，幽门闭合不全，造成胆汁反流于胃，形成胆汁反流型胃炎。引起的症状有：胃痛、口干口苦、多梦。罪魁祸首都是胆。

张征：脉象表现出来是什么样的呢？

云鹤师父：右关脉胆囊处有圆形软物，分阴阳，阳者应手而得，轻轻一搭手指就能摸到；阴者稍沉取而得。

张征：治疗思路是什么呢？

云鹤师父：肝胆胃肠同治，宜通宜降、调理气机，立疏胆和胃。

用药：

（1）龙胆草、茵陈、虎杖、砂仁、白蔻、茯苓、白术、黄芩、泽泻。

（2）旋覆花、柴胡、炒白芍、炒枳壳、黄连、吴茱萸、木蝴蝶、蒲公英、浙贝母。

（3）黄连、大枣、竹茹、枳实、清半夏、陈皮、茯苓、炙甘草、乌贼骨、浙贝母、白及、三七、金钱草、鸡内金。

3.糖尿病

张征：师父，糖尿病现在太常见了，西医认为是胰岛素分泌缺陷或胰岛素作用障碍所致的以高血糖为特征的代谢性疾病。糖尿病分为四种类型：1型糖尿病、2型糖尿病、其他类型糖尿病和妊娠期糖尿病。妊娠期糖尿病在分娩后可自愈，而1型糖尿病、2型糖尿病尚不能完全治愈，只能控制不能医好，还需终身吃药。目前，糖尿病的治疗主要是饮食控制配合降糖药物（对于2型糖尿病），或者胰岛素补充相结合治疗糖尿病。而长期服用降糖药物对患者的肝、肾易造成极大损伤，且容易造成低血糖症、酮症酸中毒、非酮高渗性昏迷等急性并发症。

中医认为，母体胎养不足、后天损耗过度、化生阴津的脏腑受损，阴精无从化生，脏腑之间阴阳关系失调；或因长期的情志不舒，郁滞生热，化燥伤阴；或气机阻滞，也可生热化燥，并可消除胃的阴津，导致肺胃燥热，而发生口渴多饮，消谷善饥。

云鹤师父：太素经脉医学认为糖尿病是由肺、胃、肾三脏热的阴亏，水谷转输失常所致的疾病。糖尿病的基本病机是阴虚燥热，阴虚为本，燥热为标，二者互为因果，燥热甚则阴愈虚，阴愈虚则燥热愈甚。病变脏腑在肺、脾、肾三者之中可各有偏重，互相影响。上焦肺燥阴虚，津液失于输布，则胃失濡润、肾乏滋助；中焦胃热炽盛，灼伤津液，则上灼肺津、下耗肾阴；下焦肾阴不足，上炎肺胃，致使肺燥、胃热、肾虚三焦同病。早期阴虚火旺，中期伤炁出现炁阴两虚，晚期阴损及阳导致阴阳双亏。由于阳虚或炁虚不能帅血而行，加之阴虚火旺煎灼津液，病程中可出现血瘀征象。肾阴不足，肝失濡养，目无所养，可导致目干目涩，视物昏花，甚至失明。营阴被灼，内结郁热，壅毒成脓，发为疮疖、痈疽，阴虚燥热，炼液成痰，痰阻经络或蒙蔽心窍而为中风偏瘫。肾阴不足，阴损及阳，脾肾阳衰，水湿泛滥，成为水肿。阴液极度耗损，导致阴竭阳亡，而见神识不清、皮肤干燥、四肢厥冷、脉微细欲绝等危候。还有熬夜、喝酒、抽烟、过食肥腻、过食碳水化合物，造成身体臃肿、管道堵塞，压迫胰腺，胰腺疲劳，胰岛素质量下降，胰腺分泌胰岛素不同步，分泌量减少。

张征：那糖尿病有什么样的脉象呢？

云鹤师父：左或右关脉人脉胃下有湿热，右关脉地脉有湿，左尺脉人脉肾上有热，寸脉上有湿热，治疗思路就是将胃肠肝肾肺同治，疏通肠胃，增强脾的运化功能，降脂减肥或饥饿减肥，辟谷为上策。

用药：

（1）熟地、生地、地龙、砂仁、白蔻、枳壳、茵陈、龙胆草、虎杖、山栀子、苍术、白术、厚朴、槟榔、黄连、生大黄、黄芩。

（2）黄芪、生地黄、葛根、玄参、知母、赤芍、白术、牡丹皮、石膏、泽泻、山药、丹参、黄连、枸杞子、甘草、熟地黄、黄精、五味子、乌梅、柴胡、白芍、苍术、天花粉、茯苓、当归、山茱萸、川芎、玉竹、人参、鬼箭羽。

（3）石斛、天门冬、麦门冬、款冬花、玄参、虎杖、三棱、莪术、生地、女贞子、茯苓、白术、苍术、郁李仁、郁金、灰兜巴。

（4）西洋参、丹参、熟地黄、山茱萸、山药、泽泻、丹皮、茯苓、菊花、枸杞。

二、地脉常见病症用药

睾丸、输精管／子宫、卵巢（宗魄）

1. 卵巢囊肿

张征：师父，卵巢囊肿现在也很常见，西医说是家族遗传、内分泌失调导致的。中医认为是痰瘀凝聚、气滞血瘀，您怎么看？

云鹤师父：还是要归到"两个基本点"上，最根本的是肾阳不足，导致卵巢管道瘀堵，形成囊肿。左右尺脉地脉与中柱脉之间，可摸到一姜状软物。

张征：那如何治疗呢？

云鹤师父：活血化瘀，补肾阳。

用药：

（1）桃仁、红花、益母草、地龙、小茴、香附、肉桂、杜仲、干姜、附子、酒大黄。如果胃寒则加砂仁、白蔻、陈皮。

（2）皂角刺、桂枝、穿山甲、三棱、赤芍、桃仁、当归、莪术、茯苓、红花、生黄芪、白芷、制乳香、制没药、制大黄、柴胡、乌梅、五倍子、天仙藤、牵牛子、水蛭、地鳖虫、蜂房、红藤、败酱草、猫人参、藤梨根、胆南星、白芥子、干蟾皮、槟榔、生大黄、乌贼骨、茜草、仙鹤草。

（3）桂枝、皂角刺、穿山甲、赤芍、三棱、桃仁、莪术、当归、茯苓、生黄芪、红花、白芷、制乳香、制没药、制大黄、柴胡。

2. 子宫肌瘤

张征：西医对子宫肌瘤的病因及发病机制尚不明确。增加子宫肌瘤风险的因素有：母体妊娠期服用雌激素、初潮年龄过早、晚育、肥胖、服用他莫昔芬等；减少子宫肌瘤风险的因素有：锻炼、多产等。中医认为是脏腑功能失调、气滞血瘀所致。

云鹤师父：主要是因为子宫管道受寒，造成局部毛细血管、孙络收缩，导致局部管道瘀堵，形成肌瘤。

张征：是这样啊，那会有什么脉象呢？

云鹤师父：左右尺脉地脉上可摸到一点状物。

治疗时要暖宫，疏通管道，软坚散结，排毒。

张征：那可以用哪些药呢？

云鹤师父：

（1）瓦楞子、鳖甲、土鳖虫、桃仁、红花、姜黄、苏木、降香、香附、小茴香、紫花地丁、蒲公英。如右肾阳虚，可加杜仲、菟丝子、肉桂；如左肾阴虚，加熟地、女贞子。

（2）当归、川芎、炙甘草、干姜、桃仁、益母草、芥穗、党参、白术、茯苓、莪术、三棱、牛膝、桂枝、丹皮、芍药、大黄、水蛭。

3.输卵管堵塞

张征：输卵管堵塞病因是管内碎屑、脱落细胞或血块阻塞；或输卵管过于纤细弯曲；或输卵管与盆壁、邻近器官粘连，牵拉了输卵管的活动。主要综合的原因还是输卵管炎症所引起。中医认为是气血失和，瘀血阻络，宜采用活血化瘀、清热解毒的方法。

云鹤师父：人流、个人卫生不注意引起的炎症导致输卵管管道堵塞，肾气虚造成的管道堵塞，左右尺脉地脉与中柱脉之间有一很细的线虫状浮起。

张征：那如何用药呢？

云鹤师父：若完全粘连，药物很难疏通。

4.前列腺炎

张征：西医认为前列腺炎是由于前列腺充血，病原微生物感染及心理因素。中医认为是湿热下注、肾气虚弱、痰瘀阻络。师父您怎么看呢？

云鹤师父：细菌从尿道口入侵，从输尿管进入前列腺，使前列腺发生炎症，排尿不畅。膀胱湿热，使前列腺肥大，排尿不畅，尿黄浑浊。

张征：那脉象如何呢？

云鹤师父：左右地脉尺脉有一点状物。

张征：该如何治疗呢？

云鹤师父：清热利湿，健脾利湿，活血化瘀，行气通络。

用药：

（1）海金沙、土茯苓、车前子、猪苓、生石膏、通草、薏苡仁、黄柏、生大黄、地龙、蝼蛄。

（2）金银花、半枝莲、萹蓄、瞿麦、桃仁、红花、当归、小茴香、石韦、川木通、车前子、淡竹叶、桑寄生、灯心草。

（3）党参、炒白术、茯苓、薏苡、砂仁、泽泻、当归、益母草、陈皮、桃仁、红花、当归、小茴香、川楝子、乌药、赤芍、泽兰、蒲公英、山药、茯苓。

5. 前列腺增生

张征：前列腺增生是由于前列腺的逐渐增大对尿道及膀胱出口产生压迫作用，临床上表现为尿频、尿急、夜间尿次增加和排尿费力，并能导致泌尿系统感染、膀胱结石和血尿等并发症。师父，在你看来一定与肾这个"基本点"有关吧？

云鹤师父：哈哈，学得很快嘛，在我看来是由于肾阳虚，气血局部不畅，前列腺管道收缩张弛无力。用太素脉法可以摸到尺脉地脉处有一大软点。

治疗思路：疏肝解郁、健脾和胃、温补肾阳、补中益气、升阳举陷。

用药：

（1）山楂、薏苡仁、三七、桃仁、红花、地龙、黄柏、蒲公英、土茯苓、猪苓。

（2）柴胡、当归、白芍、白术、茯苓、甘草、薄荷、生姜、地黄、山药、山茱萸、泽泻、茯苓、丹皮、桂枝、附子、黄芪、人参、橘皮、升麻。

6. 前列腺钙化

张征：前列腺疾病还有一种叫前列腺钙化，西医认为是前列腺发生炎症愈合后留下的疤痕，是前列腺结石的前兆，也是前列腺炎反复发生的原因。

云鹤师父：由于前列腺炎治疗不当，滥用抗生素，反复发作反复治疗，使前列腺发生钙化。

张征：脉象是什么样子的呢？

云鹤师父：尺脉地脉处有一突起刺手的尖点。

张征：治疗思路是什么呢？

云鹤师父：软坚散结、活血化瘀、排除毒素。

用药：

（1）瓦楞子、鳖甲、土鳖虫、桃仁、红花、土茯苓、猪苓、金钱草、左转藤、紫花地丁、蒲公英。

（2）当归、莲须、肉苁蓉、淫羊藿、沙苑子、菟丝子、杜仲、巴戟天、桑葚、金樱子、刺猬皮、海肭粉、云苓、枸杞、牛膝、阳古粉、白鱼鳔、猪苓、通草。

7. 输精管堵塞

张征：输精管堵塞按西医的说法是先天异常，输精管先天未发育或发育不良；炎症性狭窄，各种致病菌使输精管发炎，形成瘢痕，致管腔闭塞。您怎么看呢？

云鹤师父：精未排尽，忍精不排，乱炼房中术，要排精时以中指抵住会阴穴强行回精。肾虚，造成排精不尽，或者手淫排精不尽。

张征：那脉象如何呢？

云鹤师父：左右尺脉地脉处有一很细的线虫状浮起。

治疗思路：补肾，活血化瘀，祛瘀生新，以使阻塞的精道重新复通。

用药：

（1）蒲公英、紫花地丁、白蒺藜、土鳖虫、桃仁、红花、土茯苓、猪苓、金钱草、生大黄。

（2）柴胡、白芍、枳壳、甘草、枯梗、桃仁、红花、川芎、当归、生地、牛膝。

（3）苍术、黄柏、牛膝、薏苡仁、红花、桃仁泥、当归、熟地、川芎、白芍、三棱、莪术。

三、天脉常见病症用药

1. 颈椎骨质增生

刘玉超： 师父，现在颈椎、腰椎病特别多，而且呈年轻化的趋势。颈椎骨质增生是骨关节边缘上由于长期慢性损伤引起瘢痕组织增生，天长日久可产生钙质沉着变成骨质而形成的。长期姿势不正确，导致退行性病变。

云鹤师父： 有句话叫"有伤就有寒，有寒就有伤"，受寒受凉，长期玩电脑、打麻将使颈椎损伤。肾气渐虚，气化无力，颈部经络受阻滞。

刘玉超： 这个脉象上很明显吧？

云鹤师父： 对啊，寸脉天脉和右人脉上有突起刺手的尖点。

治疗思路：补肾、理气通络、活血化瘀。

用药：

（1）防风、荆芥、川芎、葛根、杜仲、菟丝子、透骨草、伸筋草、舒筋草、箭杆风、九节风、黄芩。

（2）茯苓、黄芩、陈皮、五味子、桔梗、姜半夏、白芥子、地龙、胆南星、当归、丹参、鸡血藤、制乳香、制没药、元胡、葛根、透骨草、姜黄、穿山甲。

（3）外治可用太素贴深度祛寒。

2. 腰椎间盘突出

刘玉超： 西医说腰椎间盘的退行性病变是基本因素，纤维环的退变主要表现为坚韧程度的降低。长期反复的外力造成轻微损害，加重了退变的程度。椎间盘在成年之后逐渐缺乏血液循环，修复能力差。

云鹤师父：还是由于受寒受凉，使经络、血管、韧带、肌肉收缩，将椎间盘拽出来。长期久坐、负重、体重超标也有影响。

刘玉超：这个脉象上也是突起么？

云鹤师父：不是，尺脉天脉上摸到的是一个点状物。医治上要补肾气，活血化瘀，祛风散寒。

用药：

（1）干姜、附子、肉桂、杜仲、菟丝子、车前子、葛根。

（2）党参、白术、防风、羌活、茯苓、土茯苓、酒大黄。

（3）外治可拔罐放血，或者深度祛寒。

四、其他常见病用药

1. 高血压

刘玉超：西医认为是摄入过多钠盐、大量饮酒、摄入过多的饱和脂肪酸均使血压升高；动脉硬化；遗传因素。中医认为肝阳上亢、肝肾亏虚、痰浊中阻。

云鹤师父：太素经脉医学认为是肾炁不足，管道收缩，血管瘀堵或收缩造成高血压。肾阴虚导致气血上行。肺有外风，胃有内风。右寸脉有外风，左关脉有内风。

刘玉超：如何治疗呢？

云鹤师父：补肾、活血化瘀、扩张血管、和胃化湿。

用药：

（1）血管瘀堵：丹参、三七、山楂。

（2）阴虚型：石斛、六味地黄丸。

（3）内外风：防风、荆芥、钩藤、砂仁、白蔻、陈皮、枳壳、九眼独活。

2.痛风

刘玉超： 痛风也很不好治，西医认为是一种嘌呤生物合成代谢增加，尿酸产生过多或因尿酸排泄不良而致血中尿酸升高，尿酸盐结晶沉积在关节滑膜、滑囊、软骨及其他组织中引起的反复发作性炎性疾病。中医认为是"风寒湿之气杂至合而为痹"，应当清热解毒，活血化瘀，理气止痛。

云鹤师父： 四川称此病为"痰火脚"，由此可见四川人把这个病当成热证，痰湿化火，所以称为痰火脚。

身体管道瘀堵，肾虚，肾的网络收紧变密，使代谢物无法全部排出，造成尿酸升高，嘌呤物增多，形成痛风。

刘玉超： 痛风会有什么脉象呢？

云鹤师父： 发作期整体脉象有热、浮、数。后期肾气弱，左右尺脉人脉肾脉沉。

刘玉超： 那如何治疗呢？

云鹤师父：

（1）急性期（阳证）：外用、内服同时进行。目标是快速通中，疏通管道。

野生生大黄、厚朴、黑白二丑、槟榔、枳壳、土茯苓、生石膏、车前子、鲜地龙、蒲公英全草、砂仁、白蔻、半枝莲、白花蛇舌草、一支箭。功效：疏通肠胃、清热排毒，身体壮者可大泻三天。

若脉象有肺火，加鱼腥草、麦冬、石斛、百合、知母。

若脉象心火旺，加黄连、莲子心、麦冬、玉竹。

若脉象是肾阴虚，则用熟地黄、生地黄、龟甲、黄精、女贞子、山茱萸、枸杞子。

对于清热解毒，理论就是通中的方法——用排泄来疏通管道。

（2）间歇期（半阴半阳）：继续疏通有形管道与无形管道。

野生生大黄、厚朴、黑白二丑、槟榔、枳壳、土茯苓、生石膏、车前子、鲜地龙、蒲公英全草、砂仁、白蔻、半枝莲、白花蛇舌草、一支箭、菟丝子。

（3）慢性期（根据脉象）：维护管道。

杜仲、菟丝子继续补肾，枸杞子滋阴肝肾，再根据脉象具体情况进行加减。

3. 失眠

刘玉超： 西医认为失眠是指无法入睡或无法保持睡眠状态，导致睡眠不足，又称入睡和维持睡眠障碍。主要原因有环境因素，如噪声、睡眠环境的改变等；生理因素，如心脏病、哮喘、甲状腺亢进等疾病引起；心理、精神因素，如焦虑、烦躁不安、情绪低落、生活压力大等。治疗主要用安定等药物。

中医认为：肝郁化火，多由恼怒烦闷而生；痰热内扰，由饮食不节，暴饮暴食，恣食肥甘生冷，或嗜酒成癖，导致肠胃受热，痰热上扰；阴虚火旺，多因身体虚精亏，纵欲过度，遗精，使肾阴耗竭，心火独亢，表现为心烦不寐，五心烦热，耳鸣健忘。心胆气虚，由于突然受惊，夜寐易醒，胆怯心悸，遇事易惊，舌淡，脉细弦。常用酸枣仁、茯神、夜交藤等安神助眠的药物。

云鹤师父： 肝胆、脾胃、心理等问题都会造成失眠，除这些原因外，太素经脉医学认为还有一种失眠是由于祖宗（祖魄和宗魄）不交所致，这种失眠多发生在老年人身上。中医多把这种失眠归在肾虚所致，因为中医把睾丸、卵巢寄放在肾上，而太素经脉医学则将睾丸和卵巢独立出来，所以此种失眠直接从宗魄入手治疗。

刘玉超：这个思路挺特别的，那有何脉象呢?

云鹤师父：地脉尺脉沉（男性地脉上多加一指用小指摸，因为睾丸在体外，又称外肾），中柱脉寸脉浮。

治疗思路就是男性补充雌性激素，女性补充雄性激素，使祖魄与宗魄相交。

用药：

男性：益母草（补雌性激素），蛇床子（补雄性激素），益母草的用量与蛇床子的用量是 3∶1。

女性：蛇床子、益母草 3∶1。

4. 癌症

刘玉超：师父，癌症已经成为人类疾病的头等大敌，并且癌症的得病率也在不断上升且逐渐年轻化。西医认为是控制细胞生长增殖机制失常而引起的疾病，环境污染、化学污染（化学毒素）、电离辐射、自由基毒素、微生物（细菌、真菌、病毒等）及其代谢毒素、遗传特性、内分泌失衡、免疫功能紊乱等都是导致癌症的因素。

中医认为肿瘤的形成大概分三种原因：外因、内因，还有一种介于两者之间的不内不外因。外因主要是风、寒、暑、湿、燥、火这些外部因素，内因主要是喜、怒、忧、思、悲、恐、惊等内部的情绪因素。另外还有两者之间的不内不外因，比如饮食、劳倦等。由于上述原因造成自己身体里面的阴阳失衡，就是物质和功能的失衡，会产生一些病理性的产物，比如气滞、血瘀、痰饮，日久就可能产生癌变，古代称"积"，或者叫"岩"。太素经脉医学对于癌症怎么看呢?

云鹤师父：造成癌症有很多原因，前面已经给你讲过了，这里就不再赘述。

刘玉超：那脉象上，癌症会有什么表现呢？

云鹤师父：整体脉象呈虚象，具体脉象呈块状，就是我讲的点、线、面、体中的体。有姜块形、圆形、纺锤体、葫芦形、鸡头形、鱼头形等各种形状，在人脉、天脉、地脉的寸卦脉、关卦脉、尺卦脉上都是可以触摸到的。

刘玉超：那如何用药？太素经脉医学有没有什么特效药？

云鹤师父：根据不同部位的脉象和整体脉象，总体思路是要根据通中论的"一个中心，两个基本点"，保护好肠胃和左右两肾，再对病灶进行攻击、疏通管道，比如清毒、活血化瘀、软坚散结。

对于太素经脉医学来说，治疗方法有很多。

1. 专方专药：天医口服液。

2. 丹药其实算是对付癌症的特效药，很多丹药比如三仙丹、九五丹、毒龙丹、渴龙奔江丹等，都对癌症有特效。

刘玉超：但是据说道家的丹药都是有毒的，比如重金属，对人体是有害的。

云鹤师父：对的。但是我问你，化疗、放疗对身体有没有害呢？两害相加取其轻，有时候治病就是要用毒，不是有句话叫"以毒攻毒"，关键是量的把握，及如何排除这些重金属。世人只知丹药有重金属，不知道家会边吃边排。丹药有点相似于西医的化疗，都是用的化学药物，也有毒副作用。但是，相对于化疗，毒副作用小得多，因为在用丹药的同时，还会用很多的动植物药物，保住肠胃和左右两肾。与此同时，还要排除丹毒，这是化疗做不到的。

还有，很重要的一点是，一定要找真正懂丹药的人来运用丹药，很多丹药其实是外用的，随便拿来内服肯定会出问题。

小结：

按照太素通中论——"一个中心，两个基本点"的理论，在调理消化系统的疾病时一定要兼顾好胃肠、左右两肾。

解决管道不通的最好方法，就是张子和的汗、涌、下三法，外加活血化瘀、补（补阳、补阴、补炁血），共五种方法。由于炁血不足，管道就不通，活血化瘀是修复管道，补炁血能够让管道圆润畅通。

第二节　太素针、灸

一、针、灸概说

李晶：师父，我知道太素如何用中草药治病后，觉得非常有特点，那我们除了用中药治病外，还可以用针灸吗？我还想听师父讲讲如何用针灸来治疗疾病。

云鹤师父：首先，我们来了解一下何为针灸？针灸由"针"和"灸"构成，我们先来谈谈"针"吧，说到"针"这里必须要提到窦汉卿著的《针经指南》中的《标幽赋》。

李晶：愿闻其详。

云鹤师父：《标幽赋》采用歌赋的形式把幽冥隐晦、深奥难懂的针灸理论表达出来，文字精炼，叙述准确。它遵循河图、洛书、太极、阴阳、五行、八卦、九宫，辨别脏腑经络；擅用特定穴位，即太极点，主张按时取穴；注重调神得气，推崇毫针刺法；把握天人地时空整体观。

本赋首载于金元·窦汉卿著的《针经指南》，它是针灸歌赋中的名篇。标幽，是把幽微、深奥的针灸原理标而明之的意思。赋文首谈经络，依次为候气、论针、取穴、标本论治、特定穴位、子午流注、补泻、治疗、禁针、禁灸等，有一定的指导意义，历来被认为是针灸学的一篇重要文献。

《标幽赋》原文

拯救之法，妙用者针。察岁时于天道，定形气于予心。春夏瘦而刺浅，秋冬肥而刺深。不穷经络阴阳，多逢刺禁；既论脏腑虚实，须向经寻。

原夫起自中焦，水初下漏。太阴为始，至厥阴而方终；穴出云门，抵期门而最后。正经十二，别络走三百余支；正侧仰伏，气血有六百余候。手足三阳，手走头而头走足；手足三阴，足走腹而胸走手。要识迎随，须明逆顺。

况夫阴阳，气血多少为最。厥阴太阳，少气多血；太阴少阴，少血多气。而又气多血少者，少阳之分；气盛血多者，阳明之位。先详多少之宜，次察应至之气。轻滑慢而未来，沉涩紧而已至。既至也，量寒热而留疾；未至者，据虚实而候气。气之至也，如鱼吞钩饵之沉浮；气未至也，如闲处幽堂之深邃。气速至而速效，气迟至而不治。

观夫九针之法，毫针最微，七星上应，众穴主持。本形金也，有蠲（juān）邪扶正之道；短长水也，有决凝开滞之机；定刺象木，或斜或正；口藏比火，进阳补羸（léi）。循机扪而可塞以象土，实应五行而可知。然是三寸六分，包含妙理；虽细桢于毫发，同贯多歧。可平五脏之寒热，能调六腑之虚实。拘挛闭塞，遣八邪而去矣；寒热痹痛，开四关而已之。凡刺者，使本神朝而后入；既刺也，使本神定而气随。神不朝而勿刺，神已定而可施。定脚处，取气血为主意；下手处，认水木是根基；天地人三才也，涌泉同璇玑百会；上中下三部也，大包与天枢地机。阳跷阳维并督带，主肩背腰腿在表之病；阴跷阴维任冲脉，去心腹胁肋在里之疑。二陵二跷二交，似续而交五大；两间两商两井，相依而别两支。

大抵取穴之法，必有分寸；先审自意，次观肉分。或伸屈而得之，或平直而安定。在阳部筋骨之侧，陷下为真；在阴分郄腘之间，动脉相应。取五穴用一穴而必端，取三经用一经而可正。头部与肩部详分，督脉与任脉易定。明标与本，论刺深刺浅之经；住痛移疼，取相交相贯之径。岂不闻脏腑病，而求门海俞募之微；经络滞，而求原别交会之道。更穷四根三结，依标本而刺无不痊；但用八法五门，分主客而针不无效。八脉始终连八会，本是纪纲；十二经络十二原，是为枢要。一日取六十六穴之法，方见幽微；一时取一十二经之原，始知要妙。

原夫补泻之法，非呼吸而在手指；速效之功，要交正而识本经。交经缪刺，左有病而右畔取；泻络远针，头有病而脚上针。巨刺与缪刺各异，微针与妙刺相通。观部分而知经络之虚实，视沉浮而辨脏腑之寒温。

且夫先令针耀，而虑针损；次藏口内，而欲针温。目无外观，手如握虎；心无内慕，如待贵人。左手重而多按，欲令气散；右手轻而徐入，不痛之因。空心恐怯，直立侧而多晕；背目沉掐，坐卧平而没昏。推于十干十变，知孔穴之开阖；论其五行五脏，察日时之旺衰。伏如横弩，应若发机。阴交阳别而定血晕，阴跷阳维而下胎衣。痹厥偏枯，迎随俾经络接续；漏崩带下，温补使气血依归。静以久留，停针待之。必准者，取照海治喉中之闭塞；端的处，用大钟治心内之呆痴。大抵疼痛实泻，痹麻虚补。体重节痛而输居，心下痞满而井主。心胀咽痛，针太冲而必除；脾冷胃疼，泻公孙而立愈。胸满腹痛刺内关，胁疼肋痛针飞虎（支沟）。筋挛骨痛而补魂门，体热劳嗽而泻魄户。头风头痛，刺申脉与金门；眼痒眼痛，泻光明与地五。泻阴郄止盗汗，治小儿骨蒸；刺偏历利小便，医大人水蛊。中风环跳而宜刺，虚损天枢而可取。

由是午前卯后，太阴生而疾温；离左酉南，月朔死而速冷。循扪弹弩，留吸母而坚长；爪下伸提，疾呼子而嘘短。动退空歇，迎夺右而泻凉；推内（纳）进搓，随济左而补暖。

慎之！大患危疾，色脉不顺而莫针；寒热风阴，饥饱醉劳而切忌。望不补而晦不泻，弦不夺而朔不济。精其心而穷其法，无灸艾而坏其皮；正其理而求其原，免投针而失其位。避灸处而加四肢，四十有九；禁刺处而除六俞，二十有二。

抑又闻高皇抱疾未瘥，李氏刺巨阙而后苏；太子暴死为厥，越人针维会而复醒。肩井、曲池，甄权刺臂痛而复射；悬钟、环跳，华佗刺躄足而立行。秋夫针腰俞而鬼免沉疴；王纂针交俞而妖精立出。取肝俞与命门，使瞽士视秋毫之末；刺少阳与交别，俾聋夫听夏蚋之声。

嗟夫！去圣逾远，此道渐坠。或不得意而散其学，或恣其能而犯禁忌。愚庸智浅，难契于玄言；至道渊深，得之者有几？偶述斯言，不敢示诸明达者焉，庶几乎童蒙之心启。

云鹤师父：此赋开始即说"拯救之法，妙用者针"，当然，如果针药结合则是如虎添翼。

李晶：师父文中提到"凡刺者，使本神朝而后入；既刺也，使本神定而气随。神不朝而勿刺，神已定而可施"。怎么理解？

云鹤师父：我们在进针之前，医者必须要凝神静气，使患者精神安定，呼吸顺畅才可进行针刺。医者将丹田之气运到手指，再到针尖，神带炁入穴位，就可以做到以炁吸炁（用丹田元炁吸病人之炁），留针后，病人的病炁自然从针刺部位，或手指尖或脚趾尖排出。

李晶：师父，文中又说"观夫九针之法，毫针最微，七星上应，众穴主持"，请问"七星上应"是什么意思？

云鹤师父：唐朝的崔希范《入药镜》当中提到"天应星，地应潮"，与此文当中"七星上应"是同一个意思。我们先来理解"天应星，地应潮"。所谓天应星，即指我们要看到月亮是上弦月还是下弦月，人体的气血随月亮的变化而变化。也就是说，上弦月的时候人体的气血在增加，下弦月的时候人体的气血在减少。这个潮水的涨与退也是随月亮的变化而变化的。

另外，文中还提到"春夏瘦而刺浅，秋冬肥而刺深"，要理解这句话，我们必须要了解北斗七星的变化规律。

李晶：北斗七星的变化有怎样的变化规律呢？还请师父说给我听。

云鹤师父：北斗七星斗柄指东春天，斗柄指南夏天，斗柄指西秋天，斗柄指北冬天。我们知道了天象的变化，就明白了进针的深浅，进一步来说，我们就知道天部、人部、地部的进针程度。也就明白了应该什么时候刺天部，什么时候刺地部，什么时候刺人部。

当然，我们也可以看出，随着北斗七星的变化，七脏的气血也在变化，或盛或衰，自然就清楚太极点的针刺强弱，也就是说，我们明白了针刺的关键问题：定位、定量、定性。太素针法运用之妙，存乎于心。

李晶：第一次听师父提到太素针法，还请师父多给我科普一下。

二、太素针法

巽 ☴ 4	离 ☲ 9	坤 ☷ 2
震 ☳ 3	太极 中宫土 5	兑 ☱ 7
艮 ☶ 8	坎 ☵ 1	乾 ☰ 6

九宫图

云鹤师父：首先，我们的针法叫太素针法，太素针法是河图、洛书衍生出来的以太极九宫八卦为宇宙模型，在人体相应部位进行定位、定量、定性，并非固定其方位，并且随病症、病因、病机的不同而寻找到太极点，同时增加或减少在九宫内行针的一种特殊刺法。

李晶：那和太素脉法的理论模型一样？

云鹤师父：当然！所有的用药、行针、行灸、刮痧、拔罐、点穴都是统一在这个模型之下，所以，你在往后学习的时候要注意这个特点，我们的学习不能偏离宇宙模型。

在讲太素针法之前，我还要把基本原理给你深入讲解一下。太素针法理论基础依旧是河图、洛书，《易传·系辞》："河出图，洛出书，圣人则之。""河图"为"伏羲氏王天下，龙马负图之河，其数一六居下，二七居上，三八居左，四九居右，五十居中，伏羲则之，以画八卦。""洛书"是"大禹治水，神龟负图之洛，文刊于背，其数戴九履一，左三右七，二四为肩，六八为足，五居于中，禹因以第之，以成九畴"。

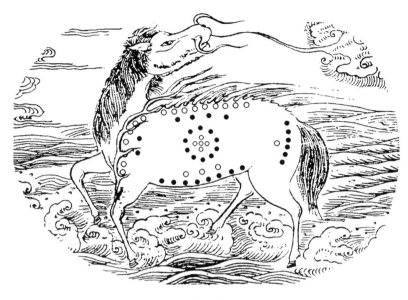

河图

河图之数，从一到十，分天、地、阴、阳、奇、偶，又分生数与成数，从一到五为生数（称小成），六到十为成数（称大成）。图中天一生水（加五）地六成之，居北；地二生火（加五）天七成之，居南；天三生木（加五）地八成之，居东；地四生金（加五）天九成之，居西；五、十居中（这也就是一六共宗，二七为朋，三八为友，四九同道，五十相守）。我在前面提过河图是银河系的旋臂图，表示五大行星运行出没的规律及其在人体上的体现，是古人"仰观天象"的结果。

洛书是宇宙的全息图，古人在观察天象时，将北极星作为定位的标准，从北极星往八卦方位观察，沿着北斗斗柄的指向找到了九个方位上最明亮的星：帝星（即北极星）在北方，五帝座在中央，天纪九星在南方，河北三星在东方，七公七星在正西方，天纪之左是四辅四星，天纪之右是虎贲二星，帝星之左为华盖八星，帝星之右为天厨六星。各方位的星数即为洛书数字的来源，即"戴九履一"表示上面为天纪九星尾部

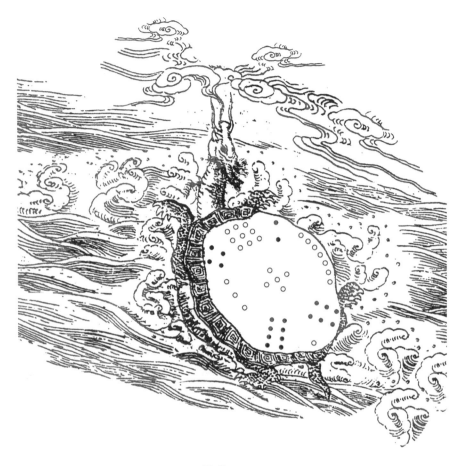

洛书

为帝星排列；"左三右七"表示左为河北三星，右为七公七星排列；"四二
为肩"表示左前方为四辅座，右前方为虎贲二星；"八六为足"表示左下
方为华盖八星，右下方为天厨六星；"五独居中"表示五帝座稳稳当当独
立居于中央。"洛书"的数字结构，是在银河系为天文背景下建立的以时
间、空间、序列、节律为基本要素的模型，"奇数"为阳，自冬→春→夏
→长夏→秋，其运行过程是1→3→9→7，用"奇数"数值的大小客
观地表达了一年之中，自然界的阳（热）气由渐盛（1→3→9）到渐衰

（9→7→1）的消长过程。四个"偶数"为阴，其布阵表达了一年阴（寒）气自立春→立夏→立秋→立冬是由盛而衰（8→4→2），再由衰而渐盛（2→6→8）的消长过程。上半年阳长阴消，故为"阳"；下半年阴长阳消，故为"阴"。

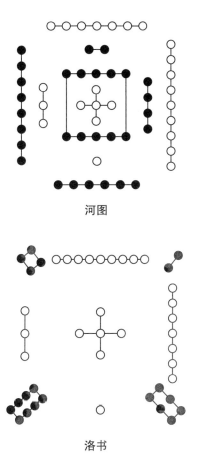

河图

洛书

数学和音乐是全世界通用的语言，我再从这两个角度给你解释下，首先中医古典数学主体上是一种以数为"象"进行推演的哲学。数学以其基础科学的作用参与构建中医学理论体系，其中"昭其气数"的河图和洛书是数学模型，阴阳五行的规律可以被概括、抽象为数学模型。其实中国古代数学尚有以下特征：1.以象为主论述客观事物的有序性；2.数学的形式是文辞数学，注重实用性，向机械化发展；3.以生生论数学观为理念的数学体系；4.数学方法的经学化与思想的哲学化。

数和数学在传统文化中作为一种理论手段，用于阐释模型。所谓数学模型是以数学的形式来表述事物的本质特征和关系，是一种从量的方面反映所研究问题本质关系的模型。它既有简化的功用，又能深化推理以求解。阴阳五行、河图、洛书等，从数学而言，都堪为数学模型。河图与洛书起到了"知其象而索其形，缘其理则知其情"（《管子·白心》）的数学模型的作用。"昭其气数"的数学模型，其价值还不仅仅是参与构建体系，还揭示了中医学理论的高度抽象性，以数学的抽象性代替了机械的直观性；用数学结构来描述中医学理论要素的联系，则更能展示中医理论及人体的整体性和统一性，因数以明理。

宋代杨辉的《续古摘奇算法》将洛书归纳为四句话："九子斜排，上下对易，左右相更，四维挺出。"（参看下图）

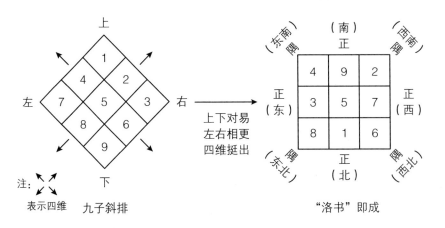

李晶：那么就太素针法而言，何为定位、定量、定性呢？

云鹤师父：首先要根据太素脉法进行诊断，定位就是定具体针刺部位，定量就是定针刺强弱、刺激之量和留针时间。定性嘛，就是定阴阳补泻之性。

李晶：具体是怎样运用的呢？

云鹤师父：不慌嘛，先了解一下如何定位。常见病、疑难病，所有病症针刺前要先找到太极点。

李晶：师父，什么是太极点？

云鹤师父：太极点就是疾病的痛点、结点，是疾病的根结所在，是经络不通之处。

李晶：师父，太极点是不是只在手上有？

云鹤师父：全身无处不太极，但是寻找太极点必须要从把脉入手。

李晶：请师父试举一些例子讲一下。

云鹤师父：我们一个一个说。

（一）失眠多梦

1.第一太极点取印堂，斜刺，行九宫，留针 30 分钟。

2.第二太极点取神阙穴，直刺，行九宫，留针 30 分钟。

3.第三太极点取三阴交穴，直刺，行九宫，留针 30 分钟。

4.第四太极点取足三里配阳陵泉穴，直刺，行九宫，留针 30 分钟。

（二）高血压——肝阳上亢型

1.第一太极点在承山穴，逆骉斜刺，行九宫，留针 45 分钟。

2.第二太极点在行间穴，逆骉斜刺，行九宫，留针 30 分钟。

3.高血压严重者增加太极点涌泉穴，点刺，足大指、十宣穴点刺，挤出血。

注：有痰配丰隆，瘀血配血海、三阴交。

（三）心律不齐、心悸、心慌

1. 第一太极点在内关穴，配合谷穴，逆炁斜刺，行九宫，留针30分钟。

2. 第二太极点在足三里穴，配阳陵泉穴，直刺，行九宫，留针30分钟。

3. 第三太极点在三阴交穴，直刺，行九宫，留针30分钟。

（四）脑中风

1. 第一太极点定在百会穴，留针30分钟，出针后行九宫。

2. 第二太极点在手大拇指十宣穴，直刺十宣穴放血，将血挤出。

3. 第三太极点在手食指十宣穴，直刺十宣穴放血，将血挤出。

4. 第四太极点在足大拇指十宣穴，直刺十宣穴放血，将血挤出。

5. 第五太极点在足第二指十宣穴，直刺十宣穴放血，将血挤出。

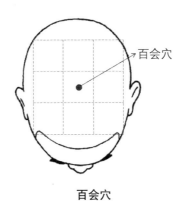

百会穴

（五）咳嗽

1. 第一太极点，商阳穴，点刺，放血，将血挤出。

2. 第二太极点，云门穴，点刺，行九宫。

3. 第三太极点，天突穴，斜刺，留针 30 分钟。

（六）乳腺增生

1. 第一个太极点在乳房对应的肩胛区对应点，斜刺，行九宫，留针 30 分钟。

2. 第二个太极点在足行间穴，斜刺，行九宫，留针 30 分钟。

（七）胃痛

1. 第一太极点取中脘穴，直刺，行九宫，留针 30 分钟。

2. 第二太极点取阳陵泉穴，直刺，行九宫，留针 30 分钟。

（八）髋关节韧带松弛、胃下垂、长短腿

1. 第一太极点定在八髎穴，直刺，行九宫，留针 45 分钟。

2. 第二太极点定在环跳穴，直刺，行九宫，留针 45 分钟。

（九）腰椎间盘突出（腰肌劳损型）

1. 第一太极点定在八髎穴，直刺，行九宫，留针 45 分钟。

2. 第二太极点定在环跳穴，直刺，行九宫，留针 45 分钟。

3. 第三太极点定在委中穴，直刺，行九宫，留针 45 分钟。

（十）便秘

1. 第一太极点取大肠俞配手三里穴，直刺，行九宫，留针 30 分钟。

2. 第二太极点取足三里穴，直刺，行九宫，留针 30 分钟。

李晶：师父讲得太精彩了！师父，现在低血压的人可能比高血压的人多，那低血压又怎样治疗呢？

（十一）低血压

云鹤师父：低血压以百会穴为太极点，斜刺，留针 30 分钟，出针后行九宫。

李晶：哦，原来是这样！

云鹤师父：另外，要特别注意用金针定太极，用银针行九宫。我们以前跟着师父出门的时候，见他只带了两根针，一根是金针，一根是银针，治疗完上一个病人后，用火一烧就算消毒了，便可接着治疗下一个病人。不用像现在的大部分医生，需要带很多针，治疗时浑身上下刺满，岂不滑稽可笑？浪费材料了嘛……哈哈哈，更是对病人的一种过度治疗，费气耗神！

这个只是太素针法入门的内容，关于疾病的多种行针方法和用针调炁、调神等，以后再说吧。今天讲的内容你先慢慢消化，学习需要由浅入深，先要动起手来，取得了效果，人的底气也足了，也更有信心了，我们再往底下走，不能一口吃成个大胖子！来喝口咽炎茶。

李晶：好，听师父的，不知师父怎样认识马丹阳天星十二穴、灵龟八法、飞腾八法、鬼门十三针等这些现代中医几乎不敢触碰的针法。

云鹤师父：你可以先从相关资料上大概了解一下。

三、太素灸法

（一）太素深度祛寒灸的概念

李晶：师父，一般都说针灸针灸，针法我大概明白了，能不能再给我讲一下灸法。

云鹤师父：看你今天表现不错，就再给你讲一讲灸法。灸法古称"灸焫"，指以艾绒为主要材料，点燃后直接或间接熏灼体表穴位的一种治疗方法。而太素深度祛寒灸法则是用野生药材与10%的七年陈艾制成的药条，或用太素深度祛寒贴进行的灸法，穿透力更强，效果更好。

太素深度祛寒灸有温经通络、升阳举陷、行气活血、祛寒逐湿、消肿散结、回阳救逆等作用，并可用于保健，对慢性虚弱性疾病和风、寒、湿邪为患的疾病尤为适宜。因其制成的形式及运用方法的不同，又可分为药条灸、药炷灸、药线灸、太素贴灸等多种。

在我们的太素通中论中，认为太极点的形成与浊阴、燥火之炁的扭结有关。太素深度祛寒灸主要针对其中的寒性病症，其能很好地祛除太极点处的风寒湿浊阴之炁，调整太极点处不同的炁场，从而达到疏通管道、疏通经络、温煦脏腑、升阳举陷、行气活血、祛寒逐湿、消肿散结、回阳救逆等作用。

（二）太素深度祛寒灸法的历史

李晶：那太素深度祛寒灸法是什么时候开始出现的呢？

云鹤师父：你看"灸"这个字，下面是一个火字，所以灸从人类会使用火时就开始出现了，这也是灸最早的雏形。那时候人们感觉到肌肤麻木不仁，或者感觉到怕冷，或者感觉到肢体寒冷疼痛的时候，从火堆里抽出一根半截燃烧的木棒去烤一下，寒湿自然就好了。

李晶：原来灸法的历史这么久远。

云鹤师父：没错，在汉代以前灸法已经被许多人广泛运用了。《孟子·离娄·桀纣章》曰："今之欲王者，犹七年之病，求三年之艾也。"《庄子·

盗跖》云："丘所谓无病而自灸也。"这里的"艾"和"灸"指的就是灸法。

李晶：我明白了，那后来又是怎么发展的呢？

云鹤师父：晋代的著名道士葛洪重视灸法，他的《肘后备急方》中对猝死、五尺、霍乱吐利等很严重、很危急的病都是用灸法来治疗。可见灸法除了可以治疗虚寒证，对急危重症患者的抢救也同样有很好的效果。他的夫人鲍姑也同样擅长灸法，他们两位在灸法的发展上都做出了很大的贡献。

隋唐时期，著名道士、"药王"孙思邈也说："汤药攻其内，针灸攻其外，则病无所逃矣。方知针灸之功，过半于汤药矣。"他将灸法用来治疗内、外、妇、儿等各种疾病，同时还对隔物灸、施灸材料的种类进行了发展，如隔蒜灸、隔盐灸、黄土灸，甚至还有豆豉灸、黄蜡灸等，后来很多人都借鉴采用了他的这些方法。

宋代窦材的《扁鹊心书》中说："医之治病用灸，如煮菜需薪，今人不能治大病，良由不知针艾故也。世有百余种大病，不用灸艾、丹药，如何救得性命，劫得病回？"明朝龚廷贤的《寿世保元》专立"灸法"一章，详述灸法的注意事项、如何取穴，对艾灸疗法的理论和临床研究有较大的指导意义。

李晶：说了这么多灸法的历史，那我们太素深度祛寒灸法和普通的艾灸有什么区别吗？

云鹤师父：我们的太素深度祛寒灸可以说是与时俱进。现在人的寒更深，所以我们用太素深度祛寒灸可以贯穿天、人、地三部，充分地祛除人体的风寒湿邪炁，达到更好的效果。

李晶：原来如此。

云鹤师父：明白了这个，还要时刻记住太素经脉医学最重要的还是诊断！我们通过太素脉法先找到太极点，然后在太极点上进行太素深度祛寒灸。我们的太素深度祛寒灸条是用野生的药材配制成的，跟普通的艾条不同。普通的艾条以艾为主，而我们的太素灸条以野生药材为主，虽然成本高，但是效果好。

太素深度祛寒灸的时候，关键是施灸者必须凝神静气、心无旁骛，方可施灸。灸时用神把炁通过手指传到灸火上，再通过灸条将神、炁、火传到太极点上，只有这样才能贯穿天、人、地三部。所以，太素深度祛寒灸法是在用精、炁、神给人治病。

（三）灸的种类

李晶：师父，灸条是用什么做的？

云鹤师父：灸条的种类有很多，除了最常见的艾灸之外，还有用中药制成的药条灸、药线灸、灯芯灸。

药条灸是用药材制成灸条进行灸法治疗。

药线灸是以特制药线进行点灸的一种方法。现代的药线灸法分为两类，一类是以棉线等粘裹药末制成药线施灸，一类则是将线浸泡于药液制成药线点灸。

灯芯灸就是把灯芯草沾上菜籽油或者麻油点燃进行的灸法。

而我们太素深度祛寒灸使用的灸条主要是药条灸，特殊情况如脑中风，还可用药线灸。

李晶：普通的艾灸一般是用什么作为材料呢？

云鹤师父：艾灸艾灸，顾名思义，当然是用艾叶做的，但是用来艾灸的艾叶可是有讲究的。

李晶：哦？说来听听？

云鹤师父：艾叶有芳香性气味，在农历的 4~5 月，当叶盛花未开时采收。采收时将艾叶摘下或连枝割下，晒干或阴干后，置于石臼或其他器械中，反复捣碎，使之细碎如棉絮状，筛去灰尘、粗梗及杂质，留下的柔软纯艾纤维，即成柔软如棉的艾绒。其色淡灰黄，干燥易燃者为佳。

《本草纲目》中说："拣去净叶，扬去尘屑，入石臼内，木杵捣熟，箩去渣滓，去白者再捣，至柔烂如绵为度。用时焙燥，则灸火得力。"艾绒质量的好坏，对施灸的效果也有影响。艾绒质量好，无杂质，而干燥，存放久的效力高，疗效好，反之则差。劣质艾绒，燃烧时火力暴燥，易使病人感觉灼痛，难以忍受，且因杂质较多，燃烧时常有爆裂的流弊。

李晶：想不到艾灸还有这么多说法。

云鹤师父：那是自然。在《孟子·离娄上》中说："七年之病，求三年之艾。"说明古人对艾的选择已有相当丰富的经验。三年之艾就是陈艾，陈艾的优点是含挥发油少，燃烧缓慢，火力温和，燃着后烟少，艾灰不易脱落，而新艾则没有这些优点。新艾气味辛烈，含挥发油多，燃烧快，火力强，燃着后烟大，艾灰易脱落，容易伤及皮肤和血脉，故临床上应该用陈艾而不用新艾。《本草纲目》记载："凡用艾叶需用陈久者，治令细软，谓之熟艾。若生艾灸火则易伤人肌脉。"

李晶：那我们太素灸法所用的药条灸和药线灸与普通的艾灸有什么不同？

云鹤师父：顾名思义，艾条用艾绒制成，有一年之艾、三年之艾、五年之艾、七年之艾。

而我们的药条灸是用野生中药制成的，并加少许七年之艾。这种药条的特点是燃点高、穿透力强，能够兼顾到天、人、地三部的风寒湿症，能够直透脊柱，达到补命门火的作用。

药线灸所用的药里面可以加的东西就更多了，比如说加上名贵的中药麝香，就有开窍醒神、避秽、疏风通络的作用。

（四）太素深度祛寒灸法的类型

李晶： 刚刚你说有那么多灸法，那太素深度祛寒灸到底有哪些类型呢？

云鹤师父： 太素深度祛寒灸就是用药炷灸、药条灸、药线灸或者太素贴灸，普遍使用的方法是药条灸和太素贴灸。

1. 药炷灸

药炷灸是把太素深度祛寒药绒做成圆锥形的药炷，大的如半截枣核，小的如米粒，用它在太极点上灸，就是药炷灸。药炷灸又分为直接灸和间接灸。

直接灸： 是将药炷直接放在穴位皮肤上施灸的一种方法。根据灸后对皮肤刺激程度的不同，又分为化脓灸（瘢痕灸）和非化脓灸（非瘢痕灸）。太素灸中不提倡使用化脓灸。

①化脓灸：又称为瘢痕灸，是将 5mm 左右的药炷放置在体表穴位直接烧灼。灸时用药绒做成麦粒大小的圆锥形药炷，然后把它直立旋转于穴位之上，再用香从顶尖轻轻接触点着，直到病人喊痛的时候，医生再迅速把它按灭。因为化脓灸初次使用会使患者皮肤有一定的损伤，表皮会出现瘢痕，很多人不愿接受这种治疗。要排出体内的毒素方法有很多，用刮痧也可以解决，所以我们也不提倡化脓灸这种在身体上留下瘢痕的方法。

②非化脓灸：又称为非瘢痕灸，是将药炷直接置于太极点上点燃施灸，但不灼伤皮肤，不使局部起泡化脓。施灸时当药炷燃至一半左右，患者感到皮肤发烫或灼痛时，即用镊子将药炷夹去，另易新炷施灸，以

局部皮肤发生红晕为度。因其灸后不留瘢痕，故也称无瘢痕灸。本法适用于一般虚寒性疾患。

③麦粒灸：麦粒灸疗法是将药绒制成麦粒大小的药炷置于太极点上施灸的方法。本法属于灸法中的直接灸，但为非化脓灸，不会引起瘢痕或因瘢痕灸所致的化脓性感染。将制作的麦粒大小的药炷黏附在皮肤上，点燃后，当药炷烧近皮肤，病人有温热或轻微灼痛感时，移去未燃尽的药炷，再施第 2 炷。因其药炷小，灼痛时间极短，20 秒钟左右，病人容易接受。

间接灸：又分为隔姜灸、隔蒜灸、隔盐灸、隔药饼灸。

①隔姜灸、隔蒜灸：取生姜或蒜一块，切成 0.2~0.3 厘米厚的片，中间用三棱针穿刺数孔。施灸时，将其放在太极点区，置大或中等药炷放在其上，点燃。待患者有局部灼痛感时，稍微提起姜片，或更换药炷再灸。

②隔盐灸：令患者仰卧，暴露脐部。取纯净干燥之细白盐适量，可炒至温热，放在太极点区。然后上置药炷施灸，至患者稍感烫热，即更换药炷。为避免食盐受火爆裂烫伤，可预先在盐上放一薄姜片再施灸。

③隔药饼灸：将配伍好的中药煎汁或研末后加入少量赋形剂制成小饼状，并隔此药饼用药炷灸的一种间接灸法。可用附子灸、豆豉灸、胡椒灸等。

2. 药条灸

是将太素深度祛寒药条点燃后置于太极点上进行熏灼的方法，又分为悬灸和隔帆布灸。

悬灸：是指将点燃的太素深度祛寒药条悬于灸穴上方熏烤的一种施灸方法。悬起高度为 2~3 厘米，施灸时间 10~20 分钟，以皮肤红晕而不烫伤为度。又分为温和灸、雀啄灸和回旋灸。

①温和灸：又称温灸法，是指将药条燃着端与太极点的皮肤保持一定距离，在灸治过程中使患者只觉有温热而无灼痛的一种太素药条悬起灸法。

②雀啄灸：指将药条燃着的一端在施灸部位上做一上一下忽近急远的一种灸法，形如雀啄。施灸动作类似麻雀啄食。此法热感较其他悬灸法为强，多用于急症和较顽固的病症。

③回旋灸：又称熨热灸法，是指将燃着的药条在太极点上方的中九宫区域做往复回旋的移动的一种药条悬起灸法。本法能给以较大范围的温热刺激。

隔帆布灸：在帆布上画上九宫格，并画出太极点，将帆布浸药酒，铺在头发上，在太极点上进行雀啄灸，每次往下点灸时要接触到帆布上，然后迅速抬起，使热酒气经过头发透入皮肉。

3. 药线灸

药线灸是将棉线用野生药材的药末包裹或用将棉线泡在药酒中制成的药线施灸。施灸时用点燃的药线直接接触皮肤，对太极点进行强刺激。这种主要是配合拔罐时的脑中风，药线灸主要走穴位经络，达到甚至比针灸还强的刺激，起到瞬间开窍的作用。

4. 太素贴灸

是用道家秘传的配方，调配药酒后浸泡制成太素贴。使用时先用温水泡 5~10 分钟，再覆在不同部位，分上中下三部。颈肩疼痛则将太素贴贴在颈椎和肩部，背部胸椎疼痛则将太素贴贴在胸椎部位，腰部疼痛则将太素贴贴在腰椎至八髎穴上，然后用保鲜膜覆盖，用红外灯灸 15~30 分钟，达到深度祛寒的目的。还可以结合刮痧的方法，灸与刮痧相结合，对背部疼痛、皮肤与筋膜粘连、关节粘连的病人有立竿见影的效果。

（五）太素深度祛寒灸的功效

李晶：那太素深度祛寒灸有什么功效呢？

云鹤师父：太素深度灸法的主要功效就是疏通人体因寒湿、风寒收缩不通的管道。由于太素深度祛寒灸法通过神引炁、引火，由外及里，深入人体天、人、地三部，或是使用深度祛寒贴通过药酒的作用深入人体的天、人、地三部，可以贯穿式地祛除寒湿，加速血液局部和整体的循环，治疗由寒湿、风寒引起的各种痛症和寒症。

李晶：真是太神奇了！我回去就自己贴太素贴来试一试。

（六）太素深度祛寒灸的原理及操作要点

李晶：太素深度驱寒灸的原理是什么？

云鹤师父："寒则热之，热则寒之""阴则阳之，阳则阴之"。因为风寒、风湿、寒湿都属于寒症，所以寒则热之，但是表热解决不了深寒。我的深度祛寒的原理是我在炒花生的时候发现的。

李晶：那你能否把这个故事讲给我们听一下？

云鹤师父：其原理很简单，如果我们用热锅热油炒花生，把生花生倒进去，5分钟过后表面就糊了，但是里面还是生的。如果我们用冷锅冷油冷花生用文火慢慢地加热，当油翻滚的时候，花生内外就都熟了，我们就该起锅了。这样炒出来的花生，从里到外都熟透了，这个方法用在灸上是最恰当不过的。因为，我们的人体分天、人、地三层，我们把天烤热了，人还是冷的，地更是冷的。

李晶：那怎么用才最合理？

云鹤师父：如果是灸，就只有慢火熏烤才能达到深度祛寒灸的目的。

悬灸时用神带炁带火，进入天、人、地三部。被灸者不但觉得天部皮肤是热的，人部筋膜肌肉是热的，地部韧带筋骨内脏也是热的。如果用太素贴就更简单了！除了特殊病人，人工就可以去掉了，直接用太素贴来代替。先将太素贴在温水中浸泡五到十分钟，让里面得到加热。打开后覆在患者的背部，从大椎一直覆盖到八髎。再用保鲜膜盖上，让有效成分在酒的作用下打开穴位、打开经络，往深部渗透，再用红外线烤灯烤15~30分钟，人工成本就节约了，在单位时间内可以熏烤十位患者。15或30分钟后揭开太素贴，可以用太素贴从上到下擦一下背部，让有效成分充分利用，这样热量就可以充分贯穿人体天地人三部，达到深度祛寒的作用。然后再抹上封固油，用刮痧板在膀胱经上轻刮几次，目的是使药酒继续往深度渗透，避免药酒的挥发。如果回去不洗背部，效果可以持续24小时，持久力棒棒的。

李晶：那深度祛寒有什么独特的方法吗？

云鹤师父：咱们是凭脉灸，还有独特的补命门的方法：先灸神阙，再灸命门，两肾之间，脊柱之前；再灸整个脊柱，覆盖督脉和膀胱经。

（七）太素深度祛寒灸与太素九宫针法的结合

李晶：听师姐说太素深度祛寒灸还可以与太素九宫针法结合，师父能不能给我讲讲？

云鹤师父：是将太素九宫针法与太素深度祛寒灸相结合的一种方法，即在留针过程中，将药条点燃后，部分套入针柄，通过针体将热力传入太极点。灸的时间是15~20分钟，灸完之后将灸条和针拔出再行九宫。本法具有温通经脉、行气活血的作用，适用于寒盛湿重、经络壅滞之证，如关节痹痛、肌肤不仁等。

（八）太素深度祛寒灸与太素刮痧法的结合

李晶: 上面有太素深度祛寒灸与针的结合了，那太素深度祛寒灸能不能与刮痧结合呢?

云鹤师父: 当然可以了，这样效果会更好。用太素深度祛寒药条灸或用太素贴深度灸后，在背部如果还有没有消散的太极点，可以根据病症涂抹上相应的刮痧油，用刮痧板按照太素刮痧法进行反复刮痧，直到太极点缩小或消失。这种方法对颈椎疼痛、背部疼痛、腰椎疼痛、关节疼痛中皮肤与筋膜粘连、关节粘连的病人，效果很好。这就是太素深度祛寒灸与刮痧的完美结合!

（九）太素深度祛寒灸的适宜人群及注意事项

李晶: 哪些人适合使用太素深度祛寒灸法呢?

云鹤师父: 大部分的人都适合用太素深度祛寒灸法。正常人时常灸命门可以提升人体阳炁，提高人体的免疫力。而感受了风寒和寒湿邪炁的人，如手脚冰凉、易受寒、怕冷，或身体疼痛、冷重的人，通过深度祛寒灸可以很好地祛除体内风寒湿邪炁，疏通管道，从而达到治疗的作用。

李晶: 太素深度祛寒灸有什么注意事项吗?

云鹤师父: 太素深度祛寒灸是一种比较安全的疗法，但是由于灸是一种热性疗法，所以还是有一些注意事项。

①阴虚火旺，肝阳上亢，高血压的患者禁灸，血热体质禁灸。灸之前先通过太素脉法确定疾病的性质，以免出现虚虚实实之误。

②灸之后要忌口。禁止喝冷饮、绿茶，吃生冷硬燥的烧烤等食物。

可以适当喝一些温开水，来补上丢失的阴液，防止出现阴虚火旺的症状。

③灸之后阳炁旺盛，则阳炁易动，但是不可以在此时损耗真火阴精，使阳炁耗散应该戒房事三天。

④灸之后要注意休息，不可以劳累，更不可大汗，以避免阳炁和阴液的损耗，应该静养几日。

⑤如果药灸后出现心烦失眠或者烦躁不安的症状，可以做足疗，即多按涌泉穴、胆经、肝经，引气血下行；或服用太素补精粉，滋阴降火。

⑥一般女性例假期间不可以进行深度祛寒灸，但是遇到宫寒、腹痛、瘀血排不净的情况时，进行深度祛寒湿的太素灸法是最好的。

⑦灸之后注意通风，以利于病炁的排出。

第三节　太素九宫刮痧

一、基本概念

李晶： 我还想学习太素刮痧，师父可不可以教教我呢？

云鹤师父： 治病当然是掌握得越全面越好了，像刮痧、针刺、艾灸这些都是属于太素经脉医学中的外治法，刮痧也能治疗很多病。刮痧是太素经脉医学中常用的治疗方法之一，它是以太素经脉医学河图、洛书、太极、阴阳、五行、九宫、八卦理论为基础，首先通过太素脉法找到人体皮、肉、筋、骨、脏腑的堵产生的瘀、堵、结、毒。

这些瘀堵的性质包括风、寒、湿、热等各种不同类型，而这些瘀堵的点就称为太极点。

找到太极点后，用铜砭、银勺、水牛角、玉石等刮痧板蘸治疗不同病症的刮痧油，在太极点及其对应的八卦九宫上按照其方位按顺序刮动，以达到疏通经络、消除病症的目的。

二、刮痧疗法的历史

李晶：我以前也刮过痧，但是刮痧这个方法是怎么来的呢？

云鹤师父："刮痧"，这个"痧"字也就是"痧症"。这种疗法起源于旧石器时代，人们患病时，出于本能地用手或者石片刮、按身体表面的某一疼痛部位，有时竟然能使疾病得到缓解。这一现象的本质在于病疢通过穴位和经络得以疏散，排出体外，使疾病得到缓解消除。

李晶：原来刮痧治疗的方法来自与疾病的对抗！

云鹤师父：说得不错。但是后来，由于上古时期神仙道的出现，修炼内丹术，发现了经络、穴位，并且发现了病症与经络、穴位的不通有极大的联系，往往由于经络穴位上的结节和瘀堵导致不通则痛，使刮痧有了相应的理论支撑和内在逻辑。

刮痧疗法与砭石、针灸、热熨、推拿、拔罐、放血等方法源流紧密联系、相互演变而产生，其产生年代其实源于上古时期的图文化。文字出现以后，刮痧疗法的雏形才有了文字记载。

刮痧疗法的准确时间已经无法考证，但在许多书籍中对其有不同的论述。宋·王贶《全生指迷方·瘴疟论》将刮痧称为"挑草子"。元·危亦林的《世医得效方》较早地对痧症作了明确记述："心腹绞痛，冷汗出，胀闷欲绝，俗谓搅肠痧。"

后来明代郭志邃又著有《痧胀玉衡》一书，完整地记录了各类痧症百余种。近代著名中医外治家吴尚先对刮痧给予了充分肯定，他说："阳痧腹痛，莫妙以瓷调羹蘸香油刮背，盖五脏之系，咸在于背，刮之则邪气随降，病自松解。"

太素九宫刮痧则更进一步地与脉诊结合，在刮痧前首先通过脉法找出太极点，即身前、身后，皮、肉、筋、骨、脏腑管道的对应点，并根据不同的病症使用不同的刮痧油，从微九宫到小九宫到中九宫到大九宫，从而进行点、线、面的精准诊断和治疗。

三、刮痧板的类型

李晶：刮痧板有哪些类型呢？

云鹤师父：刮痧板有铜制、银勺、牛角板、砭石、玉石等各种不同的类型，过去还有用穿山甲和犀牛角来刮痧的。最常用的刮痧板有以下几类：

牛角类

①特点与功效：牛角类刮痧板临床上尤以使用水牛角为多。过去还有使用犀牛角来刮痧的，因是濒危动物，现已不用。水牛角味辛、咸、寒，辛可发散行气、活血消肿，咸能软坚润下，寒能清热解毒、凉血定惊，且质地坚韧、光滑耐用、原料丰富、加工简便；

②注意事项：忌热水长时间浸泡、火烤或电烤。刮痧后需立即把刮板擦干，涂上刮痧油，并存放于刮板套内。

玉石类

①特点与功效　玉石具有润肤生肌、清热解毒、镇静安神、辟邪散浊等作用。其质地温润光滑，便于持握，因其触感舒适，适宜面部刮痧；

②注意事项　用完后要注意清洁，避免碰撞，避免与化学试剂接触。

砭石类

①特点与功效　砭石采用的材质是泗滨浮石，这种石材含有多种微量元素，红外辐射频带极宽，可以疏通经络、清热排毒、软坚散结，并能使人体局部皮肤增温，用于刮痧的砭石刮痧板边厚度小于3mm；

②注意事项　因砭石可能含有有害物质，购买时需认真辨别真伪。

纯铜类

①特点与功效　有较好的活血化瘀功效及提气作用，还有调节脾胃的作用。清热解毒力较弱，但温经散寒的作用好，适合于体质偏寒的人使用。价格相对低廉，可以普遍使用；但是金属制品用来刮痧容易传导病祟；

②注意事项　因为纯铜的刮痧板比较硬，容易刮伤皮肤，所以使用纯铜的刮痧板之前一定要涂上刮痧油。

银类

①特点与功效　银勺、银饰刮痧可以有效地排出湿毒。其作为一种金属，有微量的辐射作用，可以刺激人体血液循环，加速毒素和废物的排出；但是金属制品用来刮痧容易传导病祟；

②注意事项　因为银为金属，质地比较硬，容易刮伤皮肤，所以使用银类的刮痧板之前一定要涂上刮痧油。

穿山甲

①特点与功效　穿山甲善于走窜，性专行散，能活血散瘀、通行经络，具有良好的软坚散结作用，对于癥瘕积聚有很好的疗效；

②注意事项　穿山甲如今是保护动物，现已不用。

李晶：那怎么知道到底有没有在排毒呢？

云鹤师父：刮痧的时候在皮肤上涂上药油、菜籽油、芝麻油之后，可以试一试把刮下来的油拿去喂蟑螂和老鼠，蟑螂和老鼠都会死。所以你看看人的病祟毒有多严重，留在身体里给人带来的伤害是很大的。

四、刮痧原理

李晶：刮痧原理又是什么？

云鹤师父：我们讲刮痧的原理，就离不开太素"通中论"。

《素问·气穴论》中这样说："岐伯曰：肉之大会为谷，肉之小会为溪。肉分之间，溪谷之会，以行荣卫，以会大气。邪溢气壅，脉热肉败，荣卫不行，必将为脓。内销骨髓，外破大䐃，留于节凑，必将为败。积寒留舍，荣卫不居，卷肉筋缩，肋肘不得伸。内为骨痹，外为不仁，命曰不足，大寒留于溪谷也。溪谷三百六十五穴会，亦应一岁。其小痹淫溢，循脉往来，微针所及，与法相同。"

李晶：师父你说了这么多，这段话到底是什么意思？

云鹤师父：第一句话的意思是：岐伯说人体中较大肌肉的汇合之处叫谷，较小肌肉的汇合之处叫溪。

这些"溪""谷"在太素通中论当中，就是最容易形成太极点的地方。肌肉之间，即溪谷的汇合之处，营气和卫气可以通行，但绝不能停留邪气。邪气溢出，侵犯人体，人体的正气就会变得壅塞，而无法正常运行，因此会促使血脉发热，肌肉腐败，营气和卫气不能运行，最终成为脓肿，这些"脓肿"就是太极点。

李晶：原来如此，那后面又是什么意思呢？

云鹤师父：后面这些就是管道产生拥堵的后果，不同性质的病祟产生的结果和出现的症状不同。

这些邪气，假如继续向内深入，可造成骨髓腐败，向外蔓延则会使大的肌肉也消瘦破溃。

假如邪热之气侵入并停留于关节处，就会出现筋骨败坏等更为严重的病变。

假如寒邪侵犯人体而停留不去，则影响营气和卫气的正常运行，就会造成肌肉萎缩、筋脉拘急，四肢不能伸展。因此会在体内出现骨痹，在体表引发感觉上的麻木不仁。其原因是阳气虚极，寒气滞留溪谷所致。

李晶：那知道了原因，该怎么治呢？

云鹤师父：不要着急，这段话最后讲的就是治疗方法，也就是运用刮痧的方法排出管道内的病氘，去掉筋结，疏通管道。溪、谷与三百六十五气相会，又恰好与一年的三百六十五天相应。若是轻微的邪气溢出而致使身体出现"小痹"，邪气也会停留在某个部位，而不是沿着脉的来往循行。这种症状施以小针即可治疗，其方法与一般刺激孙络的方法大体一致。

李晶：原来如此！

云鹤师父：总结来说，这些"溪"和"谷"处不通的地方，其实就是太素经脉医学"通中论"当中的太极点，都是藏毒之处。

根据太素通中论的原理，刮痧可以通过刮动消除太极点，将管道上"不通"的地方刮开，使经络穴位处的拥堵的氘和形得到调整，使邪气外放，从手指尖、劳宫穴和脚趾尖、涌泉穴排出，起到祛除邪气，疏通经络，驱风散寒，清热除湿，活血化瘀，最终起到消除太极点、恢复人体健康的作用。

由于病氘和结节得以从手指尖、劳宫穴和脚趾尖、涌泉穴排出，邪有出路，故刮痧疗法可以达到很好的扶正祛邪、防病治病的作用。

五、刮痧的功效

李晶：刮痧具体有什么功效呢？

云鹤师父：刮痧的功效有很多，通过刮痧排出体内的瘀堵，可以达到以下作用。

（一）预防保健作用

《灵枢·本脏》中说："卫气和则分肉解利，皮肤调柔，腠理致密矣。"

健康人通过排出体内微小的病灶，增强卫气的功能，卫气强则外邪不易侵表，身体可保持健康。

（二）治疗作用

因外因风、寒、湿、热、积造成人体的瘀堵毒等，通过刮痧疗法可以消除这些病症，具体表现在以下方面。

1.祛除皮肤上所受的风、寒、湿、热外邪

皮肤作为人体最外层的保护屏障，最容易感受到邪气。"风为百病之长"，所以皮肤常容易感受风寒、风湿、风热等邪气，从而出现风寒外感、风热外感，出现流清涕、头痛、发烧、项背强痛等症状。感受风寒湿则会感觉绷紧不适等症状，而通过刮痧可以祛除这些风、寒、湿、热等邪气，从而使身体恢复健康。

2.解决筋膜、肌肉的风寒湿外邪

风寒湿热病邪从皮肤进一步深入，就会到达筋膜、肌肉，产生比邪气在皮肤上程度更重的症状，比如较为剧烈的疼痛、麻痹不适。此时需要用较重的手法进行刮痧，排出病灶。

3. 疏通经络

"欲知皮部，以经脉为纪者，诸经皆然。"十二皮部的划分是以十二经循行分布为依据的，即十二经脉都各有分支之络，这些络脉浮行于体表，有各自的分布区域，因为经脉有十二，所以皮部也分为十二，手足六经相合则称为六经皮部。

经脉的分支为络脉，皮部又可说是络脉的分区，故《素问·皮部论》又说："凡十二经络脉者，皮之部也。""皮者脉之部也，邪客于皮则腠理开，开则邪入客于络脉，络脉满则注于经脉，经脉满则入舍于腑脏也。"

所以，刮痧可以从微九宫、小九宫、中九宫到大九宫的经络对应关系，通过刮动皮部的经络对应位置，达到疏通经络的目的。

4. 消除韧带上的筋结

当人体受到风寒湿的程度较深，邪气进入了筋膜和韧带，可产生筋结。人体此时会感受到疼痛，产生肌肉的收缩、紧张直到痉挛。此时，若不及时治疗，或是治疗不彻底，损伤组织可形成不同程度的粘连、纤维化或瘢痕化，以致加重项背、关节、脊柱疼痛，肌肉收缩紧张，甚至引起椎间盘突出。这些变化继而又进一步加重"不通则痛"的程度，如引起椎间盘突出后疼痛剧烈，甚至不能站立。

太素刮痧经皮将痉挛的肌肉，用刮痧板为工具配用多种手法的作用下得以舒展，从而解除其紧张痉挛，以消除疼痛。

5. 排出附在骨膜上的结节

风寒湿气深入到骨，则会形成附在骨膜上的结节。这些结节的瘀堵在骨膜上，"不通则痛"而引起骨痛，严重者甚至引起风寒湿痹证，产生关节的变形。进一步发展还可引起内风湿。通过深度刮痧可以使附着在骨膜上的结节疏通，疼痛自然就消除了。

6. 排出脏腑管道中的瘀堵毒

刮痧作用于肌表，使经络通畅，气血通达，病怄通过经络排出，凝滞固塞得以崩解消除，全身气血通达无碍，则脏腑管道中的毒素得以化散、排出。

7. 消除太极点

太极点在皮肤、经络、筋膜、肌肉、韧带、骨膜上都有，其产生的外因是风、寒、湿、热、积、食物引起的浊阴之怄、燥阳之怄的扭结。而内因则是七情六欲的情志所结引起的怄机紊乱，形成浊阴燥火，如肝郁、惊恐、怒火、焦虑等均可导致太极点的形成。

刮痧可以将皮肤、筋膜、肌肉中的邪气排出，也可以将韧带、筋膜甚至骨膜上太极点处的筋结刮开，还可以通过疏通经络将七情六欲产生的脏腑管道内的毒素排出，用"通中论"的方法，使不通者疏通，积滞处疏散，从而起到消除太极点的作用。

六、刮痧方法

李晶： 刮痧具体是怎么操作的呢？

云鹤师父： 知道了刮痧的原理，就要说一下刮痧的方法了。刮痧首先还是要先通过把脉找太极点，找到身体上骨头、皮下、筋上的结节，然后对症刮痧。

李晶： 师父能详细讲讲吗？

云鹤师父： 第一步首先用 15~30 分钟，用太素贴贴这个脊柱和八髎穴的部位，烤出身体里的寒气，然后才进行刮痧。这样烤了之后再刮痧，可以很好地刮开皮与筋膜之间的粘连，效果增加了不止五倍。

李晶： 太素贴又是什么？

云鹤师父： 你又想套我的话？这是我们道家传承的秘方，这次就不扯远了。

李晶： 好嘛，那你继续讲刮痧吧。

云鹤师父： 不同的病症刮痧的方法有不同之处，而它的基础还是人体的大九宫。通过把脉找到太极点后，从中宫太极点向八个方向刮，然后再向下刮。在背上的先在背上找到太极点，从九宫向外的八个方向刮，最后顺膀胱经向脚下刮，或者沿着手臂后向指尖刮。在胸上的也是先找到太极点，从九宫向外的八个方向刮，最后在正面沿着手臂或腿往下刮。向下刮的目的是将邪气向外排出，不然刮了痧病炁还淤积在体内，没有办法排出去了。

刮痧的时候，刮板与刮拭方向一般保持在 45~90 度，刮痧板一定要消毒。刮痧时间一般每个部位刮 3~5 分钟，最长不超 20 分钟。如果皮肤上出现红色、紫色甚至黑色的点或块，就是出痧了。出痧过程，其实就是将病炁排出体外的过程。

一定要记住，在刮痧的前后都要把脉。因为病在脉在、病去脉消，只有通过把脉才能准确地评判和检验刮痧治疗的效果。

七、痧的类型

李晶： 师父，都说刮痧刮痧，"痧"到底是什么意思？

云鹤师父： 痧这个字有三层意思。

第一个指痧症，这是一种专门的病症。《痧症全书·论痧》："古无痧字……唯霍乱条下有不吐泻而腹绞痛者，曰干霍乱，亦名绞肠痧，缘南方体气不实之人，偶触粪土沙秽之气，多腹痛闷乱，名之曰痧，即沙字之讹也。"

第二个指麻疹，痧即麻疹的别称之一。《临证指南医案》邵新甫按："痧者，疹之通称，有头粒而如粟象；瘟者，即疹之属，肿而易痒。"就是说的麻疹。

第三个才是我们这里要提到的"痧象"。也就是经过刮痧治疗后，身体上出现的不同颜色、不同形态、不同位置的病理性表现。

李晶： 刮痧的时候为什么会出痧呢？

云鹤师父：《痧胀玉衡》卷上曾论述其发病与症状的关系时说："痧症先吐泻而心腹绞痛者，从秽气痧发者多；先心腹绞痛而吐泻者，从暑气痧发者多；心胸昏闷，痰涎胶结，从伤暑伏热痧发者多；遍身肿胀，疼痛难忍，四肢不举，舌强不言，从寒气冰伏过时，郁为火毒而发痧者多。"

《急救痧症全集》卷上："痧者，厉气也，入气分则作肿作胀，入血分则为蓄为瘀，遇食积痰火则气阻血滞，最忌热汤热酒。"

《古方选注》："痧者，寒热之湿气，皆可以为患，或四时寒湿，凝滞于脉络；或夏日湿热，郁遏于经隧；或鼻闻臭气，而阻逆经气；或内因停积，而壅塞府气，则胃脘气逆，皆能胀满作痛，甚至昏愦欲死。"

也就是说，不同的疾病刮痧后会出现不同的痧象，痧的颜色也往往能揭示疾病的性质。

李晶： 那不同颜色的痧分别代表什么意思？

云鹤师父： 白色或者刮不出什么是寒，青黑色的痧是毒，毒又有热毒和寒毒。若出来的痧颜色鲜红，说明身体有热症、炎症等；若痧呈紫红色，说明血液出现瘀滞；若出现紫黑色，就是有瘀毒。而真正的诊断其实还是来自脉法的诊断，这一个关键点任何时候都不能丢掉了。

李晶： 瘀堵有什么类型呢？

云鹤师父： 这种拥堵有各种不同的"堵"，包括皮、肉、筋、骨、脏腑的堵产生的瘀、堵、结、毒，这些瘀堵的性质包括风、寒、湿、热等各种不同类型。在皮上以风寒为主，肉上以寒湿为主，筋上以寒凝筋结为主，骨上以寒湿瘀附在骨膜上形成的结为主，脏腑则以风、寒、湿、热、积产生的瘀、堵、毒为主。风寒湿毒不去，入骨则为内风湿；风湿热不去，入骨则为痛风。风寒湿、风湿热入脏、入腑，则将产生淤积，甚至产生癌变。

八、对症刮痧

李晶：不同的病分别该怎么刮痧呢？

云鹤师父：通过太素脉法，诊断出病症的不同。而不同的症要用不同的药油，不同的症也有不同的手法，也有不同的刮痧器具。

太素经脉医学中药油分了风、寒、湿、热、痛症等各种不同的类型，这些都是来自道家传承的秘方。治疗时通过把脉找到病症的不同类型，然后使用相应的药油进行刮痧，从而使各种不同的邪气顺利排出。

在手法的轻重上，在皮上的太极点使用轻刮；在筋上的太极点的位置相对较深，要用中等力度来刮；在骨上的太极点位置最深，需要用重的力度来刮。

刮痧的器具前面已经说了，这里就不再提了。

九、刮痧油的种类

李晶：师父，那我们的刮痧油到底有哪些呢？

云鹤师父：让我慢慢给你介绍一下。我们的刮痧油分天、地、人三部，三部中又分了针对阴证和阳证所不同的六种类型，包括：

（一）太素天部刮痧油（阳）

祛除皮肤上所受的风、寒、湿外邪，解决筋膜、肌肉的风寒湿外邪。用于风寒外感，出现流清涕、头痛、发烧、项背强痛等症状；或肌肉绷紧不适，肌肉的收缩、紧张、痉挛。

（二）太素天部刮痧油（阴）

祛除皮肤上所受的风、湿、热外邪，解决筋膜、肌肉的风寒热外邪。用于风热外感，出现吐黄痰、头痛、发烧、项背强痛等症状；或肌肉绷紧不适，肌肉的收缩、紧张、痉挛；或筋骨关节的热痛、麻木不仁。

（三）太素人部刮痧油（阳）

疏通经络，排出脏腑管道中的瘀堵毒。用于治疗肝、心、脾、肺、肾、大肠、小肠、胆、胃、膀胱等各器官的积聚、风寒湿毒病症；或用于经络不通产生的冷痛等。

（四）太素人部刮痧油（阴）

疏通经络，排出脏腑管道中的瘀堵毒。用于治疗肝、心、脾、肺、肾、大肠、小肠、胆、胃、膀胱等各器官的积聚风湿热毒病症；或用于经络不通产生的热痛等。

（五）太素地部刮痧油（阳）

消除韧带上的筋结，排出附在骨膜上的结节。用于治疗严重的骨冷痛，关节的疼痛变形；或治疗内风寒湿；或筋骨关节较为剧烈的疼痛、麻痹不适。

（六）太素地部刮痧油（阴）

消除韧带上的筋结，排出附在骨膜上的结节。用于治疗严重的骨热痛，关节的疼痛变形；或治疗内风湿热；或筋骨关节较为剧烈的疼痛、麻痹不适。

李晶：师父，说起刮痧油，我就突然想起一个你前几年给我的那瓶"烫伤油"。我回去用过，我朋友也用过，关键是它不仅治好了我的烫伤，还没有留疤痕！师父，你准备什么时候把这个宝贝生产出来分享给大家呢？

云鹤师父：哈哈哈，你记性还好，我以为你好了伤疤忘了痛呢！至于什么时候弄出来，要看野生药物长得好不好，质量达不达标。所以，这就要看机缘了。

十、刮痧的注意事项

李晶：刮痧有什么要注意的吗？

云鹤师父：刮痧相对来说是一种比较安全的疗法，但还是要注意不要刮得太过。另外还有一些注意事项：

1. 刮痧后 1~2 天局部出现轻微疼痛、痒感等属正常现象。出痧后 30 分钟忌洗凉水澡，夏季出痧部位忌风扇或空调直吹，冬季应注意保暖。

2. 刮痧疗法具有严格的方向、时间、手法、强度和适应证、禁忌证等要求，如操作不当易出现不适反应，甚至加重病情，故应严格遵循操作规范或遵医嘱，不应自行在家中随意操作。

3. 有出血倾向、皮肤高度过敏、极度虚弱、严重心衰的患者均应禁刮或慎刮。

李晶：除此之外还有什么特别的地方吗？

云鹤师父：与普通刮痧不同的是，太素刮痧还可以根据河图、洛书结合天象，可以准确地知道在不同的时间气血的盈亏、气机的顺逆，从而精准找到太极点。

李晶：原来如此！

第四节　太素九宫拔罐

一、罐疗的历史

岳翔南：师父，给我讲讲罐疗法嘛。

云鹤师父：拔罐疗法在我国已有几千年的历史，早在伏羲时期，我们的祖先就制作了彩陶，并且把北斗七星绕黄道斗柄所指的四个方向定位东南西北，制作在彩陶上。大的彩陶可以用于盛物，小的彩陶就可以用来拔罐。虽然他们不懂负压原理，但是，他们却把负压原理玩得很熟练。人类首先要解决生存问题，解决疾病，陶罐的运用正好满足这两个需求。那时，就像他们不懂阴爻为0，阳爻为1，不懂二进制的原理，但这个不妨碍他们对卦的运用，以此来进行预测一样。那时属于图文化时期，所有的方法都是心传口授，就像我们现在的大学教授，如果你让他去山上烧砖烧瓦，他并不懂得看火候，如果要烧成青砖，他们并不懂得用什么样的火候，也不知道什么时候该用多少水去灌瓦灌砖。然而，烧砖工人在长期的实践过程当中，跟师学艺，一边跟师一边实践，不知烧毁了多少砖和瓦，熬了多少个夜，才最后取得成功。所以，拔罐的时候也不知道拔了多少个血泡，最后掌握了火候，才能正确使用！感谢那些第一次吃螃蟹的先人，因为有效，所以流传至今。

虽然后来有了文字，在《天工开物》中记载有烧砖烧瓦的方法，但即便你熟读这本书，可能还是没有办法成功烧制出砖瓦。为什么呢？因为很多东西都必须是心传口授才能领悟。所以，我们不管是拔罐、针灸还是刮痧、点穴、用药，都需要师父的点拨，这是中国古文化传承的特征。

岳翔南：哦，据我的考证，确实如此，我相信师父今后会毫无保留地传授给我们。

云鹤师父：哈哈哈，你先别给我戴高帽子。其实要掌握中国的传统技法，除了需要你勤奋好问，还是要靠个人的悟性！你要有由此及彼的联想思维，从杂乱无章的现象当中找到事物的内在逻辑，这就是你的灵感思维，这个是谁也教不了你的。当然，我们也有一些方法来开发你的联想思维和内在逻辑思维，这就与站桩、静坐分不开了。

岳翔南：那么高深！我能不能学会哦，勤奋我是有的。

云鹤师父：没有问题，勤能补拙，笨鸟先飞，心无旁骛，方能成大器！

岳翔南：是不是哦，你不要骗我！

云鹤师父：只要你能达到坎水逆流，还精补脑，你的记忆力就会猛增，你的联想思维和内在逻辑思维就会提高，你的直觉和判断将会超越常人。

岳翔南：为什么坚持站桩静坐，达到坎水逆流，还精补脑，就有这么大的改变呢？

云鹤师父：我们不讨论这个问题，还是言归正传，说拔罐的事情。拔罐看似比针灸、用药简单，其实它与七脏九腑的内在联系非常紧密，我们可以通过拔罐外治的方法，达到治疗内在脏腑器官管道疾病的目的。我们还是继续来讨论拔罐的历史。

拔罐疗法有着悠久的历史，是我国医学非药物民间疗法的一个重要组成部分。拔罐疗法，古称"角法"，现存最早的文字记载见于湖南长沙马王堆汉墓出土的古医书《五十二病方》中。其以角治疗痔疾的记载："牡痔居窍旁，大者如枣，小者如枣核者方：以小角角之，如熟二斗米顷，而张角，系以小绳，剖以刀……"这就可以看出角法在治疗痔疾时是一种用以吸出痔核以便手术结扎切除的有效措施。

西晋时期

由于古人采用动物的角作为治疗工具，所以称为"角法"。由于汉代烧陶技术的发展，汉代多以陶制罐具为主。"姚方，若发肿至坚，而有根者，名曰石痈。当上灸百壮，石子当碎出，不出者，可益壮；痈、疽、瘤、石痈、结筋、瘰疬，皆不可就针角。针角者，少有不及祸者也。"这是东晋医学家葛洪的《肘后备急方》中用角法以治痈肿的记载。

隋唐时期

①拔罐的工具有了突破性的改进的时期是在隋唐时期，开始用经过削制加工的竹罐来代替兽角，用价廉易得的竹罐来代替兽角，这样就大大有助于拔罐疗法的普及和推广。唐代也是最早记载竹罐制作和以水煮罐的朝代。竹罐制作简单，取材容易，轻巧不易跌碎，通过水煮的方法吸拔，为后世药物煮罐的发展奠定了基础。②竹罐质地轻巧，吸拔力强，更是提高了治疗的效果。在隋唐医籍中，王焘的《外台秘要》记载这方面内容比较多。到宋金元时代，兽角已经很少用了，竹罐已完全代替了兽角。拔罐疗法的名称，也由"角法"变成了"吸筒法"。

唐代医学家王焘在《外台秘要》中记载："患殗殜等病……即以墨点上记之，取三指大青竹筒，长寸许，一头留节，无节头削令薄似剑，煮此筒子数沸，及热出筒，笼墨点处按之，良久……令恶物出尽，乃疾除，当目明身轻也。"

宋代

宋代医家唐慎微在《证类本草》中记载："治发背，头未成疮及诸热肿痛，以竹筒角之。"王怀隐等编《太平圣惠方》指出："凡痈疽发背，肿高坚硬脓稠焮盛，色赤者宜水角；陷下，肉色不变软脓稀者不宜水角。"又言："疽之萌生而水角，则内热之毒畏冷，逼之入膝里，皮内坚厚，毒气内坚，内变为脓以致内溃，深可衰也。"创立了"内消"和"托里"的方法，文中提到"凡疮疖生于外，皆由内热所致。当要服药以下之，终须外疗以求瘥也。夫疗痈疽，须以汤液疏其内，针灸疏其外"。"水角"就是将角用帛系疮肿处，在地上掘坑装水，令患者疮合坑上，利用水渗入地产生的负压吸力，将痕滞脓血并泄角中的方法。凡红肿高大，阳热实证为拔罐适应证；阴寒虚证，或痈疽初期则列为拔罐的禁忌。

明代

至明代，拔罐法已经成为中医外科中重要的外治方法之一，当时一些主要外科著作对拔罐疗法都列有专门章节，主要用于治疗痈肿、拔取脓血。在吸拔方法上也有所改进，用得比较多的是将竹罐直接在多味中药煎熬后的汁液中煮沸后直接吸拔在治疗部位。所以，竹罐又被称为药筒。

清代

至清代，拔罐法获得了更大的发展，首先是拔罐工具的又一次革新。竹罐尽管价廉，容易取得，但吸力较差，而且久放干燥后，容易产生燥裂、漏气。清代出现了陶土烧制成的陶罐，并正式提出了沿用至今的"火罐"一词。其次，拔罐法有较大进步，"以小纸烧见焰，投入罐中，即将罐合于患处"。此类拔罐法即为目前仍常用的投火法。这个也是太素门常用的拔罐方法，方便，力大，拔罐效果往往显著。

二、太素罐疗的种类

罐的种类有很多，临床常用的有陶罐、竹罐、玻璃罐和气罐等。

（一）陶罐

用陶土烧制而成，中间略向外凸出，罐的两端较小，形状如瓷鼓，底平，口径大小不一，口径大者略长，口径小者较短。陶罐的优点是吸力大，但质地太重，容易摔碎损坏。

（二）竹罐

用直径 3~5 厘米坚固无损的竹子，截成 6~8 厘米或 8~10 厘米长的竹管，用刀刮去青皮及内膜，制成形如腰鼓的圆筒，一端作罐口，另一端留节作底，用砂纸磨光，使罐口光滑平正，避免划破肌肤。竹罐的优点是经济易制，轻巧，不易摔碎，而且取材容易。缺点是吸附力不强，容易燥裂漏气。

（三）玻璃罐

是在陶罐的基础上，改用玻璃加工而成，其形如球状，罐口平滑，分特大、中、小、特小四种型号。其优点是由于质地透明可直接观察局部皮肤的变化，便于医者掌握吸拔时间，现在临床上主要应用的就是这种玻璃罐，唯一的缺点就是容易破碎。

（四）气罐

气罐就是用类似于青霉素药瓶的小瓶子，将瓶底切去磨平，磨光滑，为了抽气时使用方便，瓶口的橡胶塞必须保留完整。现有用透明塑料制成的抽气罐，上面加置活塞，便于抽气。这种气罐就非常容易破碎了，但是便宜，用起来也方便。

三、太素罐疗的方法

岳翔南： 师父，太素经脉医学常见的拔罐方法有哪些呢？

云鹤师父： 太素经脉医学常见的罐疗法有很多种。

（一）血罐法：又称为刺络拔罐或刺血拔罐。刺的时候不宜过深，出血量控制在 20 毫升左右。

（二）留罐法：又称坐罐法，指罐吸拔在应拔部位后留置一段时间的拔罐法。留置时间一般为 5~10 分钟，它可用于拔罐治疗的大部分病症，是最常用的拔罐法。

（三）多罐法（神经节段拔罐法）：多罐法即多罐并用，一般用于治疗病变范围比较广泛、病变处肌肉较丰满的疾病，或敏感反应点较多者，可根据病变部位的解剖形态等情况，酌情吸拔数个至 10 余个。

（四）单罐法：单罐法即单罐独用，一般用于治疗病变范围比较局限的疾病。

（五）走罐法：走罐法又称推罐法、行罐法或旋罐法。操作前先在罐口或吸拔部位涂上一层薄薄的润滑油。

（六）摇罐法：该法是对所留之罐进行均匀而有节奏的摇动，使罐体与皮肤产生松紧变化，患者进一步放松，产生不同程度的舒适感。

（七）闪罐法（病变反射区吸拔法）：闪罐法指罐吸拔在应拔部位后随即取下，反复操作至皮肤潮红时为止的拔罐方法。若连续吸拔 15 次左右，又称连续闪罐法。此法的兴奋作用较为明显，适用于肌肉痿弱、局部皮肤麻木或功能减退的虚弱病症及中风后遗症等。

云鹤师父：太素经脉医学还可以将罐疗和针法结合，将罐疗和灸法结合，将罐疗和中药结合。

（一）针罐法：是将拔罐和行针结合运用的方法。其具体操作又分为：1. 不留针拔罐法。2. 留针拔罐法。

（二）灸罐法：是将拔罐与太素药灸相结合的方法。

（三）药罐法：将拔罐疗法与药物治疗结合的方法。内治外治同时进行，双管齐下。

岳翔南：有这么多方法啊！

云鹤师父：那当然喽，虽然有这么多的拔罐方法，但是我们常用的、最见效果的还是"血罐"。

岳翔南：那请师父给我讲一讲血罐嘛。

云鹤师父：要得！

拔血罐首先通过排气造成罐内负压，罐缘得以紧紧附着于皮肤表面，牵拉了神经、肌肉、血管以及皮下的腺体，可引起一系列神经内分泌反应，调节血管舒、缩功能和血管的通透性从而改善局部血液循环。

拔血罐的负压作用，负压的强大吸拔力可使汗毛孔充分张开，汗腺和皮脂腺的功能受到刺激而加强，皮肤表层衰老细胞脱落，从而使体内的毒素、废物得以加速排出。

其次，使局部迅速充血、瘀血，小毛细血管甚至破裂，红细胞破坏，发生溶血现象。红细胞中血红蛋白的释放对机体是一种良性刺激，促进白细胞的吞噬作用，提高皮肤对外界变化的敏感性及耐受力，从而增强机体的免疫力。

拔血罐具有温热局部的作用，可增强血管壁的通透性和细胞的吞噬能力。拔罐处血管紧张度及黏膜渗透性改变，淋巴循环加速，吞噬作用加强，对感染性病灶，无疑形成了一个抗生物性病因的良好环境。

另外，溶血现象的慢性刺激对人体起到了保健功能。

通过刺血，将吸附聚集在一起的病气、毒素、垃圾，在负压的作用下全部吸出来，效果立竿见影。

四、太素罐疗的常规疾病

岳翔南：能不能讲一下通过拔血罐都可以治疗哪些疾病，解决哪些痛苦？

云鹤师父：解决的问题太多了！

1. 内科疾病：外感风寒、咳嗽、肺痿、哮、喘、心悸、失眠、胃痛、呕吐、呃逆、腹痛、泄泻、痢疾、便秘、痹证、痿证、眩晕、头痛、胁痛、郁证、水肿、淋证、癃闭、遗精、阳痿、不育。

2. 外科疾病：缠腰丹（带状疱症）、系统性红斑狼疮、痈、疮、疔、疖、急性阑尾炎等。

3. 骨科疾病：颈椎病、腰椎间盘突出症、腰肌劳损、急性腰扭伤、类风湿性骨关节炎、肩关节炎、坐骨神经痛、肋间神经痛等。

4. 妇科疾病：月经不调、经闭、痛经、带下病、不孕。

岳翔南：能不能试举几个案例？

云鹤师父：比如，我有一个朋友，我给他把脉时，发现他脾上有一个瘤块，当时以为是肿瘤，他吓了一大跳，跑到医院去检查，医生说是肿瘤，是良性的，但是为防止恶变，要求做手术切除。后来他拿着检验报告来找我，问我怎么办。我就告诉他，有两种方法可以解决，一种是吃中药，需要三个月；如果拔罐的话就只需要一周，但是有点痛，他说不怕痛，于是我就给他拔了 2 次，再给他用了一些疏肝理气的中药辅助治疗。三个月过后，他请我吃饭，然后又让我给他把了一次脉，其实吃饭是假把脉是真。我发现他的肝脏也好了，瘤块也没有了。后来，他还介绍了很多朋友到我这里来把脉治病，其中还包括很多中医生。由此可见，拔罐治疗类似的这种包块性疾病，疗效是立竿见影的。

五、太素罐疗的注意事项

岳翔南：在拔罐的时候应该注意些什么呢？

云鹤师父：需要注意的地方太多了。

1. 尤其是要注意北斗七星的变化、二十四节气、月亮的阴晴圆缺对人体、对拔罐的影响，冬至，夏至，春分，秋分前后 5 天禁止拔罐。

2. 拔罐时，室内需保持 20℃以上的舒适温度，最好在避风向阳处。

3. 低血压、低血糖患者不能使用血罐疗法。

4. 皮肤有过敏、溃疡、水肿者，及大血管分布部位，不宜拔罐。高热抽搐者，以及孕妇的腹部、腰骶部，不宜拔罐。房事后禁止拔罐。

5. 患者在过饥、过饱、高热、过劳、过渴、高度水肿、高度神经质、皮肤过敏、严重皮肤病、月经期、孕期，均应禁止或慎用拔罐。

6. 拔罐时要根据所拔部位的面积大小而选择大小适宜的罐。动作必须迅速，才能使罐拔紧，吸附有力。

7. 注意勿灼伤或烫伤皮肤。若烫伤或留罐时间太长而使皮肤起水泡时，小泡一般不用处理，可以敷上消毒纱布，避免擦破造成疼痛和感染即可。水泡如果比较大，可以用消毒针把水泡刺破，让里面的水液流出来，用消毒纱布包敷，防治感染。

8. 拔罐顺序应从上到下，罐的型号则应上小下大。

9. 拔罐期间应密切观察患者的反应，若出现头晕恶心呕吐、面色苍白、出冷汗、四肢发凉等症状，甚至血压下降、呼吸困难等情况，应及时取下罐具，将患者仰卧位平放，垫高头部。不严重的患者，可给予少量温开水，休息几分钟就好；如果比较严重，可给予葡萄糖水，针刺人中、合谷、内关等穴。

六、太素罐疗的具体方法

岳翔南：师父给我讲讲具体的操作方法吧。

云鹤师父：要得。

1. 仔细检查并询问患者，确定适应证，有无禁忌。根据患者病情，确定好拔罐部位。

2. 准备好消毒酒精、燃烧酒精、陶罐或玻璃罐、棉球、棉签、刺血针（太素门特制）、纱布，按次序排置好。

3. 告诉患者治疗过程，解除患者的恐惧心理，增强患者的治疗信心。

4. 检查患者的体位是否正确，找到太极点，在九宫内拔罐。

5. 根据拔罐部位的面积大小，患者体质强弱以及病情轻重，选用大小适宜的火罐。

6. 消毒治疗部位。如果治疗部位有毛发，为防止引火烧伤皮肤或造成感染，应将毛发剃掉。

7. 冬季或深秋、初春，天气寒冷时，为避免患者受凉外感风寒，要将室温调成舒适温度，且先将罐放在火上燎烤。温罐时要注意只烤烘底部，不可烤其口部，以防过热造成烫伤。温罐时间，以罐子不凉与皮肤温度相等，或稍高于体温为宜，不能过于热，以免烫伤患者。

8. 充分暴露治疗部位，医者站在患者身边，顺手执罐按不同方法扣在治疗部位。身体强壮且有疼痛症状者，罐与罐之间的距离不超过 1 寸，此法有镇静、止痛消炎的作用，刺激较强；身体衰弱、肢体麻木、酸软无力者，罐与罐之间的距离相隔 1~2 寸，刺激较弱。

9. 火罐拔上后，应不断询问患者感觉（假如用玻璃罐，还要观察罐内皮肤反应情况）。如果罐吸力过大，疼痛难忍，应立刻放入少量空气进罐，以减轻患者疼痛感。拔罐后如果病人感到吸着无力，感觉罐子有掉落的可能，可起下罐来再拔一次。

10. 大罐吸力强，一般 1 次可拔 5~8 分钟，小罐吸力较弱，1 次可拔 8~15 分钟。体后如背部、身体外侧，可留罐久一点，一般一次 8 到 10 分钟；体前如胸腹部，由于肌肤比较稚嫩，为防止起水泡，留罐时间不宜过长，一般一次留罐 5 到 8 分钟即可。拔罐次数：根据不同疾病和患者的体质，决定每日或隔日或隔三日治疗一次，一般 10 次为 1 疗程。病情严重者可 15 日为一个疗程。

岳翔南：师父，拔罐还要注意体位？

云鹤师父：那当然！体位不正确，一是病人不舒服，二是医者没办法准确找到治疗部位，导致治疗效果不佳。不同的疾病，采用不同的体位，我这里就给你罗列一下。

a. 如果治疗部位在前额、胸、腹及上下肢前面，我们采用仰卧位。

b. 如果治疗部位在腰、背、臀部及上下肢后面，一般采用俯卧位。

c. 如果治疗部位在侧头、面部、侧胸、髋部及膝部，则采用侧卧位。

d. 若治疗部位在项部、背部、上肢及膝部，可采用俯伏坐位及坐位。

岳翔南：师父，什么叫放入少量空气入罐？怎样操作？

云鹤师父：用左手拿住罐体稍倾斜，以右手指按压对侧的皮肤，让罐体露出微小的空隙，使空气慢慢进入罐体，到一定程度时停止放气，重新扣好。

七、太素罐疗后为什么会充血、瘀血、起水泡

岳翔南：师父，取罐后会有充血、瘀血和起水泡的现象，这个说明了什么问题呢?

云鹤师父：问得太好了，拔罐后皮肤在真空负压的作用下都会有一定程度的皮肤隆起和充血、瘀血发生。如果皮肤充血，瘀血的颜色较暗红发紫，皮肤隆起的程度较明显，则为虚证、寒证；如果皮肤充血，瘀血的颜色较鲜红，皮肤隆起的程度不明显，则为实证、热证。

主要根据出血块的色泽、水分的多少对瘀血性质进行辨别，如有块，且块大黏腻，颜色黑紫则表示瘀阻较重；如果不易结块，颜色鲜红，表示病情较轻；水分多则表示湿重，若是黄水则说明为湿热，若是清水则说明为寒湿。

若形成了水泡，水泡的大小和数量在很大程度上反映了机体内痰饮水湿的轻重情况。

水泡不太明显，数量较少，色微黄，或者浑浊，周围皮肤温度较高，多为湿热证；水泡明显，数量较多，色白，周围皮肤温度不高，多为寒湿证。

如果起泡了，水泡小，则不用过多处理，用纱布条覆盖即可；水泡较大，可以用消毒针刺破，让里面的水液流出，再用纱布条覆盖包扎即可。

八、太素罐疗的主要优点

1.拔罐疗法操作简单，治疗疾病一般不会出现副作用，病人可在无任何痛苦的情况下得到康复，避免了服用药物给机体带来的损害和不良反应。

2.拔罐疗法的调节作用和独特功效，使得临床中在取穴、操作方法等不变的情况下，可治疗多种疾病，体现了拔罐疗法在治疗疾病中的整体良性调节作用。

3.拔罐疗法具有明显的缓解疼痛作用，无论是内科的头痛，还是外科、伤科的软组织急慢性损伤等，都有立竿见影的效果。

4.拔罐疗法应用于体表化脓性疾患，避免切开引流，还可把脓、毒素、坏死组织、细菌"拔出"，达到切开引流的效果，同时，局部毛细血管扩张充血，有利于炎症消除，故而具有疗程短、痛苦少、瘢痕小的优点，同时还可减少抗生素使用量。

5.把留罐、闪罐、走罐、血罐等多种操作方法与中药、针法、灸法、刮痧等结合，扩大了其适用范围。

九、太素罐疗的临床运用

岳翔南：给我讲一些常见病的取穴吧。

云鹤师父：好的。

1.外感风寒：大椎等。

2咳嗽：大椎、肺俞、天突等。

3.心绞痛、冠心病、心梗、心慌、胸闷：心俞、肾俞、肝俞、厥阴俞等。

4.胃痛：中脘、胃俞。

5.便秘：八髎、中极、关元、大肠俞。

6. 中风后遗症、脑梗、帕金森病、失智症：百会、玉枕、大椎。

7. 坐骨神经痛：环跳、秩边、肾俞、承扶、承山。

8. 肩周炎：肩井等。

9. 膝关节炎：犊鼻、阳陵泉等。

十、太素罐疗后皮肤罐口部位颜色变化

岳翔南：师父，我在临床上还观察到一种现象，不同的患者在皮肤罐口部位颜色也不同，这是怎么一回事呢？

云鹤师父：不同的疾病，排除的垃圾和病炁也不同，罐口位置的表现也不同。在达到吸拔力度和时间要求的条件下，罐口部位在起罐后出现的情况大致可分为下面几种：

1. 罐口部位发白，手摸发凉，起白水疱。这种情况表明患者风湿重一些，若白疱中夹有白沫，而其留罐时感到痒，表明正在排风湿和风寒；如果罐口部位皮肤发白发凉，不起水疱，表明患者风寒较重；如果只是罐口部位皮肤发白，没有其他现象，表明患者贫血。

2. 罐口部位呈黑色，表明火罐重一些，病火较大。紫的程度不同，病火轻重的程度也不同，有时罐口部位的外圈发紫，圈内颜色无大的变化，表明有风火在上，但是也有风火在下。

3. 罐口部位皮肤颜色没有太大的变化，但是起的是黄疱，或者黄绿色疱和脓水，表明身上的炎症比较重。

4. 第四种情况，既有风寒、火毒，又有风湿、炎症。留罐时感到疼痛，表明先排火毒，后来感到奇痒，是后排寒湿。

岳翔南：哦，原来是这么回事！

第五节　太素九宫点穴

一、太素九宫点穴疗法的基本概念

吕强：师父，听说点按一个穴位就可以治病了，这是真的吗？

云鹤师父：当然是真的！太素九宫点穴疗法，是太素经脉医学中一种重要的治疗方法，是医者根据太素脉法诊断出太极点的位置，从微九宫延伸到小九宫、中九宫、大九宫，然后在患者体表形成太极点的穴位或特定刺激线上，用手进行点、按、揉、捶、拍、叩等不同手法的刺激，通过破开太极点的作用，使体内的管道疏通、风寒湿热燥火邪怃疏散、皮肉筋膜骨膜上的结节消散、脏腑毒素排出，促使已经发生障碍的功能活动恢复正常，从而达到治疗、预防疾病的一种方法。因这种方法主要是在人体太极点及相应穴位上用手指点、按，所以叫作"点穴疗法"。

二、太素九宫点穴疗法的历史

吕强：师父，你能给我讲讲太素九宫点穴疗法的历史吗？

云鹤师父：看你今天表现得好，我就给你讲讲。点穴疗法的产生距今已经非常久远了，那时候的人感觉身上有疼痛、不舒服的地方，就会用手去按、去揉，为什么呢？因为按着舒服嘛，其实这个就是最早的点穴疗法。古人按的这些"痛点"，其实就是有邪怃入侵或者深入形成的太极怃团或太极结节。在按的过程中，太极点被破开，管道疏通了，自然人体就恢复健康了。

吕强：师父说得对！

云鹤师父：从文献学上来说，1937年在我国长沙马王堆汉墓中出土了关于导引、按跷与气功的书籍，这些文献可以充分说明秦汉时期点穴疗法已有较高水平。

《素问·异法方宜论》中说："中央者，其地平以湿，天地所以生万物也众，其民食杂而不劳，故其病多痿厥寒热，其治宜导引按跷。"这个"导引按跷"里就包括了点穴疗法。

唐太仆王冰对《内经·素问》进行注释的时候，将"导引按跷"解释为："摇筋骨，动肢节抑按皮肉，捷举手足。"所以可以认为，《内经·素问》中导引、按跷就是点穴疗法的原型。这些文献资料都足以证明点穴疗法在我国源远流长，是一种有着重要影响的民间医疗活动。

吕强：那点穴疗法是怎么传出来的？

云鹤师父：经典点穴疗法源自古代道教龙门派的支系——外山林派，是外山林派的传世之宝，曾传承于福建省闽南客家族张氏宗亲门内，世代隐居山林。

吕强：那我们的太素九宫点穴疗法又起源于什么呢？

云鹤师父：太素九宫点穴疗法起源于道门秘传的太素经脉医学体系，起源于上古的图文化，其宇宙模型包括河图、洛书、太极、阴阳、五行、九宫、八卦，并以炼养和内功的太素内丹法作为功法基础。太素九宫点穴疗法是以河图、洛书衍生出来的太极九宫八卦为宇宙模型，在人体相应部位进行定位、定量、定性，并非固定其方位，并且随病症、病因、病机的不同而寻找到太极点，同时运用内功及手法进行点、按等操作的特殊点穴疗法。而治疗前最关键的一步，则是用太素脉法诊断出太极点之所在，从而对疾病进行相应的调整。

三、太素九宫点穴疗法的手法分类

吕强：师父，我们的太素九宫点穴疗法有哪些手法呢？

云鹤师父：太素九宫点穴疗法的手法有很多，包括点、按、揉、抠刮、拍、推等多种手法。

吕强：师父能不能具体跟我说一说？

云鹤师父：让我先喝一口祛湿茶再跟你说。来，下面就来具体介绍一下我们太素九宫点穴疗法的手法分类。

（一）点法

点法，分为一指点、三指点和五指点。点穴时先把手指提起，离开皮肤一、二寸远，再将手指端对准太极点位中心，向下点打。在点打的时候，要把劲提位，似有弹性。一打一提为 1 次，点打的次数，以 90 次为一个周期。而点打的轻重，则要依据邪祟的深浅、皮肤筋膜粘连的程度、骨筋韧带结节的大小、脏腑经络毒素的深浅来决定。

（二）按法

按法，是在太极点上进行的一种手法，分为"压"和"放"两个步骤。"压"是向下压；"放"是往上放开，是太极一阴一阳、对立统一的动作。

通过太素脉法找到太极点后，以微九宫对应小九宫、中九宫、大九宫，然后在相应太极点或九宫分区上，向着太极点的深部下压，使指端在穴位的皮肤水平之下，压下即放，放后再压，一压一放为 1 次，一般以 45 次为标准。其次数的增减以洛书数的 15 为倍数，并结合病情的深浅来决定。

（三）揉法

揉法是指将手指接触太极点穴位，由浅到深再由深到浅，分天、人、地三部按揉的方法。揉法的要点是保持适当的水平，不许偏斜。"揉"是将"按"和"摩"两者互相结合的动作。按是深按、重按住肌肉不动，摩是浅按、轻摩着皮肤不停；不动为静属阴，不停为动属阳。而揉是"按""摩"结合的发挥，具有调节太极点阴阳、疏通管道的作用。

平揉法的具体操作是：用手指端点在患者的太极点上，做顺时针或逆时针的平揉，含有按、摩两者之意。揉的指端面，应陷入穴位皮肤之下，分天、人、地由浅入深，再由深入浅地揉动，整个揉动的过程不离开皮肤。揉完天、人、地三部由浅入深、由深入浅的过程为1次，一般以45次为标准。而次数的增减，应随着病情来决定。

（四）抠刮法

在骨上的质地偏硬的太极点必须要用抠刮法。如太极点在肋骨内，则进行抠刮法：用拇指或食指或小指，根据骨头缝隙的大小，进行由内向外的刮动。操作时，将手指放在肋骨上的结节前后，反复进行刮动和定点的抠动。操作时应沉肩、垂肘、悬腕，以腕关节为活动中心，以手臂力量带动手腕，根据轻重刺激的不同要求进行抠刮。本手法属于深刺激手法，左右刮动太极点的过程为1次。抠刮法的次数，以45次为一个周期。而抠刮法操作的轻重，则要依据骨筋韧带结节的大小来决定。

（五）推法

位于背部的太极点，在进行点、按、揉法结束后，在太极点区的九宫按九宫顺序由太极点中心向外进行推动。此法要求指力柔和而有力，达到既不损伤组织，又有排邪炁的满意效果。推法以太极点为中心，走完九宫的一个过程为 1 次。推法的次数，以 30 次为一个周期。

（六）拍法

拍法，是用食指、无名指、小指并拢微屈，拇指与食指第二关节靠拢，虚掌拍打，以指腹、大小鱼际触及太极点区九宫部位的皮肤，常在上述手法结束后进行。操作时，以肘关节为中心，腕关节固定或微动，肩关节配合，手掌上下起落拍打。切忌腕关节活动范围过大，以免手掌接触时用力不均。一拍一提为 1 次。拍打的次数，以 30 次为一个周期。而拍打的轻重，也要依据邪炁的深浅、皮肤筋膜粘连的程度、骨筋韧带结节的大小、脏腑经络毒素的深浅来决定。

四、太素九宫点穴疗法的功效

吕强： 师父，我们的太素九宫点穴疗法有什么功效呢？

云鹤师父： 点穴疗法的功效有很多，通过点穴疗法排出体内的瘀堵，可以达到以下作用。

（一）预防保健作用

健康人通过点穴疗法可疏通体内的脏腑、经络管道，排出体内微小的病炁，管道畅通则气血顺畅，身体可保持健康。

（二）治疗作用

外因风、寒、湿、热、积会造成人体的瘀堵毒等病症，而通过点穴疗法可以消除这些病症，具体表现在以下方面：

1.疏通经络，排出皮肤筋膜上的结节

邪阻经络，在皮肤筋膜上形成太极点。经络不通，不通则痛。而点穴疗法，通过从微九宫、小九宫、中九宫到大九宫的经络对应关系，进行太极点及九宫对应区的相应部位的点压，可振奋经气，疏通经络，排出皮肤筋膜上的结节，加强血液循环，排出病焦、使之邪去正复，气血畅通。通则不痛，可达到疏通经络、止痛的目的。

2.消除韧带上的筋结

当人体受到风寒湿的程度较深，邪气进入筋膜和韧带，可产生筋结。人体此时会感受到疼痛，产生肌肉的收缩、紧张直到痉挛。太素点穴疗法通过多种点、按、揉、推、拍的手法，使韧带上的筋结得以舒展，从而解除其紧张痉挛，以消除疼痛。

3.排出附在骨膜上的结节

风寒湿气深入到骨，则会形成附在骨膜上的结节。这些结节的瘀堵在骨膜上，"不通则痛"而引起骨痛，严重者甚至引起风寒湿痹症，通过太素点穴疗法可以使附着在骨膜上的结节疏通，疼痛自然就消除了。

4.排出脏腑管道中的瘀堵毒

太素九宫点穴疗法作用于肌表的太极点，使经络通畅，气血通达，病焦通过经络排出，凝滞固塞得以崩解消除，全身气血通达无碍，则脏腑管道中的毒素得以化散、排出。

5.消除太极点

太极点在皮肤、经络、筋膜、肌肉、韧带、骨膜上都有，其产生的外因是风、寒、湿、热、积、食物引起的浊阴之焦、燥阳之焦的扭结。

而内因则是七情六欲的情志所结引起的炁机紊乱，形成浊阴燥火。如肝郁、惊恐、怒火、焦虑等均可导致太极点的形成。

太素九宫点穴疗法可以将皮肤、肌肉中的邪气排出，也可以将韧带、筋膜甚至骨膜上太极点处的筋结通过点、按、揉、推、拍、抠刮化开，还可以通过疏通经络将七情六欲产生的脏腑管道内的毒素排出，用"通中论"的方法，使不通者疏通，积滞处疏散，从而起到消除太极点的作用。

五、太素九宫点穴疗法的原理

刘玉超：知道了点穴疗法的功效，师父能不能再给我讲一讲太素九宫点穴疗法的原理？

云鹤师父：这个原理其实很简单，还是用"通中论"来解释——不通则痛。根据太素通中论的原理，点穴疗法可以通过点、按、揉、刮抠、推、拍的手法，疏通管道，消除太极点，将管道上"不通"的地方"点"开，使太极点处的拥堵的炁和形得到调整，使邪气外放，从手指尖、劳宫穴和脚趾尖、涌泉穴排出，起到祛除邪气，疏通经络，祛风散寒，清热除湿，活血化瘀，最终起到消除太极点、恢复人体健康的作用。

六、太素九宫点穴疗法的操作要点

吕强：我们的太素九宫点穴疗法操作的时候需要注意些什么？

云鹤师父：太素九宫点穴疗法是以炼养和太素脉法的诊断为基础的。首先，最重要的还是太素脉法的诊断，以太素脉法的微九宫对应小九宫、中九宫、大九宫，找到对应的太极点位置和九宫区域，然后用点穴的方法破开太极点，达到治疗的效果。

吕强：原来是这样！我上次做点穴疗法的时候，患者大哭大闹，这是为什么呢？

云鹤师父：这就跟我们太素经脉医学所特有的炼养基础有关了。为了达到深度治疗的目的，在点穴之前，医者必须要凝神静气，使患者精神安定，呼吸顺畅才可进行点穴。医者将丹田之气运到手指，神带炁入太极点，就可以做到以炁冲炁（用丹田元炁冲破病人之炁），同时，当病人感觉到疼痛的时候，一定要让他配合，通过呼吸将病炁呼出。特别是点到肝俞的时候，病人的情绪可能会释放，甚至会大哭、大叫、大闹。这时千万不要紧张，再继续进行手法的操作后，病人的病炁自然从点穴部位、病人的呼气和情绪释放过程中，或从手指尖劳宫穴，或从脚趾尖涌泉穴排出。

吕强：搞了半天原来是在排病炁呀，这我就放心了，上次按过之后确实感觉好转了很多，感谢师父。

七、太素九宫点穴法的注意事项

吕强：太素点穴疗法有没有什么注意事项呢？

云鹤师父：既然你问我这个问题，那我就仔细给你讲讲太素九宫点穴法的注意事项，和拔罐一样，点穴疗法也属于强刺激，所以注意事项差不多。

1. 尤其要注意北斗七星的变化、二十四节气、月亮的阴晴圆缺对人体、点穴的影响，冬至、夏至、春分、秋分前后5天禁止点穴。

2. 点穴时，室内需保持20℃以上的舒适温度，最好在避风向阳处。

3. 低血压、低血糖患者不能使用点穴疗法。

4. 皮肤有过敏、溃疡、水肿者，及大血管分布部位，不宜点穴。高热抽搐者，以及孕妇的腹部、腰骶部，不宜点穴。房事后禁止点穴。

5.患者在过饥、过饱、高热、过劳、过渴、高度水肿、高度神经质、皮肤过敏、严重皮肤病、月经期、孕期，均应禁用或慎用点穴疗法。

另外，点按结束过后，用太素九宫点穴油对点按部位进行涂抹，使皮肤组织进行恢复。

吕强：师父，我记住了。

云鹤师父：另外，点穴疗法对于医者本身来说是一种消耗性比较大的治疗方法，所以平时一定要勤加炼养，等状态调整好了再去给患者治病，不然就造成病炁的交叉传染，而且点穴结束后，医者也要排病炁。每治一个病人就需要两个小时左右，所以一天最多治3~5个患者。

小结：

1.太素治法包括太素用药、针法、灸法、拔罐、刮痧、点穴等多种方法，而每一种治法都是在太素脉法精准诊断的基础上，运用河图、洛书、太极、阴阳、五行、九宫、八卦的宇宙模型，对疾病进行定位、定形、定性、定量、定时空，找到太极点，然后采取相应的治疗手段。

2.太素用药根据疾病的不同部位和不同性质，分别针对在天脉、地脉、中柱脉上的不同病症采取了不同的用药原则。按照太素通中论——"一个中心，两个基本点"的理论，在调理消化系统的疾病时一定要兼顾好胃肠、左右两肾。解决管道不通的最好方法，就是张子和的汗、吐、下三法，外加活血化瘀、补（补阳、补阴、补气血），共五种方法。由于气血不足，管道就不通，活血化瘀是修复管道，补气血能使管道圆润畅通。

3.太素针、灸法遵循河图、洛书、太极、阴阳、五行、八卦、九宫等宇宙模型，辨别脏腑经络；擅用特定穴位，即太极点，主张按时取穴；

注重调神得气，推崇毫针刺法；把握天人地时空整体观。另外还融入了灵龟八法、飞腾八法、马丹阳天星十二穴、鬼门十三针等方法。灸法着重于用神炁将热量贯穿天、人、地三部，达到深度祛寒的效果。更简单的方法是使用太素祛寒贴和烤灯，也可以做到深度祛寒的效果。

4. 太素刮痧、拔罐、点穴是太素经脉医学中常用的治疗方法，在治疗前首先通过太素脉法找到人体皮、肉、筋、骨、脏腑的堵产生的瘀、堵、结、毒等太极点。找到太极点后，分别用刮痧法、拔罐法、点穴法在太极点及其对应的八卦九宫上按照其方位按顺序操作，以达到疏通经络、消除病症太极点的目的。

5. 太素治法分别有不同的注意事项，尤其要注意北斗七星的变化、二十四节气、月亮的阴晴圆缺对人体、治疗手段的影响，危急重症则可以根据情况调整。

第六章
太素丹法：内丹、外丹

第一节　有关精的困惑

崔天齐：师父，古人书中所说的"精"到底有多少种？有什么先天之精、后天之精、精血、精气，我有些糊涂，还望您开示。

云鹤师父：要讲清楚这些，得花点功夫……

在中医学里，精、气、元气，均为中国古代重要的哲学范畴，其最初不尽相同，而后归于一体。因此，精气学说即是气—元论，又称为"元气论"。该学说揭示了宇宙万物的本源及其存在形式，阐释了事物发生、发展、变化以及发生相互关系的内在规律。这一学说渗透到中医学中，广泛用以说明人类生命的起源及人体的构成，阐释人的生理、病理变化和药物的性能以及预防保健等各个方面，成为中医理论体系的基石。

精气学说中的"气"，是中国古代哲学用以表示物质存在的基本范畴。它是指一种活动力极强而肉眼不可见的细微物质，是构成自然界万物最基本、最原始的物质。因其肉眼不可见，故谓之"无形"。"精"是指气中之精粹者，其根本仍为气。

中医认为精、气、血、津液是构成人体和维持人体生命活动的基本物质，是阐述机体生命物质的代谢、生理功能与相互关系的学说。精，作为构成生命形体的基础，是人体内非常精粹宝贵的有形之物；气，是具有很强活力的不断运动着的细微生命物质；血，是流行于脉管内的红色黏稠液体；津液，是体内正常而有用的液体的总称。中医学认为生命形体及各脏腑器官组织，是由精、气、血、津液凝聚而成，机体各种生命活动，各个脏腑组织的生理功能都以精、气、血、津液作为物质基础，依靠它们来激发、推动、温煦、濡养与滋润；而精、气、血、津液的代谢又依靠机体各脏腑组织的生理活动，其产生、输布、贮藏与运行又是脏腑功能活动的具体体现。

崔天齐：具体怎么讲？

云鹤师父：现在就大略地谈谈我对精的认识，我的这些看法和认识基本上是来自我的修炼。

精，是构成生命形体的基本物质，也是机体生命运动的根本。如《素问·金匮真言论》说："夫精者，身之本也。"又如《灵枢·经脉》说："人始生，先成精。"精有广义和狭义之分。

（1）广义的精，是指精气，泛指人体所需的一切精微物质，如气、血、津液、水谷营养物质、自然清气等都可以称作精气；又指人体从食物、水、空气中吸收的以及人体内部产生的一切精微物质，如蛋白质、脂肪、维生素、矿物质、微量元素、内分泌物等。

（2）狭义的精，主要是指肾所闭藏的精，即肾精。精的生理功能是具有生殖作用，促进生长发育，维持机体生命运动的正常进行，生髓养脑，化气生血。人体内有各种细胞，如生殖之精卵子精子、成人干细胞、脑细胞、心脏细胞、骨细胞等。

（3）还精补脑之精指成人干细胞通过脊髓上逆于大脑。所谓坎水逆流，我们要先明白什么是坎，什么是水。坎是卦名，是八卦之一，乾、坤、坎、离、艮、震、巽、兑八卦，用八卦配人体，坎卦配肾，离卦配心，等等。水是五行之一，金、木、水、火、土五行，用五行配五脏，水也是配肾，火配心。所谓坎离相交，水火既济，都是指心肾相交。我们现在再来讲坎水逆流，就好理解了。所谓坎水逆流，就是指肾水通过脊髓从下往上注于大脑。我们知道，人往高处走，水往低处流，这是常理，要想把水往高处流，我们称之为逆流，要想做到这一点，就必须通过道家内丹术的炼养，才能做到坎水逆流，还精补脑。

崔天齐：请问师父，干细胞是怎么一回事？在人体内有什么作用呢？

云鹤师父：鹤发童颜的老道长称为"老神仙"，老神仙的视力、听力、嗅觉、记忆力、判断、直觉、感觉、骨骼、肌肉、皮肤等都非常好。为什么能达到这样？那是因为他已达到坎水逆流，还精补脑。这个精是什么？它的物质基础是什么？就是干细胞，是一种未充分分化，具有再生各种组织器官的细胞，称为"万用细胞"。

干细胞是原始细胞，是再生细胞，在人体内，它可以不断再生，可以转化为其他任何细胞，比如心细胞、肾细胞、肝细胞、肺细胞、脾细胞、脑细胞、精细胞、卵细胞、骨细胞、肌细胞、皮肤细胞，等等。总之，干细胞是一个神奇的细胞，如果坎水逆流，还精补脑，它首先补的是我们的大脑。所谓补大脑，就是修复大脑，就是干细胞转化为脑细胞，它可以使我们的记忆力增强，如果通过任脉再往下走，它就可以补心、补肺、补肝、补脾、补肾、补睾丸／卵巢。如果干细胞转化为骨细胞、肌细胞、皮肤细胞，它可以使我们骨骼健壮、肌肉丰满、皮肤光鲜，使我们越活越年轻。所以说干细胞是我们延年益寿、返老还童、永葆青春的物质基础。

崔天齐：哦，师父长讲得太妙了，以前总以为道家是唯心的，是迷信的，想不到道家这么科学。那么怎样才能做到坎水逆流，还精补脑呢？

云鹤师父：呵呵，要做到坎水逆流，还精补脑，要学习庄子的心斋之法："无听之以耳而听之以心，无听之以心而听之以气！听止于耳，心止于符。气也者，虚而待物者也。"

崔天齐：怎样来做呢？

云鹤师父：就是收视返听，返观内照，韬光养晦。久之，神自回，炁自动，坎水自然向上流。当然，要炼好，既容易，又不容易。

崔天齐：此话怎讲呢？

云鹤师父：你炼起来就不容易了，为什么呢？因为你有一个大缺点，就是太聪明了。

崔天齐：听师父一说，我越来越糊涂了，难道聪明不对，愚笨还对了？

云鹤师父：你说对了，首先要去掉你的聪明，返璞归真，把一切世间法暂时扔掉，进入一种混沌状态，看起来有点愚钝笨拙的样子，在恍恍惚惚、杳杳冥冥中，我们的意识，我们的自我、本我、超我全部放松，我们的精魂、炁魂、神魂开始各自发挥作用，久而久之，自然达到坎水逆流，还精补脑。当然，这只是筑基的基础部分。

崔天齐：真是有难度，但是很精彩，很神秘，我太喜欢了，我想炼养。

云鹤师父：嗯，要得。

崔天齐：听说精有浊精、元精之分，究竟是怎么一回事呢？

云鹤师父：精有三种说法——元精、精、浊精。首先我们要明白，元精就是成人干细胞，对于男子来说，它可以转为生殖细胞；对于女子来说，它就转为卵细胞、卵泡、卵子。一般认为如果有淫念之后，元精才可以转变为生殖之精。很多人认为生殖之精就是浊精，对这个问题我有不同的看法：

第一，人类本身的繁衍就需要有欲望，青春期到来，无论男女都有性的需求，男子梦遗、女子梦交都是性成熟的表现和生理反应，没什么大不了的，很正常，这是很自然的现象，不能将此看为淫念，以贬义看待这个问题，或是要将这个念头杀灭，这些观念和做法是错误的，是反人类的。试想如果大家都把欲念杀灭，人类还要不要繁衍？孟子都说：

"食色，性也。"《礼记》也称："饮食男女，人之大欲存焉。"人的本性就是如此。

第二，在修炼当中，我们要解决的是荷尔蒙的问题，用弗洛伊德的话来说就是"伊特"的问题，也就是本我的问题。怎样解决呢？这是一个修炼当中的技术问题，不是用思想去杀灭。用思想去杀灭这种做法显得很可笑，事实上也做不到，该漏丹的还是漏丹，该遗精的还是遗精，有的修炼者为了解决这个问题，用了各种错误的方法，如"犀牛望月"，就是遗精时用中指抵住会阴穴，使要射之精回流（这种回流会造成肾炎、膀胱炎、输精管炎、前列腺炎、脊柱炎，还能滋生背疮），还有念"阿弥陀佛""祖师保佑"，等等。这些方法反而容易引起各种生理和心理疾病，甚至导致精神疾病。

第三，怎样解决荷尔蒙"伊特"即本我的问题呢？多看《黄帝内经》，多看仙学方面的书籍，如张紫阳真人的《悟真篇》，魏伯阳的《参同契》，还要找一个懂得修炼方法的师父。我稍微百度一下，发现很多教人"白骨观"的，把女人看成一堆白骨，把男人看成一堆白骨，这并没有从根本上解决问题。在这里我要告诉你最简单的方法，就是早上站桩，晚上静坐，用道教养生四字诀"吸抵撮闭"就能解决。所以，魏伯阳说动静有早晚，早上是动，晚上是静，站桩是动，静坐是静。这样才能解决化解荷尔蒙的问题，当然其中有很多细节。

崔天齐：那我就按这个"吸抵闭撮"的方法来炼养。

云鹤师父：可以。

崔天齐：这个方法是不是炼精化炁呢？炼的又是什么精呢？

云鹤师父：这只是筑基，就是打好你的基础，你身体的基础，还谈不上炼精化炁，也不存在炼什么精的问题。

第二节　太素内丹术

一、内丹术、站桩、静坐让无形系统进行自我调节

刘玉超：师父，你说站桩和静坐是很好的锻炼和养生的方法，具体对我们养生有什么样的好处呢？

云鹤师父：可以加强气血流通，加强机体的自我修复功能，加强免疫功能，让各个器官得到良好的修整。

刘玉超：原理是什么呢？

云鹤师父：原理就是我们一直讲的，站桩和静坐可以让我们的识神休息，元神出来帮助我们修复无形系统，从而修复有形系统。我的一些徒弟在站桩、静坐一段时间后，就能明显地感觉到炁血充盈、精力充沛了。有的原来很胖，站桩、静坐一段时间后体重下降了，最多的减了20多斤，容貌也比原来年轻了。有的原来很瘦，怎么吃都不胖的，站桩、静坐一段时间后体重长了，体格壮了。我们的无形系统其实最知道我们的身体状况，过胖的它会帮助你瘦下来，太瘦的它帮助你胖一些。还有的人，体内有病痛的，炁上来后有问题的地方会感觉到疼痛，或原来就有的疼痛会加剧，这就是炁冲病灶了，等炁冲过去，经络打通了，病痛就会明显减轻或康复了。

二、道家养生五原则

刘玉超：听起来觉得好神奇。道教对养生一向非常看重，你再多给

我们讲讲道家的养生吧。

云鹤师父：概括来讲，就是要"积精、累炁、存神"。广成子告诉黄帝的养生方法："无劳尔形，无摇尔精。"道家养生的鼻祖之一彭祖讲养生最重要的三个原则中，有两个就是"吐纳导引和药食同源"。

我通过自己的炼养实践和诊疗实践，提出太素经脉医学通中论养生的五大原则。这五大原则是：

生命在于静止

生命在于慢动

生命在于内动

生命在于脊柱

生命在于通中

（一）生命在于静止

刘玉超：不是一直提倡说"生命在于运动"，到您这，怎么就成静止了呢？

云鹤师父：生命在于静止。你看，有些动物的寿命是很长的，比如蛇和乌龟。为什么呢？因为它们要静止冬眠。历代的养生家为什么重视龟与蛇，就是因为龟蛇善于静养。生物学家研究发现，动物的寿命与它的心脏跳动频率有关。大象每分钟心跳只有 20 多次，而它的寿命平均能达到 50~70 岁，有的甚至能超过 100 岁。龟和鳄鱼的心跳能减少到每分钟数次，所以鳄鱼的寿命常常也能超过 100 岁，龟的寿命可到几百年甚至上千年。

而运动，尤其是剧烈运动，常常能加快心脏跳动的频率。猎豹经常追击动物，运动时心跳频率可以快至每分钟400次，野生猎豹的寿命很短，只有7年左右。类似的，兔子的寿命一般也只有几年到十几年。

静止，可以减少新陈代谢，延缓衰老的进程。当然，静止只是相对的，而运动是绝对的。在化学中，需要有相对的静止才能够结晶。

同样，我们养生，也要抓住这个相对的静止，才能健康。这是因为，在静止的时候，大脑得到最好的休息，后天识神休息，先天元神才能出来工作，三魂七魄才能互相交换能量，以个人内在的元精、元炁、元神与天地之元精、元炁相连接，以达到通天彻地、天人合一的境界。老子有句话叫"致虚极，守静笃"，就是这个意思。

大家各有各的心得，有人提出生命在于运动，但我们看到，习惯剧烈运动的人，常常会出现各种疾病。一些竞技运动员的身体状态，甚至还不如常人。

道家讲"心死神活"，只有在静止的状态下，才能有这样的体验。所以通中论在养生上，主张生命在于静止。

（二）生命在于内动

刘玉超：怎么又说生命在于内动？

云鹤师父：静止只是相对的，而运动是绝对的。但这个运动，不是耗散人体精、炁、神的躁动和剧烈运动，而是人体内部有形系统和无形系统的有序运动。炁在经络中要循环运转，坎离要相交，祖宗要相交，阴阳二炁要相交，三魂七魄要互相交通，奇经十一脉要循环运转，炁血才能正常交换。

肌肉要静止，只有肌肉静止的时候，我们内部的炁机才能很好地运行，我们才能清楚地发现自己的内动。另外，我们的免疫功能是在睡眠中提高的，内分泌系统也是在睡眠中才开始运作。这也说明，只有人体在完全放松静止的状态下才能坎水逆流、还精补脑，这时产生的内动，才能使生命保持健康。

对于生命在于静止和内动，有一个很重要的原因，那就在于人体的无形系统。道家认为人体有有形系统与无形系统，两套系统各自运行又相互关联。前面已经详细介绍过这两大系统，这里再着重讲解下无形系统和静、慢的关系。我们都知道，在人的大脑里有两个神，一个是后天的"识神"，一个是先天的"元神"，就是我们时常讲的元精、元炁、元神中的元神。道家常把人比作"寨"，里面住的是神，阴神和阳神，或者说是后天神和先天神。后天的"识神"是学习来的，通过眼、耳、鼻、舌、身、意构成的。识神学习多了有时候会成为障碍，抵抗另外的东西，成为"识障"。所以道家就说，别学那么多，想办法把元神唤醒，它知道如何帮你整理无形的系统。无形系统整理好了，它会自动帮助你整理有形系统，这样有形的系统也就好了。所以，庄子认为"吾生也有涯，而知也无涯"。用有限的生命去研究无限的知识，最后只能是"殆也"——死路一条。

刘玉超：识神和元神在哪里呢？

云鹤师父：住在大脑里。这里还有一个概念：灵。灵统帅了元神识神、阴神阳神、三魂七魄，所谓"心灵"就是这个道理。这里需要强调的是，三魂都在中柱脉上，中间点是"膻中穴"，这个地方是"爽灵"，叫"炁魂"；头顶是"百会穴"，是"胎光"，叫"神魂"；下面"会阴"是"幽精"，叫"精魂"。识神和元神都是神，自然要住大脑里。

刘玉超：你刚才说要唤醒元神整理无形系统，如何唤醒元神呢？

云鹤师父：这个说简单也很简单，就是让识神休息，元神自然就出来了，所以你睡着的时候就是元神主宰了，这就是为什么养生要求不能熬夜的原因。熬夜的时候元神迟迟不能出来整理无形系统，无形系统得不到整理，也无法帮助有形系统，身体自然会出问题。

要说难也难，修炼不能仅靠睡觉的时候让元神出来整理你的无形系统，这个时候就看出站桩和静坐的妙处来了。站桩和静坐的时候，肌肉静止，意识慢慢褪去，元神就得以出来帮助我们修复无形系统，这就是"入定"的状态。这就是静止和内动的奥妙。

（三）生命在于慢动

刘玉超： 为什么生命在于慢动？

云鹤师父： 导引术、八段锦、太极拳，都是有益于我们养生的，而更适合我们生理机能的恢复。我们的炁，沿着经络缓慢地运动，随着我们的意念行走，正所谓"意到炁到，炁到血到"。在这个慢运动当中，我们血液的微循环，炁的微循环才能达到四肢末梢，使四肢末梢得到养分。我们的炁血如不是特别充盈的话，是比较难到达四肢末梢的，很多女性即使夏天都手脚冰凉。

如何使炁血达到四肢末梢呢？像太极这样的慢运动就有很好的效果，它也是中国传统典型的慢运动。《太极拳经论》中有所述：彼不动，己不动，彼微动，而己意先动……太极者，无极而生，阴阳之母也。动之则分，静之则合……由招熟而渐至懂劲，由懂劲而阶及神明……斯技旁门甚多，虽势有区别，盖不外强欺弱，慢让快耳。有力打无力，手慢让手快，是皆先天自然之能，非关学力而有为也。[1]

打太极的时候，要求含蓄内敛、连绵不断、以柔克刚、急缓相间、

---

[1] 张耀忠.太极拳古典经论集注［M］.太原：山西人民出版社，1989：3-13.

行云流水，要使意、炁、形、神逐渐趋于圆融一体的至高境界。

通过太极这样的运动，可以将呼吸和气血合一，刚开始时，通过有意识的慢动打通十二经络，打通奇经十一脉。最后，当达到无意识的慢动时，就是炁血带动呼吸再带动运动，达到天人合一的境界。此时元神就可以出来调整无形系统，从而调整有形系统。

人体是多种物质状态的结合物：固体、液体、气体、离子体、量子态。骨骼、皮肤、器官是固态，炁、经络是离子态，神、魂、魄是量子态。我们道家运动的目的就是通过静止、内动、慢动，把固体、液体、气体、离子都转化为量子态，最终达到量子态的能量生命的形式，即修炼成仙。

（四）生命在于脊柱

刘玉超：生命在于脊柱。师父，这怎么理解？

云鹤师父：我们的脊柱是非常重要的，我们先来看看脊柱的结构。人类脊柱由 26 块脊椎骨合成，即 24 块椎骨（颈椎 7 块、胸椎 12 块、腰椎 5 块）、骶骨 1 块和尾骨 1 块，借韧带、关节及椎间盘连接而成。脊柱上端承托颅骨，下联髋骨，中附肋骨，并作为胸廓、腹腔和盆腔的后壁。脊柱内部有纵形的椎管容纳脊髓。脊柱具有支持躯干、保护内脏、保护脊髓和进行运动的功能。脊柱内部自上而下形成一条纵行的脊管，内有脊髓。

若脊椎发生病变——颈椎病、腰椎病，则可能出现的症状有：不能直立、头痛、眩晕、视力模糊、记忆力下降、脑萎缩、失智症、颈肩酸痛、食欲不振、反胃、呕吐、下肢无力，严重者可能导致瘫痪。

我们所有的七脏九腑都挂在脊柱上，就像衣服挂在衣架上面。脊柱上，顶住一个头，其他的脏腑都悬挂在上面。另外，我们的中枢神经全部在脊柱里面，上通于脑，下通于四肢百骸，被脊柱保护。

我们知道，五脏六腑都可能通过手术切除或更换，但直到今天，我们还没有听说过，也没有人敢去换椎骨。

此外，在养生上非常重要的督脉，也位于脊柱之中。我们要使河车周转，还精补脑，首先就是让脊椎管道畅通。

所以说脊柱很重要，对脊柱的保护就自然成为判断运动方式好坏的标准。在这里要特别指出的是，脊柱有个自然的生理弯曲，所有的运动要符合这个生理弯曲，否则有可能导致生理弯曲度变直，从而产生脊柱的一系列问题。

练功也是一样，某一种功法若是损伤脊柱，那么很有可能功没有练好，拳没有练成，最后练成什么？腰椎间盘突出。

除了腰椎，颈椎也是一样。老年人，除了补肾比较重要外，颈椎也要保护，不要压迫到血管，保护好脊柱。

（五）生命在于通中

刘玉超：痛则不通，通则不痛。

云鹤师父：《黄帝内经》谈道："道闭塞而不通，形乃大伤。"我们要把那些微堵、小堵清除掉，避免这些小堵发展成大堵。只有畅通的管道和有形系统，诸如淋巴、血管、气管的通畅，乃至七脏九腑的运行，三魂七魄的交通，才能储能，循环才没有障碍，人体才能健康。《庄子》讲："吹呴呼吸，吐故纳新，熊经鸟申，为寿而已矣。"所有养生的方法，最后的目的就是通畅，就是通中。

生命在于通中，而通中，也正是养生的最高境界。

刘玉超：为什么这样说呢？

云鹤师父：第一，有形管道的通畅是养生的基本。

我们吃什么并不重要，无论是蛋白质、脂肪类、碳水化合物、维生素，还是胆固醇等，本身都没有问题。问题在哪里呢？主要是看你吃了以后，有形系统是否通畅。换句话说，你能不能吃，吃了能不能消化，消化后能不能吸收，吸收过后能不能排泄。所以，民间有一句话叫"说不赢，该输；吃不得，该死"。但以通中的眼光来看，你吃了排不出来，这个更要命。

以前有个精神分析师，画了一个世界上最恐怖的动物。这个动物是什么呢？原来是一只有两个头、两张大嘴，但没有肛门的狮子，两头都吃，但不能排泄。食物全堵在里面，一发狂，杀伤力最大。很多人排便不畅，不但造成有形管道的问题，还会造成情绪失常。

尤其是气管通畅，非常重要。一旦气管堵塞，立即倒地，它比任何管道都来得直接。大家在练功的时候，都知道一句话："避风如避箭。"因为在练功的时候，毛孔都打开了，经络都是通的，一受风，管道马上就封闭住了。尤其是肺、背部一受寒风，气管马上堵住，于是就会气喘、咳嗽，实际上就是微型气管收缩了，没有办法呼吸。

所以，把管道疏通非常重要，这就叫"流水不腐，户枢不蠹"，风、寒、湿、热都会堵住管道，不通畅就会生病。

第二，我们从能量上来讲，通则储能，不通则耗能。

我们日常生活、工作，会耗费很大的能量，如果身体长期处在堵塞的状态，能量就难以有效聚集起来。

第三，无形管道的通畅是养生的关键。

刘玉超：无形管道怎么才能维持畅通呢？

云鹤师父：无形管道的通畅问题，首先是精、炁、神三通。

刘玉超：愿闻其详。

云鹤师父：精介乎于有形与无形之间，精通是什么意思呢？就是坎水逆流，也叫还精补脑。我们用大脑过度的话，大脑就调动小脑的精，小脑调用延脑的精，延脑调用脊髓的精，脊髓下来调用肾的精。所以，很多人记忆力不好，是因为肾水都用干了。怎么办？就要坎水逆流。

炁的通畅、有序的运行，也是极为关键的。人体经络之炁按照子午流注的顺序有序运行，一旦阻塞，三魂七魄、十二经络、奇经十一脉都会受到影响，容易造成三魂失所、七魄失养、十二经络不畅、奇经十一脉缺失炁的情况，就会造成气滞血瘀、肌肤失养、脏腑疼痛、精神萎靡、意识模糊等问题。

神，这个地方指元神，是统率我们三魂七魄的主宰。在脑主元神论一节中，大家已经看到，它可以制三魂、拘七魄。为了温故而知新，我们再看一下《太上老君内观经》的说法："太一帝君在头，曰泥丸君，总众神也。照生识神，人之魂也。司命处心，纳生元也。无英居左，制三魂也。白元居右，拘七魄也。桃孩住脐，深精根也。照诸百节，生百神也。"

那么，神在无形管道中的通畅是至关重要的。无形管道的通畅决定有形管道的通畅，有形管道的通畅与否，反过来又可以影响无形管道的通畅与否。如果无形管道不通，那么意念杂乱无章。又如神明不通，元神不能作主、意识模糊、浑浑噩噩，五脏的传递颠倒，魂魄不能交通，甚至造成魂魄分离，各行其是，表现出烦躁、忧郁、苦闷，甚至晕厥死亡，而产生这一系列问题的实质就在于无形管道的不通使元神受阻。

除了精炁神通畅的问题之外，经络与三魂七魄的通畅也很重要，这个在前面也介绍过了。总之，我们在生活中养生，不但有形管道要保持通畅，无形系统更要保持通畅。就无形管道而言，我们每天都应该保持心情舒畅，有问题来了，能想得通，就通；想不通，就不想。不要一有问题想不通，自己每天就像坐牢一样异常苦闷。只有有形管道与无形管道都畅通，才能使元神在所有的管道中畅通无阻。

第四，我们修炼任何方术，最后要达到的目的就是畅通。我们修炼辟谷，是为了保持肠胃的通畅。所以，道祖吕洞宾讲："要想不死，肠中无滓；要想长生，肠中常清。"

同样，内丹修炼到最高境界，就是粉碎虚空，炼虚合道。这个境界，用老子的话来说，就叫"微妙玄通"。其实质呢，还是通中，只不过不是一般意义上的通，而是最玄妙的通。

如果寒气过重，把能量堵塞了，湿就重，这也是哮喘形成的一个原因，治疗时需要深度祛寒，把背上的管道疏通。很多人修炼去撞墙、撞树，把阳带走，把寒吸进去了，这样是不正确的，应该撞木头柱子，如杉木、香樟木，还有紫檀木，这些就没有寒气。

我认为，通中就是养生的最高境界，四川大学盖建民教授就非常赞同这一观点。

所以，我说生命在于静止，生命在于慢动，生命在于内动，生命在于脊柱，生命在于通中。

刘玉超：只有做到了养生五原则，把身体炼好了才能逍遥起来。

云鹤师父：当然，道家的逍遥那可是相当舒服自在。你看看张三丰的《后了道歌》，写得多好：

混世虫，混世界。

终日混，无宁奈。

真孔窍，人不解。

寻得着，真自在。

莫人喜，莫人爱。

无人嫌，无人怪。

不参禅，不礼拜。

不打坐，懒受戒。

走天涯，看世界。

遇酒吃几杯，遇肉啖几块。

化碗饭，塞皮袋。

寻块布，遮四大。

房屋破，自家盖。

主人公，要安泰。

不登名利场，不管成和败。

不欠国家粮，不少儿女债。

他来寻我，我无挂碍。

朝游五湖边，暮宿青山内。

顽石当枕头，青天作被盖。

虎豹不能侵，妖魔不敢害。

不觉睡到日头红，无恐无惊无怖骇。

从今打破是非门，翻身跳出红尘外。

拍手打掌笑呵呵，自在自在真自在。

刘玉超：我也想到达这样的境界。

云鹤师父：以上都是炼丹前的养生，关于修炼你要懂得下手的位置。

刘玉超：从哪里下手呢？

云鹤师父：你要先读一下《太素内丹诀》。

后　记

　　这本《太素经脉医学》是我写的第一本书，从构思到成书再到出版，历经 10 年。我从学习拼音打字开始，结构几经调整，方知著书立说之不易。写书过程中不免心中忐忑，不知大家对太素经脉医学之理论，尤其是对无形系统方面的问题接受度几何，后来便索性知无不言、言无不尽，只把自己从师父那里传承的、自己 40 余年来的所感所想直截了当地写了出来，无论是喜也好厌也罢，全凭读者自己去思考、感受、接纳，如有只言片语能有助于读者，有助于中医和太素经脉医学，已是万分欣慰。

　　这本书得以与大家见面，首先要感谢上海市社科院哲学研究所原所长陈耀庭教授（我的道脉传承师父陈连笙大师的大公子），2009 年春天我在上海为他的夫人治疗腰肌劳损时，他了解到我的太素经脉医学学习经历后，凭他的记忆主动将我们的谈话内容整理成文，一位七十多岁的老人如此厚待于我，让我十分感动。此后，陈耀庭大哥多次鼓励我出书，我才最终萌动了写书的念头，并于 2009 年夏天开始收集资料着手准备。

　　感谢厦门大学黄永锋教授。2009 年深秋，我在北京开会与黄教授相遇，他极力鼓励我将太素通中论写出来，认为太素通中论的观点对养生很好，这使我备受鼓舞，信心倍增。

　　特别感谢四川大学的盖建民教授，得知我有意将太素通中论与太素脉法写成书出版后，从对话文体、风格到书名都给予了建议，我完全采纳了盖老师的建议，终于有了今天对话式的成书。

感谢北京社科院的胡孚琛教授，他在广州体验了我的太素脉法后也对太素脉法给予了高度评价。后来我到北京拜访他，谈到我正在写书，他主动提出帮我写序，并叮嘱我："一定要把太素脉法这么好的东西传承出来，让更多的人受益。"

感谢四川大学的詹石窗教授，他鼓励我说这本书对道门医学很有用处，我深受鼓舞。他建议一定要多收集资料，高质量、高标准地将过去道家"法不传六耳"的东西尽量传授出来。我谨记詹老师提出的"高质量、高标准"，尽量做到有依有据，因此用了五年的时间不断斟酌内容，反复征求同门师兄弟的意见，并极力说服他们同意把秘传的东西拿出来。

特别要感谢李远国教授（李远国教授与我有相同的三位老师：贾题韬、王家佑、田宜超），在 2017 年昆明昆仑文化高峰论坛会议上，李远国教授听了我的发言后，专门告诉我："你这个哪里仅仅是太素脉法呢？你这个完全就是一个医学体系！"并嘱咐我，让我赶快出书，且在会场上找到史原鹏主编，请他帮我编辑，并告诉他说："这本书很有价值。"

还要感谢四川大学的于国庆老师，《炁的本质探讨》《经络的本质探讨》两篇文章得以在《老子学刊》上发表，离不开他的校对。

在此，还要特别感谢柳长华教授。柳长华教授是中国中医科学院教授、中国医史文献研究所原所长。当年我给柳教授汇报时，现场在他手上展示太素脉法的九宫八卦太极定位，说明这脉法的模型是河图、洛书，柳教授当场说：这脉法至少有两千年的历史，你要尽快申"非遗"。我欣然接受柳教授的建议。其实我当时根本就不知道什么是申遗，也不知道国家对这些传承还有保护。后来开展的申遗工作也得到了柳教授的指导，及他的弟子何振中博士的诸多帮助。本书的书名原定为《太素医学》，在柳教授亲自审阅书稿的内容之后，建议增加"经脉"两字，才有了现在的《太素经脉医学》。在此深表感谢！

感谢民间脉法高手福生道长，他回忆当年追随师父学习脉法的种种经历，令我也回想起我的学道、学医经历，不禁泪流满面，让我更下定决心写好此书。

在此，感谢民间脉法高手赵学健老师。赵学健自称他的脉法为"赵氏脉法"，他将他的脉学手稿交给了我，并经常给我"单锅小炒"，法不传六耳。

在北京、上海普及太素脉法时，得到了丁常云师兄、张兴发师兄、康尚成师兄的大力支持，他们无私地提供协助，在此表示感谢。

感谢太素班上海班和北京班的同学，由于他们的学习和提问，促使我对很多问题更加系统地去思考，使太素脉法独特的教学方法得到实践的认证，我的教学能力也有了较大的提高。

感谢四川大学的杨子路帮我收集资料，感谢我的中级班弟子们（崔天齐、姜惠平、张征、康晓蕾、岳翔南、李晶、刘玉超、曾静、尤鹏、余兆成、关恪盟、李熙春、董建华、韩利民、李昀桐、邝亚凌、黄思嘉、时群、黄洪泉、苏倩、高海声、兰珍、李想、杨莉萍、李维、谷力、金春雨、姜剑莹）参与书稿内容讨论，感谢凌曦淘帮忙整理，感谢史佳岐帮我进行校对。

感谢我的课程助手弟子李晶、刘玉超、关恪盟、杨莉萍、李想、赵媛媛、王静、刘涛（初级班）、真逸堂、小马（初级班）、凌曦淘（初级班）。

感谢小马、关恪盟、王静在招生沟通上的支持与辛勤工作。

感谢四川省宗教局、广元市宗教局、剑阁县宗教局、四川省道教协会、成都市道教协会、广元市道教协会的各位领导给予的支持和关心。

最后要特别感谢我的夫人，无论是工作上还是生活上给予我的帮助和支持。

道门太素经脉医学博大精深，我也只能以此书抛砖引玉，希望中华医学和道家文化能以它们独特的魅力吸引更多的人才加入，以促蓬勃发展。

2018 年 12 月于成都